NEUE ALLGEMEINMEDIZIN

Methodik

Herausgegeben von M. Köhle

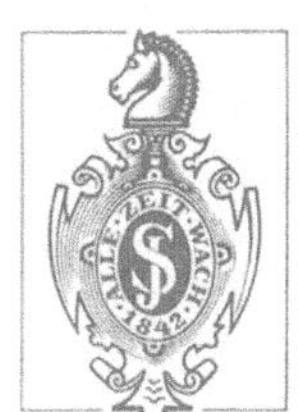

Robert N. Braun

Wissenschaftliches Arbeiten in der Allgemeinmedizin

Eine Einführung in die
eigenständige Forschungsmethodik

Mit 9 Abbildungen und 12 Tabellen

Springer-Verlag
Berlin Heidelberg New York
London Paris Tokyo

Reihenherausgeber:

Dr. Michael Köhle
Lehrbeauftragter für Allgemeinmedizin an der Universität Göttingen
Institut für Forschung und Methodik
in der Allgemeinmedizin
Georgenstraße 5, D-8000 München 40

Autor:

Prof. Dr. Robert N. Braun
Lützowgasse 6/III/21, A-1140 Wien

Fortführung der Reihe:
„Methodik in der Allgemeinmedizin"

ISBN-13: 978-3-540-18480-5   e-ISBN-13: 978-3-642-73092-4
DOI: 10.1007/978-3-642-73092-4

CIP-Kurztitelaufnahme der Deutschen Bibliothek. Braun, Robert N.: Wissenschaftliches
Arbeiten in der Allgemeinmedizin: e. Einf. in d. eigenständige Forschungsmethodik/
Robert N. Braun. - Berlin; Heidelberg; New York; London; Paris; Tokyo: Springer, 1988
(Neue Allgemeinmedizin: Methodik)

Gesamtherstellung: Appl, Wemding. 2119/3140-543210

Für Margret,
Rosemarie, Claus und Inge
mit Dank für ihr Verständnis

Geleitwort

R. N. Braun begann 1944 als erster mit wissenschaftlichen Untersuchungen in der Allgemeinmedizin im deutschsprachigen Raum. Er führte in verschiedenen Praxen seitdem systematische statistische Erhebungen zu Häufigkeiten und Bezeichnungen von Beratungsursachen und Beratungsergebnissen durch, beschrieb das Fälleverteilungsgesetz und setzte eine Diskussion über die Tauglichkeit des Diagnosebegriffs der klinischen Spezialfächer für das Aufgabengebiet der Allgemeinmedizin in Gang. Braun stieß nach einer anfänglichen breiten Zustimmung später auch auf Widerstand und Ablehnung. Fehlinterpretationen und Mißverständnisse behinderten die wissenschaftliche Diskussion unter den Vertretern des neuen Faches Allgemeinmedizin und behinderten so die erhoffte schnelle Weiterentwicklung, besonders aber die Forschung. Da nur ernsthafte und unabhängige Untersuchungen die Inhalte des Faches herausarbeiten können, ist eine eigenständige Forschung die Grundbedingung für eine Fortentwicklung und eine breite Anerkennung der Allgemeinmedizin als eigenes Gebiet in der Medizin. In diesem Buch beschreibt R. N. Braun seine ersten methodischen Schritte in der allgemeinmedizinischen Forschung, begründet sie und entwickelt sie weiter zu einer Reihe von interessanten Vorschlägen für eine neue allgemeinärztliche Forschergeneration. Bestechend ist dabei die klare Beschreibung einer eigenständigen Methodik für diese Untersuchungen, die in die allgemein gültigen Regeln systematischer medizinischer Forschungsarbeit eingebettet ist.

Mit diesem Buch erscheint der zweite Band in der Methodikreihe innerhalb der Reihe Neue Allgemeinmedizin. Er soll Allgemeinärzten und Medizinstudenten helfen, eigenständige Untersuchungen in der Allgemeinpraxis durchzuführen. Zahlreiche Anregungen sind sowohl für bevölkerungsbezogene Studien, für Analysen der Praxisaktivitäten, aber auch für Untersuchungen im Bereich der Klinik der Allgemeinmedizin, also auf Krankheiten und Beschwerden des einzelnen Patienten bezogen, zu finden. Das besondere Anliegen des Autors ist es, die berufstheoretische Forschung weiter voranzubringen, denn sie liefert nach seiner Auffassung die wesentlichen Beiträge zu einer wissenschaftstheoretischen Begründung unseres facettenreichen Faches. Deshalb zeigt er auch auf, wieviel weiße Flächen es noch auf der allgemeinmedizinischen Landkarte gibt; Bereiche also, für die es kaum Beschreibungen, keine Definitionen und keine Forschung und auch noch keine Fachsprache gibt. Wenn dieses Buch mithelfen kann, Forschung in diesen Bereichen anzustoßen, hat es seine Aufgabe erfüllt.

München, im Januar 1988   Michael Köhle

Vorwort

Dieses Buch will interessierte Kollegen dazu einladen, - wenigstens in Gedanken - in eine neue wissenschaftliche Richtung zu gehen. Sie sollen möglichst zu Forschungen motiviert werden. Berufstheoretisches Arbeiten ist nicht leicht. Im Text führe ich in das dazu nötige Denken und Handeln ein. Ich nenne viele Themen

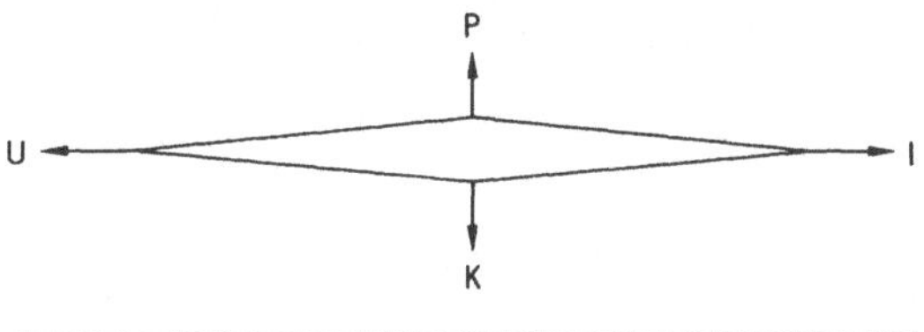

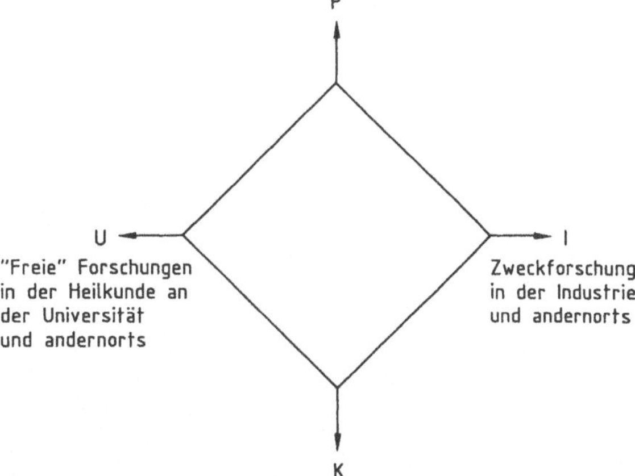

Die Heilkunde im Spiel der wissenschaftlichen Kräfte. Im oberen Teil sind die gegenwärtigen Spannungsverhältnisse symbolisiert. Die Kräfte der Unabhängigen (*Universitäts-*) und der industriellen Forschung *(I)* beherrschen die Szene. Die Zugkräfte der berufstheoretischen Krankenhaus- und Praxisforschung (*K* bzw. *P*) sind überbetont. In Wirklichkeit existieren sie noch kaum. Der untere Teil des Schemas versinnbildlicht den Idealzustand, in dem sich alle 4 Kräfte einander in Balance halten. (Aus Braun 1970 [76])

für lohnende Arbeiten. Weitere können dem Literaturverzeichnis entnommen werden.

Für die Durchführung gelten dieselben Grundregeln wie für jede Forschung: Ernst, Geduld, Gründlichkeit und Redlichkeit.

Eines meiner Anliegen ist es, auch die Spezialisten auf dieses gewaltige Forschungsneuland aufmerksam zu machen. Über kurz oder lang werden sie nicht darum herumkommen die eigenen Funktionen berufstheoretisch zu bearbeiten.

So hoffe ich, daß in absehbarer Zeit in allen Bereichen der Heilkunde zu den traditionellen Forschungsrichtungen auch die berufstheoretischen hinzutreten werden. Damit wird die Voraussetzung für eine gesunde Weiterentwicklung der Medizin im ausgeglichenen Spiel der wissenschaftlichen Kräfte geschaffen sein (s. Abbildung).

Mein besonderer Dank gilt Herrn Kollegen M. Köhle, der mich eingeladen hatte, diese Monographie zu verfassen, sowie dem Springer-Verlag, der nicht zögerte, die Publikation zu übernehmen.

Wien, im Januar 1988   Robert N. Braun

Inhaltsverzeichnis

1 Möglichkeiten traditionellen wissenschaftlichen Arbeitens in der Allgemeinmedizin

1.1 Virologische Forschungen

In den Jahren zwischen 1950 und 1960 waren virologische Forschungen mit dem Material von Allgemeinmedizinern „modern". Besonders bei Fieberfällen mit uncharakteristischer Symptomatik wurden seitens der praktischen Ärzte Rachenabstriche, aber auch Blutabnahmen für serologische Untersuchungen durchgeführt. Das Ziel war herauszubekommen, welche Viren – besonders bei epidemischen Ereignissen – hauptsächlich als Erreger vorkamen. Diese Untersuchungen ergaben bekanntlich u. a., daß Dutzende verschiedener Viren weitgehend dieselben klinischen Bilder hervorrufen können. Ferner zeigte sich, daß man bei jedem zweiten uncharakteristischen Fieberfall Viren weder direkt noch indirekt nachzuweisen vermochte (Hennessen u. a. in [20], S. 88).

Für diese Arbeiten benötigte man keine neue Methodik. Es kam nur darauf an, die seitens der Virologen und Serologen festgelegten Vorschriften möglichst genau einzuhalten.

Besondere diagnostische oder therapeutische Konsequenzen für die Allgemeinmedizin ergaben sich aus diesen Forschungen nicht.

1.2 Klinische Pharmakologie

Die Untersuchung von Arzneimitteln am gesunden wie auch am kranken Menschen ist wissenschaftlich in der Allgemeinmedizin gleichfalls möglich. Auch hier müssen die bewährten Methoden der traditionellen Forschung peinlichst eingehalten werden. Das bedeutet z. B., daß möglichst ähnliche Personengruppen hinsichtlich ihrer Reaktionen auf Heilmittel vergleichend zu beobachten sind.

Die Reaktionen auf das untersuchte Mittel sollten unter lauter Konstanten die einzigen Variablen sein.

Diese Bedingungen erfüllte vor vielen Jahren weitgehend ein starkes Team von britischen Hausärzten. Sie gingen bei einer unausgelesenen, sehr großen Gruppe von Frauen im gebärfähigen Alter den Nebenwirkungen und Spätfolgen einer Dauereinnahme von Ovulationshemmern nach. Ihre Ergebnisse hatten Bedeutung, indem sie beispielsweise die vielfach geäußerte Befürchtung einer karzinogenen Wirkung der oralen Kontrazeptiva entkräfteten [210].

Auch dazu bedurfte es, wie gesagt, keiner neuartigen Methodik. Die Untersuchungen waren auch nicht an Allgemeinmediziner gebunden. Sie hätten ebensogut seitens der Gynäkologen in deren Bereich durchgeführt werden können.

Aus dieser Studie ergaben sich keinerlei spezielle Konsequenzen für die Allgemeinmedizin. Sie waren für die Frauenärzte von derselben Wichtigkeit – von den Pharmakologen ganz abgesehen.

1.3 Weitere Forschungen

Weitere Forschungen dieser Art sind von Allgemeinärzten unter fachärztlicher Führung mit fachärztlichen Methoden auf verschiedenen Gebieten durchgeführt worden. Den Hauptnutzen hatten die Spezialisten, bzw. die Fächer, denen sie angehörten. Eine hervorragende Bedeutung für die angewandte Allgemeinmedizin ergab sich daraus ebensowenig wie bei den vorher erwähnten Forschungen auf den Gebieten der Virologie und der klinischen Pharmakologie [20, 66].

So besehen läßt sich der alte Glaube verstehen, daß Wissenschaft Wissenschaft und Praxis Praxis sei. Im folgenden werde ich gleichwohl beweisen, daß diese Ansicht jetzt überholt ist.

2 Möglichkeiten eigenständigen wissenschaftlichen Arbeitens in der Allgemeinmedizin

2.1 Situation

Als ich 1944 praktischer Arzt geworden war, fiel mir zuerst auf, daß die Praxisfälle durchaus nicht *die* Anhäufung gut diagnostizierbarer, schwerer Erkrankungen darstellten, mit denen ich aufgrund meiner Ausbildung gerechnet hatte.

Ähnlich muß es in den 20er Jahren E. Liek als Praxisneuling gegangen sein, da er klagte: „Nun, es kam anders als ich erwartete ... Was kam, sah anders aus als die sauberen Fälle der Klinik. Nichts von Tuberkulose, nichts von Typhus, nichts von Vitium cordis, sondern ein altes Weiblein mit Kreuzschmerzen, ein zweites mit Magenbeschwerden, der dritten tat alles weh. Trotz aller Anstrengung gelang es mir nicht, an Stelle dieser verschwommenen Beschwerden die exakte klinische Diagnose zu setzen" [190]. Heute braucht man Tbc, Typhus und Herzklappenfehler nur gegen 3 im Unterricht bevorzugte andere Raritäten auszutauschen und hat die analoge aktuelle Situation unterstrichen.

Der Kontrast zwischen der *erwarteten* Beanspruchung (wie sie sich aus dem Unterricht ergab) und dem, was im allgemeinärztlichen Beruf tatsächlich auf mich zukam, nämlich die Tatsache, daß ich mich bei der Alltagsarbeit methodisch selbst ganz anders verhalten mußte, als mir anerzogen worden war, wurde zunächst auch von mir nicht wahrgenommen.

2.2 Wissenschaftlicher Anfang

Ohne festen Plan, wie es weitergehen sollte, tat ich anfangs zweierlei: Erstens begann ich, all meine Praxisfälle statistisch zu erfassen, und zweitens legte ich einigen Studenten (ich lebte damals in der Universitätsstadt Marburg an der Lahn) drei Listen von je 20 Diagnosen vor. Darin hatte ich jeweils 10 im Hochschulunterricht betonte, in der Praxis jedoch rare Beratungsergebnisse und 10 in der Allgemeinpraxis häufig gesehene Fälle bunt zusammengewürfelt aufgeschrieben. Die angehenden Kollegen forderte ich nun auf, die einzelnen Diagnosen in jene Ordnung zu bringen, wie sie sich deren Häufigkeit in der allgemeinärztlichen Praxis vorstellten.

Die Resultate waren bemerkenswert: Vorkommnisse, von denen den Studenten doch die eigene Lebenserfahrung bzw. ihr gesunder Menschenverstand hätte sagen müssen, daß sie häufig sind (wie z. B. Furunkel), wurden weit hinter verhältnismäßig seltene Ereignisse gereiht, von denen sie im Unterricht aber sehr oft gehört hatten (wie z. B. Malignome).

Nun legte ich dieselben Listen Kolleginnen und Kollegen vor, die damals noch in hohem Alter praktizierten. Diese greisen, geistig keineswegs mehr in Höchstform befindlichen Praktiker brachten die auf den Listen zusammengewürfelt aufgeschriebenen Diagnosen im Nu in die richtige Reihenfolge der Häufigkeit. Kein einziger reihte eine seltenere Erkrankung *vor* einem Ereignis ein, das ich innerhalb meiner kurzen Praxiszeit selbst häufig gesehen hatte.

Dieses Ergebnis sagte aus, daß Praxis *nicht nur* Praxis (bzw. Erfahrung jenseits der spezialistischen Aus- und Weiterbildung) ist, die jeder Arzt im Beruf erst selbst *erleben* muß, weil es hier nichts zu *lehren* gibt. Auch in der Praxis hat die Wissenschaft ganz offensichtlich ihren Platz, und wenn es nur darum geht festzustellen, welche Vorkommnisse an der ersten ärztlichen Linie häufig und welche selten sind. Denn darauf vermag die (klinische) Wissenschaft von den Krankheiten ebensowenig eine Antwort zu geben wie die angewandte Krankenhausmedizin.

Mehr noch. Waren die Alten bei den Testfällen ausnahmslos zur selben, ungefähren Rangordnung der Häufigkeit gelangt, so mußte sogar eine Gesetzmäßigkeit existieren, mit der die Beratungsprobleme an die Medizin herankommen. Jeder erfahrene Doktor hat sie offensichtlich *unbewußt* in seinem Gedächtnis gespeichert. Anders waren die Reaktionen der greisen Kolleginnen und Kollegen nicht erklärbar. Es waren gleichermaßen das Interesse an einer optimalen Versorgung der Patienten, wie das an der bestmöglichen medizinischen Erziehung, die mich bewogen, an das Problem der Fälleverteilung in der Allgemeinpraxis forschend heranzugehen.

2.3 Nicht ins Blaue forschen

Wie war ich auf das Forschungsneuland gekommen? Mir war etwas aufgefallen, wovon ich im Verlauf meiner Ausbildung zum Arzt überhaupt nichts erfahren hatte.

Ich fühlte, daß meiner Beobachtung erhebliche Bedeutung zukam.

Dem was mir aufgefallen war, konnte ich selbst wissenschaftlich auf den Grund gehen, während von fachärztlicher Seite an diese Problematik nicht heranzukommen war.

Besondere Kosten waren für mich nicht zu befürchten. Bei dieser Gelegenheit möchte ich Kolleginnen und Kollegen, die sich für die Praxisforschung interessieren, davor warnen, ins Blitzblaue hinein zu forschen. Sie können noch so viele Mitarbeiter und Geld haben, dazu leistungsfähige Computer: Ohne entsprechende Beobachtungen, deren Überprüfung aussichtsreich erscheint, d.h. ohne klares Forschungsziel, sind die Chancen, daß bei ihrer Arbeit etwas Befriedigendes herauskommt, gleich Null. Dafür gibt es Beweise genug.

2.4 Die Seele der Statistik ist der Vergleich

Meine Praxisfälle wollte ich statistisch möglichst über einen Zeitraum von 10 Jahren hinweg aufgliedern. Diese Spanne erschien mir nötig. Hatten mir doch schon meine ersten Ziffern gezeigt, daß in einem halben oder ganzen Praxisjahr nur verhältnismäßig wenige Fälle zusammenkommen und daß bei einem solchen kleinen Material hinsichtlich der Verteilung auf die verschiedenen Beratungsergebnisse der Zufall eine allzu große Rolle spielt.

Darüber, wie man eine Statistik der Praxisfälle produziert, zerbrach ich mir nicht lange den Kopf. Ich fing einfach damit an, meine Fälle zuerst vierteljährlich, sehr bald aber nach einem vollen Jahr, auszuwerten. Dabei war ich mir dessen bewußt, daß ich vom Beginn der Statistik an mein diagnostisches Vorgehen und meine Benennungen der Fälle nicht mehr ändern durfte. Anderenfalls hätte ich ja nicht einmal die eigenen Beratungsfälle miteinander vergleichen können. Und die Seele der Statistik ist nun einmal der Vergleich.

2.5 Fälleverteilung lege artis

Von vornherein kam es mir, wie gesagt, darauf an, mittels meiner Fälle Regelmäßigkeiten des Vorkommens nachzuweisen. Der Test mit den greisen Praktikern und den Studenten war ein starkes Argument dafür, daß Regelmäßigkeiten wirklich existierten. Da ich keine hochfliegenden Pläne hatte und auch nur bescheidene Erfahrungen in der Forschung, verzichtete ich darauf, im Schrifttum darüber nachzulesen, wie ein solcher Nachweis lege artis durchgeführt werden sollte.

Hätte ich mich vor dem Statistikbeginn in den Lehrbüchern der klinischen Medizin genau darüber informiert, was notwendig ist, um ein wissenschaftlich brauchbares Fällematerial zu erhalten, so wäre ich mit Sicherheit darauf gestoßen, daß man - was ohnedies jeder Arzt gelernt hat - z. B. in jedem Fall eine komplette Anamnese erheben muß.

Nun weiß jeder Doktor schon nach wenigen Tagen Allgemeinpraxis, daß diese Forderung utopisch ist. Man kann nicht von den wenigen Minuten, die die Gesellschaft dem Durchschnittspatienten für die ärztliche Beratung zur Verfügung stellen kann, stets eine Stunde oder auch nur die Hälfte davon allein auf eine Krankengeschichtserhebung der geforderten Art aufwenden.

Ebenso wirklichkeitsfremd sind die uns im Unterricht eingeprägten und in den Lehrbüchern betonten Forderungen, jeder Patient müßte von Kopf bis Fuß durchuntersucht werden. Das mag in einzelnen, entsprechend ausgestatteten Lehrkliniken zu realisieren sein, nicht aber routinemäßig an der ersten ärztlichen Linie.

Nicht anders steht es um die übliche Forderung, in jedem Fall vor dem Therapiebeginn eine exakte, möglichst ätiologische Diagnose zu stellen. Gewiß hat das - mit gewissen Einschränkungen - in der spezialistischen Krankenhausmedizin als Leitsatz seine Berechtigung. In der Allgemeinmedizin läßt sich mit dieser Vorschrift aber nur wenig anfangen. Davon abgesehen, hätte ich bei Literaturstudien mit Sicherheit entdeckt, daß man die Fälle nach der Internationalen Klassifikation der Krankheiten, Verletzungen und Todesursachen (ICD) aufschlüsseln und präsentieren müsse.

Hätte ich mich bemüht, für meine Paxisstatistik die eben genannten Forderungen der Wissenschaft zu erfüllen, so hätte ich gewiß rasch kapituliert und mein Projekt aufgegeben oder Unsinn produziert.

2.6 Annahme

Zu Beginn meiner Arbeit ging ich davon aus, daß ich wohl schon etwas darüber
hätte gehört haben müssen, hätte es einen Ausweg aus der Unwissenheit bezüglich
der angewandten Medizin im allgemeinen und aus dem diagnostischen wie dem
nomenklatorischen Dilemma im besonderen gegeben, in dem ich mich als Anfänger befand.

So nahm ich an, daß ich ein riesiges Forschungsneuland entdeckt hätte und daß
es zur wissenschaftlichen Erschließung dieser Terra incognita auch einer neuartigen Methodik bedurfte.

2.7 Wandlung des Allgemeinmediziners

Aus eigener Erfahrung kannte ich den Gegensatz zwischen den Arbeitsbedingun-
gen an einer Universitätsklinik und denen in der Allgemeinmedizin:
dort viel Zeit für die Anamnestik und die Untersuchungen – *hier* nur wenige
Minuten für beides; *dort* ein umfassender Apparat und reichlich sonstige Mittel
zur Vertiefung und Ergänzung der initialen Diagnostik – *hier* relativ bescheidene
diagnostische Möglichkeiten zur Betreuung des Durchschnittsfalles; *dort* überwiegend eine akzeptable Diagnosestellung – *hier* meistens entweder Präsentationen
kaum stichhaltig begründeter Vermutungen als „Diagnosen", bzw. ein „so tun als
ob" man eine Krankheit erkannt hätte; *dort* angereichert komplizierte Problemfälle – *hier* überwiegend leichte, kurzdauernde Gesundheitsstörungen.

In Kenntnis dieser Unterschiede trachtete ich herauszubekommen, wie sich
mein anerzogenes Wissen und Können durch die eigene Praxis gewandelt hatte.
An sich empfand ich mein Vorgehen am Fall, wie es sich unter den Anforderungen der Praxis entwickelt hatte, eher schlecht als recht.

Meine Beratungsergebnisse nannte ich anfänglich ausnahmslos Diagnosen. Was
es bedeutet, daß diese „Diagnosen" mit exakten Krankheitserkennungen für
gewöhnlich wenig zu tun haben, war mir in den ersten 10 Praxisjahren nicht klar
genug. So zog ich daraus für mein medizinisches Denken noch nicht die nötigen
Konsequenzen.

Andererseits zögerte ich von Anfang an nicht, meine Fälle realistisch zu
bezeichnen. Ich dokumentierte sie also – je nach den Umständen – auch unter
den Namen von Leitsymptomen oder von Symptomgruppen, wenn ich diagnostisch nicht in die Nähe vernünftiger Krankheitszuordnungen gekommen war.

2.8 Vorbereitung der Fällestatistiken

Daß ich darauf bedacht war, meine Diagnostik und die Bezeichnungen für die
Fälle unverändert beizubehalten, war schon erwähnt worden.

Ebenso hatte ich bereits ausgeführt: Ich verzichtete darauf, meinen Fällen die
Namen von Krankheiten zu geben, wenn sich Gesundheitsstörungen nicht einwandfrei identifizieren ließen.

Meine „Diagnosen" trug ich nach den Beratungen stets sofort in die Patientenkarteikarte ein. Was bei den Hausbesuchen an Beratungsergebnissen anfiel, notierte ich (zusammen mit anderen relevanten Daten, wie etwa mit meiner Therapie) auf ein mitgenommenes Blatt Papier, worauf ich mir auch meine geplanten Besuche aufgeschrieben hatte. Nach meiner Rückkehr übertrug ich die Notizen auf die Karteikarten der Patienten.

Nach Ablauf des vollen Statistikjahres zählte ich die „Diagnosen" aus den Karteikarten auf einer „Strichliste". Auf dieser Liste hatte ich die Beratungsergebnisse schon im voraus, nach der erwarteten Häufigkeit geordnet, aufgeschrieben.

Wegen der zur kalten Jahreszeit gehäuft auftretenden uncharakteristischen Fieberfälle („grippale Infekte") hatte ich den Beginn meines Statistikjahres mit dem 1. Oktober festgesetzt. Dadurch sollten die saisonalen Häufungen nicht künstlich unterteilt werden.

Nach dem Ablauf des Statistikjahres war ich nach dem 1. Oktober auch in der sehr anstrengenden Massenpraxis 1946-1951 mit dem Zählen der Fälle aus der Kartei heraus in 2-3 Wochen fertig. Das war, als zusätzliche Arbeit zur Großpraxis, ziemlich anstrengend.

2.9 Markierungen auf der Karteikarte

Bunte, wechselnde Zeichen symbolisierten mir auf den Karten, welche Blätter ich jeweils bereits bearbeitet hatte. Außerdem sagte mir das Symbol, in welchem Jahr es geschehen war. Das war wichtig. Ich sah ja nicht jeden Klienten alljährlich, sondern nur 3 von Vieren - wie jeder andere Arzt auch. Die Symbole dienten mir zunächst als Marke, wie weit ich mit der Auszählung gekommen war.

Hatte ich einen Patienten im Statistikjahr nicht gesehen, wohl aber im Vorjahr, so fügte ich bei der Durchsicht der Kartei seinem im Vorjahr eingetragenen Symbol einfach das neue Symbol an. Dadurch wurde klar, daß es bei diesem Patienten im letzten Statistikabschnitt weder eine alte noch eine neue Behandlung („Diagnose") gegeben hatte.

2.10 Material 1944-1954

Von 1944-1954 praktizierte ich in (geographisch und von der Sozialstruktur der Patienten her betrachtet) unterschiedlichen eigenen Praxen:

1944-1946 betrieb ich in Marburg an der Lahn eine Praxis mit halb städtischer und halb ländlicher Klientel. 1946-1951 war ich in einer Arbeitermassenpraxis in der Wiener Neustadt tätig, und nach 1951 in einer abgelegenen kleinen Monopolpraxis im nördlichen Niederösterreich mit vorwiegend bäuerlicher Bevölkerung.

Da ich, wie gesagt, nur volle Praxisjahre vom 1. Oktober bis zum 30. September des folgenden Jahres auswertete, entfielen durch Übersiedlungen etc. einige Jahresteile. Schließlich blieben mir die voll vergleichbaren Jahre von 1947 bis 1951 und von 1951 bis 1954 zur wissenschaftlichen Bearbeitung übrig.

Daß ich nicht darauf wartete, bis ich selbst - wie ursprünglich geplant - die Fälle von 10 vollen Jahren zur Verfügung hatte, lag daran: Mittlerweile hatten völlig überraschend 8 Ärzte in England vom April 1951 bis zum März 1952 je ein volles Jahr in ihren Allgemeinpraxen Fällestatistiken gemacht. Ihre Ergebnisse waren durch den Statistiker Logan 1953 veröffentlicht worden [191-194].

Dadurch wurden meine 7 ausgewerteten aufeinanderfolgenden Praxisjahre durch die zur selben Zeit in einem Jahr von den Briten getätigten Statistiken gewissermaßen durchschnitten. Durch diesen glücklichen Umstand konnte ich versuchen, beide Materialien miteinander zu vergleichen. Daher stellte ich zunächst die 7 aufeinanderfolgenden eigenen Praxisjahre statistisch den Fällen der 8 Briten gegenüber [16]. Die eigenen Erhebungen waren damit aber keineswegs abgeschlossen. Ich setzte meine Praxisstatistik vielmehr - zunächst bis 1959 - fort. Darüber berichtete ich in einer eigenen Monographie [20].

2.11 Methodik 1944-1951

Wie bereits dargelegt wurde, mußte ich meine Diagnostik und Nomenklatur der Fälle möglichst unverändert beibehalten, um die Vergleichbarkeit der Jahresmaterialien untereinander nicht zu beeinträchtigen.

Ich fing nach 12 Monaten des sorgfältigen Notierens aller Fälle jeweils am 1.10. mit der Jahresstatistik an. Mit Stichtag 1.10. wurde nach dem ersten Jahr *jeder* Behandlungsfall in die Statistik aufgenommen. Im zweiten und in den folgenden Jahren nahm ich gleichfalls *jeden Fall neu auf.* Das war unerläßlich. Zählt man nämlich im ersten Jahr alle Fälle (Prävalenz), im zweiten aber nicht mehr die laufend weiterbehandelten, sondern bloß die neuen (Inzidenz), so sind die Jahresmaterialien miteinander unvergleichbar.

Man kann also die Prävalenz erheben - das tat ich 1944-1959 [20, 42] und 1977-1980 [143] - aber auch die Inzidenz. Eine Inzidenzstatistik publizierte ich von den Praxisjahren 1967-1973 [111].

Prävalenz und Inzidenz im selben Projekt erhob ich 1977-1980. Eine abwechselnde Erhebung wäre unsinnig gewesen. Beim zweiten und allen folgenden Statistikjahren ist es also - wenn es um die Prävalenz geht - wichtig, die „alten" Fälle alljährlich vollständig zu erfassen. Da viele dieser Patienten nur ihre gewohnten Medikamente abholen oder sich besorgen lassen, werden solche Einzelfälle leicht vergessen. Das geschieht besonders dann, wenn ein Klient lange nach Beginn des Statistikjahres erstmals wieder zum Doktor kommt und der Arzt dann meint, er hätte diesen Fall schon auf der Karteikarte registriert.

Um die Alters- und Geschlechtsverteilung in bezug auf meine Fälle kümmerte ich mich damals noch nicht. Ich erwartete mir keinen besonderen Nutzen von einer solchen zusätzlichen Arbeit. Davon abgesehen, mußte ich seinerzeit alle Aufzeichnungen und Berechnungen selbst per Hand vornehmen. Mir stand keine maschinelle Hilfe zur Verfügung. Da überlegt man sich schon, ob man sich eine weitere Last - noch dazu, wenn das scheinbar überflüssig ist - aufbürdet oder nicht. Im übrigen bereute ich später nicht, daß diese Aufschlüsselungen unterblieben waren. Noch war ich in der Praxisforschung ja mit anderen für mich noch wichtigeren Problemen beschäftigt.

Gewiß ging es seinerzeit mit den Berechnungen ohne Rechenmaschinen nicht ohne Fehler ab. Aber völlig fehlerfreie Statistiken gibt es auch mit den besten Rechenhilfen nicht, da ja stets der menschliche Irrtum mit im Spiele ist.

In meiner Statistik 1944-1954 präsentierte ich etwa 200 einzelne Positionen. Dabei richtete ich mich nach den britischen Statistiken. Ich brachte detailliert, was auch die Engländer detailliert publiziert hatten, so daß möglichst viele Vergleiche miteinander möglich wurden. Natürlich mußte das kritisch geschehen, denn die Detaillierung allein reicht für brauchbare Vergleiche noch nicht aus. Unter gleichen Begriffen kann ja sehr Verschiedenes verstanden werden. Unter „Bronchitis" etwa mag der eine das uncharakteristische Fieber („grippale Infekte"), ein zweiter jeden fieberfreien Hustenfall und ein dritter Arzt nur den afebrilen Luftwegeka- tarrh mit nachweisbaren bronchitischen Geräuschen verstehen [20, 191, 214].

Das nicht Vergleichbare suchte ich, so gut es ging, durch sinnvoll zusammenfas- sende Gruppenbildungen vergleichsfähig zu machen.

Im Prinzip verglich ich einerseits das Häufige in beiden Materialien und ande- rerseits das Seltene miteinander.

Im großen und ganzen war das Häufige bei mir von Jahr zu Jahr gleich häufig. Meine Werte stimmten mit denen der Engländer gut überein. Dasselbe gilt für das Seltene: Was ich selbst Jahr für Jahr gar nicht oder nur vereinzelt registriert hatte, war auch bei den Briten gar nicht oder lediglich von dem einen oder dem anderen Arzt als Einzelfall gesehen worden.

2.12 Fälleverteilungsgesetz I

Die Vergleiche meiner Statistik*teile* (keine geschlossenen 12 Praxismonate) und der *vollen* Statistikjahre 1944-1954 untereinander und mit den Ziffern der engli- schen Ärzte bestätigten in eindeutiger Weise: Bei der Fälleverteilung im Material von „Durchschnittsärzten" handelt es sich ganz offenkundig *nicht* um *zufällige* Häufigkeiten und Seltenheiten. Wir erkranken erstaunlicherweise nach einem Gesetz.

Dieses Phänomen bezeichne ich als „Fälleverteilungsgesetz".

Die Entdeckung wurde von mir 1955 bekanntgegeben [16] und 1957 in einer Monographie eingehend erläutert [20]. In dem Buch finden sich auch die Ergeb- nisse der 8 Engländer aus dem Buch von Logan graphisch dargestellt. Übrigens bemerkten weder der Statistiker Logan noch die 8 Teilnehmer am Teamwork, wel- chen Schatz sie mit ihrem Material in Händen hatten. Unter allzuvielen Tabellen .fiel ihnen gar nichts Besonderes auf. Hinter ihrer aufwendigen Arbeit steckte viel- leicht aber auch keine weiterführende Idee.

Das bestätigt die früher genannte These, daß man dann, wenn man nur Statisti- ken macht um zu sehen, was dabei herauskommt, auf keine wirklichen Erfolge hoffen darf. Man entdeckt höchstwahrscheinlich nicht einmal dann etwas, wenn man mit der Nase darauf gestoßen wird.

2.13 Naturgesetz

Eine Anmerkung zum Begriff „Fälleverteilungsgesetz": Manchmal fällt dazu das Argument, es handele sich dabei gar nicht um ein (Natur)gesetz, sondern nur um eine Regelmäßigkeit. Wer so spricht, denkt wahrscheinlich einerseits an die im voraus genau berechenbaren Bahnen, in denen sich die Himmelskörper bewegen. Andererseits kennt er nicht die moderne Definition des Begriffs „Naturgesetz". Sie lautet: regelmäßiges Verhalten (Vorkommen) wahrnehmbarer Dinge (inneres Ordnungsprinzip).

Das Naturgesetz *ist* also eine Regelmäßigkeit. Infolgedessen war ich berechtigt, die von mir nachgewiesenen Regelmäßigkeiten der Fälleverteilung in der Allgemeinmedizin als Fälleverteilungsgesetz zu bezeichnen [20, 169].

Das Gesetz besagt: Menschen, die unter ungefähr gleichen Bedingungen leben, sind dem Faktor Gesundheitsstörung mit ungefähr gleichen Ergebnissen unterworfen.

Eine solche Verallgemeinerung ist statthaft. Das Fällematerial des Allgemeinarztes betrifft zwar lediglich einen *Ausschnitt* aus der gesamten Morbidität. Wenn die unausgelesenen Ausschnitte, die der Allgemeinarzt sieht, in ihrer Zusammensetzung aber Gesetzmäßigkeiten aufweisen, dann muß das auch für das Gesamtmaterial (die Stammasse), d.h. für die gesamte Morbidität gelten. Daraus stammt ja der Ausschnitt, wie der Name Stammasse sagt.

2.14 Inanspruchnahmen

Unter „Inanspruchnahmen" verstehe ich die einzelnen beruflichen Kontakte, die die Ärzte mit ihren Patienten haben. Das klingt einfach, und der statistikführende Allgemeinarzt merkt zunächst nicht die Falle, die damit für ihn errichtet ist.

Es gibt mehrere Fehler, die über die Inanspruchnahmen in Fällestatistiken eingeschleust werden können. Der häufigste ist, daß der Arzt seine Fälle dem Statistiker jeden Tag übermittelt und der Statistiker alle diese Fälle wie neue Diagnosen behandelt. Schon Logan wußte jedoch, daß auf diese Weise erhebliche Verzerrungen zustandekommen können. Er erwähnte als Beispiel Röteln und das Rektumkarzinom: Unter beiden Titeln waren von seinen 8 Ärzten im Statistikjahr jeweils über 200 „Fälle" gezählt worden. Bei den Röteln waren es – mit einer Ausnahme – ebensoviele verschiedene Patienten gewesen, über 200 also. Beim Rektumkarzinom dagegen handelte es sich um weniger als 10 verschiedene Personen. Bei den letztgenannten ging es wohl überwiegend um inoperable Pflegefälle, sonst hätte es kaum so viele ärztliche Kontakte pro Patient gegeben. Bei den Rötelnpatienten, sicherlich überwiegend Kinder, blieb es fast ausnahmslos bei einer einzigen Beratung.

Diese Beispiele lassen sich leicht fortsetzen, etwa mit den Hypertonie- und den Diabeteskranken. Bluthochdruckkranke und Diabetiker werden ja oft gesehen und daher – zählt man jeden Kontakt als Fall – sicherlich weit überhöht ausgewiesen [140].

Wer nun kein statistisches Gespür hat, wird gar nichts dabei finden, sämtliche Beratungen als Fälle zu erfassen, weil er eben in diesem Umfang Kontakte mit Diabetikern, Hypertonikern etc. hatte. In Wirklichkeit werden dadurch die Zahl der Fälle und die Inanspruchnahmen unentwirrbar durcheinandergebracht.

Diese beiden Dinge müssen also sauber getrennt ausgewiesen werden. Logan beispielsweise hatte das 1953 richtig gehandhabt. Für mich war es seit jeher selbstverständlich gewesen, zwischen Fällen (Beratungsergebnissen) und Inanspruchnahmen (Kontakten) scharf zu trennen. De facto kümmerte ich mich lediglich um die Fälle und ließ alle Wiedervorstellungen statistisch außer acht.

Hinzuzufügen wäre noch, daß die Inanspruchnahmen nichts ganz Fixes sind. Beispielsweise werden sie durch das Abrechnungssystem im Rahmen der Sozialversicherungen beeinflußt. Vergüten die Kassen dem Arzt etwa eine Kopfpauschale (d.h. werfen sie je Vierteljahr oder Jahr einen Pauschalbetrag je Patient aus), dann wird der Arzt – unbewußt oder bewußt – seine Dauerfälle möglichst selten wiederbestellen. Bekommt er dagegen die einzelne Beratung vergütet, so wird er – unbewußt oder bewußt – die chronisch kranken Patienten öfter sehen. Damit erhöht sich ja sein Honorar.

Da die Versicherungsmathematiker der Kassen das aber ohnedies im voraus einkalkuliert haben und für beide Systeme gleichviel Geld zur Verfügung steht, müssen die Sozialversicherungen auf die Ärzte einen gewissen Druck ausüben, damit sie nicht zu viele Einzelleistungen verrechnen. Wie das geschieht, darf als bekannt vorausgesetzt werden (z.B. durch die Wirtschaftlichkeitsprüfung).

Jedenfalls hält dieser Druck den Umfang der Inanspruchnahmen in Grenzen. Bei den Privatpatienten wiederum geht dieser „Druck" von den Patienten selbst aus. Der Arzt, der – aus welchen Gründen immer – seine Selbstzahler zu oft wiederbestellt, bekommt das über kurz oder lang durch einen Klientenschwund zu spüren. Er muß hier also wohlüberlegt handeln, d.h. seinen Patienten sparen helfen. Man könnte nun daran denken, wenn die Inanspruchnahmen von Arzt zu Arzt in einem System nicht völlig unterschiedlich und zufällig sind, einen Umrechnungsfaktor von den Inanspruchnahmen zu den Fällen zu entwickeln. Ob das realisierbar ist, werden entsprechende Arbeiten erst zeigen müssen. Einstweilen hält man sich in der Praxisforschung vorteilhafterweise nur an die Zählung der Fälle.

2.15 Versteckte Inanspruchnahmestatistiken

Wenn Kollegen Fällestatistiken ins Auge fassen, so wollen sie sich nicht allzuviel Arbeit machen und damit auch nicht sehr lange beschäftigt sein. Als letzte Konsequenz sehe ich eine USA-Statistik an, bei der 20000 Kollegen ihre Fälle nur je einen Tag zählten. Die statistische Auswertung erfolgte an zentraler Stelle [2].

Auf diese Weise kann schon deswegen nichts herauskommen, weil die Durchschnittsärzte für die Allgemeinmedizin ungeschult sind, daher in der Diagnostik „selbstgestrickte" Strategien anwenden und die Fälle nach eigenem Gutdünken mit „Diagnosen" versehen. Die 10% Fälle in denen es keine diagnostischen Alternativen gibt, wie bei Verbrennungen oder Augenfremdkörpern, fallen demgegenüber nicht ins Gewicht. In Logans Arbeit [191] kam sehr gut heraus, wie sich das auswirkt. In seiner Unkenntnis über die wahren Verhältnisse interpretierte Logan die differierenden „Diagnosen" (bei an sich offenen Fällen) freilich so, als handele es sich stets um verschiedene Krankheiten.

In der oben genannten großen USA-Erhebung wiederum steckt noch der folgende Fehler: Ob 20000 Ärzte einen Tag lang alle Beratungen unter den Namen von „Diagnosen" zählen oder ob das ein langlebiger Mediziner 65 Jahre hindurch (63·365 = ca. 20000) tut, ist gleichgültig. Weder auf die eine noch auf die andere Art wird die *Fälle*häufigkeit erhoben. Man kommt immer wieder nur auf die Häufigkeit der *Inanspruchnahmen*. Dabei ist egal, welcher Teil eines Praxisjahres auf diese Weise erfaßt wird, ob die Hälfte, ob ¼, ¹⁄₁₂, ¹⁄₂₄ oder ¹⁄₃₆₅. Stets werden in allen jenen Rubriken mehr oder weniger erhöhte Zahlen ausgewiesen, in denen es lang- oder längerdauernde ärztliche Betreuungen gegeben hatte.

Dementsprechend *unter*repräsentiert sind in den Inanspruchnahmestatistiken Ereignisse, die – wie z. B. Röteln – die Kranken zuallermeist, wenn überhaupt, so nur ein einziges Mal zum Arzt geführt hatten.

2.16 Gruppenbildungen

Seit der Publikation des Fälleverteilungsgesetzes wird in der Allgemeinmedizin nicht etwa danach getrachtet, gute detaillierte Fällestatistiken zu erarbeiten. Das würde nämlich die notwendige Hinwendung zur Praxisforschung bedeuten.

Stattdessen wurden fast ausnahmslos die Beratungsergebnisse in Gruppen publiziert. Versuche, die Diagnostik und Benennung der Fälle vorher zu vereinheitlichen, fehlen völlig.

Klarerweise gibt es auf diesem Wege keine Fortschritte, sondern nur immer Wiederholungen derselben Fehler mit denselben wertlosen Resultaten.

2.17 ICD

Die Internationale Klassifikation der Krankheiten (ICD) wurde geschaffen, um statistisch einen Überblick über die Todesursachen bei den Ablebensfällen zu Hause und im Krankenhaus zu erhalten [180]. Ihrer Herkunft nach ist die ICD ein Schreibtischprodukt. Man merkt, daß sie z. B. von der Problematik des Ausstellens von Totenscheinen in der Arztpraxis kaum beeinflußt ist.

Aber sie wird – in verschiedenen Modifikationen – ja nicht nur für die Systematisierung der Todesursachen, sondern auch für morbiditätsstatistische Zwecke benützt. Man komplettiert sie laufend, wodurch sie immer umfangreicher wird.

Eine Systematik sollte für eine bestimmte Aufgabe maßgeschneidert sein. Daß sich eine einzige Systematik sowohl für mortalitätsstatistische als auch für morbiditätsstatistische Zwecke gut eignen könnte, war von Anfang an unwahrscheinlich.

Die ICD faßt unter 16 Kapiteln hauptsächlich Krankheiten und entsprechende Gesundheitsstörungen (wie Verletzungsfolgen) in großen Gruppen zusammen. Die Herkunft der ICD aus der Krankheitenlehre der Spezialfächer kommt in Überschriften wie „Infektiöse Erkrankungen", „Stoffwechselerkrankungen", „Psychiatrische Krankheiten" u. a. zum Ausdruck.

Nun lassen sich an der ersten ärztlichen Linie nur in 10% aller Fälle exakte Diagnosen stellen. Darüber hinaus kommen wir lediglich bei weiteren 40% unserer Beratungsergebnisse in die Nähe von Krankheitserkennungen. Exakt diagnostizieren können wir die letztgenannten Fälle aber nicht. Aus diesen Gründen lassen sich bestenfalls wohl diese 10+40% unserer Fälle in einer Systematik der Krankheiten unterbringen, jedoch keinesfalls mehr.

Daß die ICD die Möglichkeit bietet, die Einzelfälle an mehreren Stellen wahlweise einzuordnen, ist nicht ihr spezieller Nachteil. Bei jeder Systematik gibt es dieses Problem. Es rührt daher, daß unsere Krankheiten (wie übrigens auch die Fächer) nach grundverschiedenen Prinzipien geschaffen wurden. Unabänderlicherweise lassen sie sich nicht exakt gegeneinander abgrenzen: So wie sich etwa eine *Region* (Hals-, Nasen- und Ohrenkrankheiten) gegen eine *Altersgruppe* (Kinderkrankheiten) und gegen eine *Ätiologie* (Infektionskrankheiten) auch nicht genau abgrenzen lassen. Doch sind die Möglichkeiten der Zuordnung gleicher Fälle zu verschiedenen Positionen bzw. Gruppen bei der ICD besonders zahlreich. Das kommt daher, daß die ICD möglichst viele Bezeichnungen von Fällen anbieten will. Die unguten Auswirkungen dieses allzu reichlichen Angebots habe ich in meiner ersten Monographie an rund 200 Beispielen demonstriert [20].

In einer idealen Systematik sollten jedoch die Fälle möglichst nur an einer einzigen Stelle zuzuordnen sein. Anderenfalls ist kein Vergleich mehr möglich.

2.18 Symptome und schlecht bezeichnete Affektionen

Beratungsergebnisse, die sich in keine engen Beziehungen zu Krankheiten bringen lassen, gibt es in der ICD eine eigene Hauptgruppe: „Symptome und schlecht bezeichnete Affektionen".

Der Allgemeinarzt muß es nun entschieden ablehnen, ganz normale Beratungsergebnisse als „schlecht bezeichnet" abwerten zu lassen. Gerade seine Diagnosen ergeben sich (wie bei einem Augenfremdkörper oder bei Ohrenschmalz) für gewöhnlich schon aus den Patientenangaben. Er braucht also nicht mehr viel dazu zu tun, um diesen Fällen den richtigen Namen zu geben. Dagegen erbringt er bei den Beratungsergebnissen, die in der ICD als „schlecht bezeichnet" abgewertet werden, seine originellsten diagnostischen Leistungen.

Die Nähe oder Entfernung der allgemeinärztlichen Beratungsergebnisse zu Krankheitsbegriffen kommt daher als Qualitätskriterium für die Medizin an der ersten ärztlichen Linie nicht in Frage.

2.19 Gleiche Teile

Ein gewichtiges weiteres Argument gegen den Gebrauch der ICD (und von ihr abgeleiteter Ordnungen) für allgemeinärztliche Fällestatistiken ist folgendes: Man muß von einer guten Systematik fordern, daß sie eine *Menge* in ungefähr gleiche Teile aufteilt. Gerade das aber tut die ICD nicht.

Der Allgemeinarzt der seine Beratungen *nicht* mit Phantasie„diagnosen" abschließt, sondern offengebliebene Fälle auch offen ausweist (also korrekt deklariert), würde mit mindestens der Hälfte aller seiner Fälle in der ICD-Gruppe „Symptome, schlecht bezeichnete Fälle etc." landen.

Bei 16 Rubriken sollten aber in einer tauglichen Systematik auf die Einzelrubrik nur etwa $\frac{1}{16}$ aller Fälle, das sind 6% entfallen. Rund 3–12% wären noch als tolerierbare Schwankungen anzusehen. Wenn nun bei korrekter Benennung der Fälle in eine einzige Rubrik nicht 3–12%, sondern 50% aller Beratungsergebnisse zu liegen kommen, so ist damit das Urteil über die Brauchbarkeit der Systematik für die Allgemeinmedizin bereits gesprochen.

Daß das Stellen von „Diagnosen" in solchen „schlecht bezeichneten etc." Fällen keine Lösung, sondern ein Irrweg ist, versteht sich nach dem bisher Gesagten von selbst. Man braucht hier nur an die Entscheidung „psychisch oder somatisch?" zu denken, oder daran, unter wievielen verschiedenen Begriffen die sog. grippalen Infekte als Krankheiten „diagnostiziert" werden [20, 214].

2.20 Kein Vergleich

Wir wissen bereits: In den üblichen Statistiken von Fällen aus der Allgemeinmedizin werden die Materialien aller Teilnehmer an einer Gruppenuntersuchung gewöhnlich in Krankheitsgruppen zusammengefaßt publiziert. Das geschieht, obschon die diversen Einzelmaterialien aus den wiederholt genannten Gründen miteinander nicht vergleichbar sind. Von einem Ausgleich durch die „große Zahl" läßt sich hier nichts erhoffen. Das Zusammenwerfen, noch dazu in Gruppen, potenziert nur die Fehler.

Obendrein verändern die meisten Autoren die Hauptgruppen der ICD, und zwar jeweils immer wieder anders, wenn sie nicht überhaupt eine eigene Systematik konstruieren. Hält man sich vor Augen, daß die Seele der Statistik der Vergleich ist und daß bis auf die einzige *Variable,* um derentwegen die Statistik gemacht wird, alle anderen Elemente *Konstanten* sein müßten, so fragt man sich, warum solche Arbeiten überhaupt durchgeführt und veröffentlicht werden.

Alles in allem genommen scheint es, als hätten die Autoren, die sich mit Forschungen auf das Gebiet der Allgemeinmedizin wagten, die damit verbundenen Schwierigkeiten gewaltig unterschätzt.

2.21 Häufigkeitsreihung

Meine Fälle wollte ich von Anfang an nach der Häufigkeit ordnen. Das ergab sich aus der Zielsetzung. Dabei störte mich keineswegs, daß die Häufigkeitsreihung damals nicht als anerkannte statistische Methode galt.

Die Auswertung ging so vor sich: Sofort nach dem Ende des ersten Statistikjahres erfaßte ich alle Fälle aus meiner Kartei. Sie wurden von mir Beratungsergebnis für Beratungsergebnis als Punkte in eine Liste eingetragen. Anfangs listete ich meine Beratungsergebnisse (in Analogie zur akademischen Lehre) fächerweise auf. Diese Ordnung nach Fächern gab ich nach dem ersten Statistikjahr u. a. deshalb wieder auf, weil ich danach ja schon eine ungefähre allgemeine Häufigkeitsreihung meiner Fälle besaß.

In eine Liste mit dieser Reihung punktete ich dann meine Fälle des zweiten Statistikjahres hinein. War die Übertragung aus der Kartei in die Liste geschehen, so brachte ich die Rubriken in die genaue Häufigkeitsreihung. Dazu schrieb ich bloß links von der Position, auf welche die meisten Punkte entfallen waren, eine 1). Links von der zweitstärksten Position notierte ich eine 2). So ging es weiter, bis die ganze Liste durchnumeriert war. Positionen mit gleichvielen Punkten habe ich in späteren Jahren untereinander alphabetisch geordnet.

Dann fertigte ich mir durch Aneinanderkleben von Bögen festen Papiers ein großes Blatt an: ausreichend, um 200 Positionen untereinander eintragen zu können (Höhe), und das 10 Jahre hindurch (Breite). Auf diesem Riesenblatt trug ich links außen von oben nach unten die nach der Häufigkeit geordnete Kolonne aller Positionen aus dem ersten Jahr ein, auf welche Praxisfälle entfallen waren. Rechts neben den Namen der Beratungsergebnisse (Positionen) vermerkte ich jeweils die Anzahl der gesehenen Fälle. Damit standen nach den ersten 12 Monaten zunächst 2 vertikale Kolonnen nebeneinander auf dem Riesenpapier: Eine mit den Bezeichnungen der Beratungsergebnisse (Positionen) und eine mit den Ziffern der registrierten Einzelfälle. Das häufigste Praxisvorkommnis stand dort also links oben an der Spitze, die Seltenheiten links unten am Ende der Liste.

Nachdem die Fälle der folgenden 12 Monate gezählt worden waren, setzte ich diese Klassifizierungen und Diagnosen in ihrer *neuen,* für das zweite Jahr errechneten Reihenfolge der Häufigkeit sowie die neu gezählten Ziffern der Fälle in einer dritten und vierten Kolonne Linie für Linie rechts neben die beiden Kolonnen aus dem ersten Praxisjahr. Ebenso trug ich später alljährlich die jeweils neuen Häufigkeitsordnungen mitsamt den neuen Ziffern neben den früheren Ordnungen auf dem Riesenblatt ein.

2.22 Graphik der Fälleverteilung in Farben

Nach je 50 Fällen machte ich darunter einen Querstrich. Nun verband ich die ersten 50 Positionen des ersten Statistikjahres mit den gleichlautenden Namen des zweiten Jahres: uncharakteristisches Fieber also mit uncharakteristischem Fieber, Myalgie mit Myalgie, Mittelohrentzündung mit Mittelohrentzündung usw. Dazu nahm ich einen Rotstift.

Von den 50 nächsthäufigen Beratungsergebnissen des ersten Statistikjahres, d. h. von den Fällen 51-100 ausgehend, machte ich es ebenso, und zwar mit einem Blaustift. Identische Überschriften aus den ersten und zweiten 12 Monaten wurden miteinander verbunden.

Dann benützte ich einen Grünstift, um die Fälle 101-150 und einen orangefarbenen, um die Positionen 151-200 aus dem ersten mit den gleichnamigen aus dem zweiten Statistikjahr zu verbinden.

Die Listen demonstrierten in anschaulicher Weise die Regelmäßigkeiten der Fälleverteilung. Erwartungsgemäß verteilten sich nämlich die von den 50 häufigsten Positionen von links nach rechts verlaufenden roten Striche nicht wahllos über die 200 Fälle des zweiten Statistikjahres. Vielmehr liefen die roten Linien ganz überwiegend mehr oder weniger waagerecht zu den entsprechenden Positionen in der Häufigkeitsreihung des nächsten Jahres hin.

Mit den blauen Linien verhielt es sich ähnlich. Allerdings gab es immer wieder einzelne „Ausreißer", z. B. durch das Vorkommen oder Fehlen epidemisch auftretender Kinderkrankheiten.

Bei den grünen und orangefarbigen Strichen war der Verlauf erwartungsgemäß nicht ebenso beeindruckend wie bei den roten und blauen. Besonders in der Häufigkeitsregion 151-200 spielt es ja schon eine große Rolle, ob zufällig 1 oder 2 Fälle vorgekommen sind oder nicht. Daraus ergaben sich u. U. bereits Verschiebungen um dutzende Positionen in der Liste. Gar nicht wenige Fälle vom Ende der Häufigkeitsliste des ersten Jahres sah ich im zweiten überhaupt nicht. Da führten dann also die orangefarbenen Linien unter dem letzten Querstrich ins Leere. Einige davon sah ich später neuerlich, wodurch die orangenen Linien gehoben wurden.

Dafür kamen dann wieder im zweiten Jahr Fälle vor, die ich im ersten nicht gesehen hatte etc.

2.23 Umfang und Ausmaß der Variationen

Wegen der eben genannten Schwankungen empfehle ich, daß Fällestatistiken 3 aufeinanderfolgende Jahre hindurch fortgesetzt werden. Die dreimal 3000–4000 (d.h. 9000–12000) Fälle einer mittelgroßen Allgemeinpraxis sind zwar in bezug auf die Positionen 151–200 immer noch herzlich wenig. Die größten Zufälligkeiten lassen sich aber auf diese Weise doch korrigieren.

Nach dem dritten, vierten und den folgenden Statistikjahren verfuhr ich mit meinen Fällen genau so, wie ich es in Hinblick auf das zweite Jahr vorhin erläutert hatte.

Natürlich ist mit derlei Ordnungen und Linienführungen allein die statistische Arbeit noch lange nicht getan. Man bekommt aber auf diese Weise rasch einen ersten, vergleichenden Überblick über die aktuellen Fälleverteilungen und damit über den Umfang und das Ausmaß der Variationen.

Ständige Vergleiche wären wichtig. Sie erlauben den Allgemeinärzten bezüglich der Morbidität gewissermaßen „um die Ecke" zu sehen und Veränderungen der Art und Häufigkeit von Gesundheitsstörungen, die an die Heilkunde herankommen, sehr früh zu erkennen, früher jedenfalls, als andere Ärzte.

Es ist derzeit so, daß man in der spezialisierten Medizin, insbesondere auch seitens der akademischen Lehrer, diese wichtige wissenschaftliche Funktion der Allgemeinpraxis noch nicht sieht. Man erwartet gar nicht, daß von dort Informationen von allgemeinem Interesse kommen könnten, wie z. B. Früherkennungen der Änderungen in der Fälleverteilung. Andernfalls hätten die Hochschullehrer in den Fächern und die Spezialwissenschaftler schon seinerzeit Hinweise darauf erhalten können, ab wann etwa die Hypertonie-, die Diabetes-, die Depressions-, die Gicht-, die Urolithiasisfälle zuzunehmen bzw. die Fälle von rheumatischem Fieber und die Pernizionsafälle abzunehmen schienen. Auf diese Entwicklungen wäre man dann vorbereitet gewesen.

2.24 Rückblick

Wir haben bisher erkannt: Solange es keine lehrbare, verbindliche Fachsprache für die Allgemeinmedizin gibt, müssen bei Fällestatistiken
entweder bereits vorhandene Nomenklaturen von Autoren übernommen werden, die detaillierte Aufschlüsselungen ihrer Fälle veröffentlicht haben – dies geschieht am besten im persönlichen Kontakt –,
oder es müssen wenigstens die eigenen „gewachsenen" Strategien und Nomenklaturen möglichst konstant gehalten werden.

Zum gegenwärtigen Zeitpunkt bedeutet das, daß hauptsächlich Einzelpersonen Fällestatistiken durchführen sollten.

Die Fälle dürfen außerdem nicht in Gruppen zusammengeworfen werden.

Als Ordnung empfiehlt sich die Häufigkeitsreihung. 3 Jahre sollte das Minimum für eine Fällestatistik sein. Zweckmäßigerweise starten die Statistiken jeweils mit dem 1. Oktober. Mit der Auswertung der Fälle muß möglichst sofort nach dem 30.9. des nächsten Jahres begonnen werden. Bald verblaßt ja die Erinnerung an die einzelnen Vorkommnisse. Damit können, je länger man die Auswertung hinausschiebt, die dabei mit Sicherheit auftauchenden Fragen immer weniger gut beantwortet werden.

Diagnosen und die anderen Beratungsergebnisse sind statistisch als einander ebenbürtig zu betrachten und zu behandeln.

Systematiken, die die anfallenden Beratungsergebnisse nicht in ungefähr gleiche Teile aufgliedern, sind unbrauchbar.

3 Begriffe für die Praxisforschung

3.1 Neue Begriffe

Zur Bearbeitung einer wissenschaftlichen Terra incognita benötigt man, da mit Sicherheit neue Sachverhalte aufs Tapet kommen, über kurz oder lang neue Begriffe. Wo ein solcher Bedarf nicht existiert, wo man also in einem neuen Forschungsgebiet mit den vorhandenen Wörtern das Auskommen findet, stimmt entweder die Annahme eines Neulandes nicht, oder die Bearbeiter kamen noch nicht an die Grundprobleme heran.

Im Verlauf der bisherigen Ausführungen hatte sich schon mehrfach ein Bedarf an neuen Begriffen ergeben. So etwa mußten die Regelmäßigkeiten der Fälleverteilung mit einem eigenen Ausdruck bezeichnet werden. Dafür wurde „Fälleverteilungsgesetz" vorgeschlagen. Dann hatte ich wiederholt betont, daß in der Praxis wohl stets eine „Diagnose" gestellt wird. In Wirklichkeit werden aber nur 10% der Krankheitsfälle überzeugend identifiziert. Was steckt nun hinter den „Diagnosen", die keine exakten Krankheitserkennungen sind? Der Arzt kann etwas vermutet haben (Vermutungsdiagnose), er kann nur sagen, daß ein Symptom vorliegt (Symptomdiagnose). Er kann mit seiner Einschätzung auch völlig falsch liegen (Fehldiagnose) usw. Sind diese Wortkombinationen *die* Begriffe, die wir auf dem Neuland der Praxisforschung brauchen?

3.2 Diagnosebegriff

Stellt man die Bezeichnungen Vermutungsdiagnose, Fehldiagnose und Symptomdiagnose nebeneinander, so hat in diesen drei Kombinationen der Begriff „Diagnose" gar keine Bedeutung. In Wirklichkeit geht es hier darum, daß ein Beratungsergebnis a) eine Vermutung, b) unrichtig in bezug auf eine bestimmte Erkrankung bzw. c) bloß ein Symptom war. Ob das Wort „Diagnose" dazugeschrieben wird oder nicht, ist für die Aussage gleichgültig (Abb. 4, S. 119).

Bedenkt man die zentrale Stellung der Diagnose im heutigen ärztlichen Denken, so werden wir uns bei einer solchen Betrachtung erst richtig bewußt, in welchem begrifflichen Notstand sich die Allgemeinmedizin befindet.

Uns fehlen sogar Bezeichnungen, um ganz alltägliche Beratungsergebnisse so zu charakterisieren, wie es für einen Beruf, der auf wissenschaftlicher Basis stehen will, selbstverständlich sein müßte.

Daher habe ich zunächst den Diagnosebegriff gehärtet, bzw. auf seine ursprüngliche Bedeutung zurückgeführt. Ich verwende ihn in keinerlei zusammengesetzter Form, sondern nur allein, und zwar ausschließlich dann, wenn es bei einem Fall in der Praxis zu einer *überzeugenden Zuordnung zu einem wissenschaftlichen Krankheitsbegriff* gekommen ist [42]. Später hat sich gezeigt, daß mit der Härtung des Diagnosebegriffs eine unerläßliche Vorbedingung für die erfolgreiche spezifische Erforschung der angewandten Allgemeinmedizin erfüllt worden war.

3.3 Klassifizierungen

Fälle, in denen Diagnosen (im Sinne der obigen Definition) *nicht* gestellt werden können, fasse ich unter dem Ausdruck *Klassifizierungen* zusammen [42]. Die allgemeinärztlichen Beratungsergebnisse werden also zu 90% aus Klassifizierungen und zu 10% aus Diagnosen gebildet. Der Begriff Klassifizierung ist gleichzusetzen mit Offenheit bzw. Unsicherheit.

Es war erwähnt worden, daß Fälle, welche wegen eines *einzigen Symptoms* an den Arzt gelangen und die durch die Diagnostik nicht in die Nähe eines Krankheitsbegriffs gebracht werden können, unter jenem (Leit)symptom zu klassifizieren sind. Das ist nicht Ausdruck einer Unfähigkeit des Arztes, sondern die Realität. Eine „Diagnose" würde sie bloß verschleiern. Ein Beispiel dafür aus der Praxis ist der uncharakteristische Kopfschmerz, ein anderes der uncharakteristische Schwindel.

Die häufigste *Symptomgruppen*klassifizierung in der Allgemeinmedizin und zugleich das häufigste Vorkommnis überhaupt ist das uncharakteristische Fieber. Unter diesem Begriff fasse ich die alltäglichen Fälle zusammen, bei denen Fieber, Schwitzen, Kopf-, Gliederschmerzen, Luftwegekatarrhe, Reizerscheinungen seitens des Verdauungs- und des Harntrakts u. a. in verschiedensten Kombinationen eine uncharakteristische Symptomatik bilden.

Warum ich nicht die Diagnose „Grippe" oder „grippaler Infekt" stelle? Grippe bedeutet eine Erkrankung, die die Influenzaviren hervorrufen. Wir wissen aber aus der virologischen Forschung in der Allgemeinpraxis, wieviele andere Viren dieselben bunten Bilder produzieren. Ebenso ist bekannt, daß die Influenzaerreger bei diesen Fällen keineswegs die überragende Majorität bilden. Infolgedessen ist es nicht vertretbar, hier von Grippe oder von grippalen Infekten zu sprechen, zumal wir in der Praxis beim uncharakteristischen Fieber Viren für gewöhnlich weder direkt noch indirekt nachweisen.

Schwer fällt gegen eine „Diagnose" Grippe auch ins Gewicht, daß bei der Hälfte dieser Fälle selbst mit wissenschaftlichem Aufwand keine Viruserkrankung nachweisbar ist [20].

All das spricht dafür, daß der Ausdruck „uncharakteristisches Fieber" eine gute Lösung für die Klassifizierung solcher Gesundheitsstörungen darstellt [140].

3.4 Klassifizierungen von Krankheitsbildern

Dabei geht es um Fälle wie beispielsweise das Erysipel oder die Psoriasis. Hat der Arzt genügend getan, und ist er erfahren genug, um konkurrierende Gesundheitsstörungen (mit der nötigen Wahrscheinlichkeit) auszuschließen, so kann er - während seine Beobachtungen weiterlaufen - mit der Therapie beginnen.

Zur Diagnose fehlt jedoch der Erregernachweis (Erysipel) bzw. der histologische Befund (Psoriasis). Aus der Perspektive der Krankheitenforschung gesehen, sind das gewiß Mängel. Für die überwiegende Mehrzahl der Praxisfälle jedoch genügt der übliche Aufwand um behandeln zu können. Der Arzt muß sich aber bewußt sein, ob er aufgrund von Wahrscheinlichkeiten oder aufgrund einer Sicherheit agiert.

Ein Krankheitsbild, das so aussieht wie ein Erysipel, braucht kein Erysipel zu sein, was so aussieht wie eine Psoriasis ebensowenig eine Psoriasis. Es liegt an der eingeschränkten Bedeutung dessen, was wir im Unterricht als Krankheiten lernen. Natürlich ist, was wie ein Erysipel aussieht oder wie eine Psoriasis meistens tatsächlich ein Erysipel oder eine Psoriasis.

Ebenso ist, was wie eine Gastritis aussieht, zumeist tatsächlich eine Magenaffektion. Ausnahmsweise tritt aber auch eine Wurmfortsatzentzündung wie eine Gastritis in Erscheinung. Dann kann es um Leben oder Tod des Patienten gehen, wenn die Zuordnung zum scheinbar passenden Krankheitsbegriff den Weg zur richtigen Beurteilung der Lage blockiert hat.

Es darf also niemals ein Nachlassen der Aufmerksamkeit geben, solange die Gewißheit über die vorliegende Erkrankung fehlt. Die persönliche Überzeugung zählt hier überhaupt nicht.

Andererseits kann, wenn eine Störung so aussieht wie eine Gastritis, dieses „Bild" vorläufig klassifiziert werden. Das ist aber nur ein statistischer Akt. Die äußerste diagnostische Wachsamkeit bleibt davon unberührt.

In diesem Sinne würde das *Abgehen* davon, sich bei Beratungen stets auf eine naheliegende Krankheit festzulegen, und das *Übergehen* auf ein abwartendes Offenlassen (bei gleichzeitigem realistischem Klassifizieren) einen der größten Fortschritte bedeuten, die in der Gegenwartsmedizin denkbar sind.

3.5 Berufstheoretische Forschung

Erörtern wir nun den Begriff „berufstheoretisch". In den späten 40er Jahren hatte ich mich immer wieder gefragt, was ich denn erforsche. Schließlich wurde mir klar, daß ich zu analysieren versuchte, was meine Berufsausübung ausmachte. Wie dachte, wie handelte ich angesichts dessen, daß mich die anerzogene Methodik im Stich ließ? Weil es um das Durchdenken einer Berufsausübung ging, nannte ich diese neue wissenschaftliche Richtung die berufstheoretische.

Nach und nach begriff ich, daß der seitens der Forschung bisher unbeachteten Allgemeinmedizin eine Schlüsselrolle bei der Verwissenschaftlichung der angewandten Medizin zukommt. Waren doch die Spezialisten außerstande gewesen, berufstheoretische Forschungen selbst zu beginnen, obschon deutlich war, daß sie solche benötigten.

Offenbar brauchen sie, um damit beginnen zu können, ebenso die Wegbereitung durch die Allgemeinmedizin, wie es seinerzeit als Voraussetzung für eine systematische Krankheitenerforschung der Begründung der wissenschaftlichen Anatomie bedurft hatte.

Näheres mögen die interessierten Leser meinen Büchern entnehmen [20, 124, 140].

4 Dokumentation

4.1 Reduktionen

Zu Beginn meiner statistischen Arbeit verwendete ich für die Praxisdokumentation leere DIN-A 5-Blätter. Ich behielt sie bei, als ich in meiner Großpraxis über 6000 Seelen zu betreuen hatte. Damals wollte ich aus Raumgründen die Patientenkartei in einer einzigen Schublade meines Schreibtisches unterbringen. Tatsächlich fanden dort über 12 000 Papierseiten bequem Platz. Erst später kam ich darauf, wie wenig dauerhaft Papierblätter sind.

Auf diesen Bögen schrieb ich die Beschwerden der Leute und meine Befunde mitsamt den „Diagnosen" und der Therapie auf. Aufgrund früherer Erfahrungen aus Marburg dokumentierte ich nur mehr schlagwortartig. Selbst das war aber, wie ich bald merkte, zuviel.

So beschränkte ich mich später darauf, nur die Beratungsergebnisse und meine Verschreibungen zu dokumentieren. Es dauerte nicht lange, und die Übersicht ging wieder verloren. Nun begann ich, die Beratungsergebnisse durch Unterstreichen hervorzuheben. Nach einigen Jahren hatte ich, infolge der sich häufenden Eintragungen, wieder die Übersicht verloren. Obendrein waren die Blätter jetzt durch die häufigen Aus- und Einsortierungen in der Enge oberflächlich schon abgeschunden und daher schlecht leserlich. Aber schon vom Umfang her war es mir unmöglich, bei den neuen Beratungen die früheren Aufzeichnungen komplett durchzugehen.

Eine Verbesserung versprach ich mir von einem Vorschlag von U. Franz. Er empfahl, Diagnostik und Therapie auf den Karten zu trennen [160]. Dementsprechend trug ich links auf das Blatt die Beratungsergebnisse und rechts die Verordnungen ein. Das half aber nicht lange.

4.2 Folgerungen

Was tut man, wenn alles Rationalisieren nichts nützt? Man gibt auf. Das erkannte Prosénc, als er bei Dutzenden von Praktikern in die Karteien Einblick erhalten und gesehen hatte, wie wenig ältere Kollegen dokumentieren. Es geht auch so, meinten sie [201, 202, 203]. Gewiß hatten sie zu Praxisbeginn ebenso breit zu dokumentieren versucht wie ich. Aber eines Tages steht der Arzt unweigerlich vor der Wahl: Soll er die Beratungszeit dazu verwenden, die Kartei durchzulesen, oder dazu, sich sofort dem Patienten zuzuwenden. Da die Dokumentationen erfahrungsgemäß nicht viel bringen, kommt es üblicherweise zur „freischwebenden"

Patientenberatung. Zu dieser Entscheidung gibt es keine Alternative. Wir müssen sie akzeptieren.

Diese Einsichten räumen den Speicherungen mittels Mikrofilm oder Computer keine Chancen ein: In der Allgemeinpraxis kommt es nicht darauf an, über möglichst viele Daten zu verfügen. Es kommt – im Gegenteil – darauf an, wie man die Daten soweit reduziert, daß der Blick auf das Dokumentierte rasch informiert.

4.3 Versuche einer Lösung

Die Entwicklung von der breiten Karteiführung zum bloßen Untereinanderschreiben der Beratungsergebnisse, getrennt nach Diagnostik und Therapie, war bereits erläutert worden.

Die fachärztlichen Berichte aus den Krankenhäusern und seitens der Niedergelassenen wurden, ebenso wie die eigenen EKG-Streifen, numeriert und separiert abgelegt. In die Kartei trug ich nur die entsprechende Nummer neben der Klassifikation ein, die ich bei der Einweisung vermerkt hatte. Meiner Klassifizierung mußte ich übrigens aufgrund der Berichte nur selten etwas hinzufügen.

Eine weitere Entlastung der Karteiblätter erreichte ich dadurch, daß ich laufend erhobene Meßwerte – etwa bei Zucker- und Hochdruckkranken – auf DIN-A6-Karten vermerkte, die die Patienten behielten. Auf meiner Kartei standen nur mehr Richtwerte.

Außerdem verbannte ich die abrechnungstechnischen Eintragungen (Kontakte, sonstige Kassenleistungen mit Daten, etc.) auf die Rückseite der Karteikarte.

Aus dem DIN-A 5-Blatt war mittlerweile eine stabile, gefaltete DIN-A 4-Karte geworden.

Trotz alledem war es mit den guten Diensten nach wenigen Jahren wieder vorbei. Das Durchlesen der untereinander eingetragenen Daten wurde zu zeitraubend. Viel Nutzen hatte ich ohnedies nicht davon.

4.4 Aspekte einer neuen Dokumentation

Eine wesentliche Verbesserung beim Bemühen, brauchbar zu dokumentieren, entstand aus der berufstheoretischen Forschung. Ich hatte für andere Zwecke eine zweidimensionale Systematik für die Praxisfälle entwickelt. Darin verteilten sich die Beratungsergebnisse auf 12 waagerechte Spalten so, daß die Rubriken einigermaßen gleich belastet wurden. Der Vorteil gegenüber der ICD ist nicht zu übersehen (Tabelle 1; vgl. 2.17).
Diese Teilung benützte ich nun für die neuen Karteikarten (Abb. 1). Damit wurde ein Durchbruch erzielt. Über die früheren Verbesserungen hinaus konnten die Fälle nun auf 12 Kolonnen gut verteilt werden.

Hatte ich beispielsweise mit einer Myalgie oder mit einem Verletzungsfall zu tun, so brauchte ich nur die Kolonnen 2 oder 4, aber nicht mehr alle Aufzeichnungen durchzugehen. Auf einen Blick wußte ich, was es bei dem Patienten bisher in meiner Behandlung an Myalgien bzw. an Verletzungen gegeben hatte. Eine Voraussetzung für die Brauchbarkeit der Aufzeichnungen ist, daß der Doktor als

Tabelle 1. Aufteilung von sämtlichen Fällen aus 3 Jahren einer Allgemeinpraxis in einer zweidimensionalen Systematik. Aus der befriedigenden Aufteilung fällt nur der Wert von Zeile 12 heraus, er ist maßgeblich durch die Zahl der Hypertoniefälle bedingt. (Aus Braun 1986 [140])

	A Klassifizierung von Symptomen n [%]	B Klassifizierung von Symptomgruppen n [%]	C Klassifizierung von Krankheitsbildern n [%]	D Diagnosen n [%]	Zeilensummen A–D [%]
1 Status febrilis, Katarrhe der Luftwege, Angina tonsillaris	330 28,25	791 67,72	46 3,94	1 0,09	1168 14,7
2 Myalgien, Neuralgien, Arthropathien, Kreuzschmerzen, Neuritiden	351 36,15	496 51,08	104 10,71	20 2,06	971 12,2
3 Pyogene Infektionen der Haut und Anhangsgebilde	1 0,35	10 3,52	270 95,07	3 1,06	284 3,6
4 Verletzungen	18 2,92	43 6,98	293 47,56	262 42,53	616 7,7
5 Andere Beschwerden und Erkrankungen in der Thoraxregion	57 14,69	69 17,78	248 63,92	14 3,61	388 4,9
6 Andere Beschwerden und Erkrankungen in der abdominellen Region	218 30,19	218 30,19	179 24,79	107 14,82	722 9,1
7 Andere Erkrankungen der Haut	81 9,16	47 5,32	641 72,51	115 13,01	884 11,1
8 Andere Beschwerden und Erkrankungen im HNO-Bereich	58 21,01	7 2,54	158 57,25	53 19,20	276 3,5
9 Andere Beschwerden und Erkrankungen im urogenitalen Bereich	125 28,80	30 6,91	185 42,63	94 21,66	434 5,5
10 Andere Beschwerden und Erkrankungen in der Augenregion	22 9,82	13 5,80	126 56,25	63 28,13	224 2,8
11 Andere Erkrankungen der Nerven und der Psyche	75 16,30	94 20,43	244 53,04	47 10,22	460 5,8
12 Sonstige Erkrankungen und Beschwerden	481 31,60	119 7,82	804 52,83	118 7,75	1522 19,1
Spaltensummen n [%]	1817 22,90	1937 24,40	3298 41,50	897 11,30	7949 100,0

1. Uncharakteristi- sches Fieber, afebrile Allgemein- reaktion, afebrile Katarrhe der Luft- wege, Angina tonsillaris	
2. Myalgien, Neuralgien, Arthropathien, Kreuzschmerzen, Neuritiden	
3. Pyogene Infektionen der Haut und der Anhangsgebilde	
4. Verletzungen, sonstige Unfall- folgen	
5. Andere Erkrankun- gen der Thoraxregion	
6. Andere Erkran- kungen der abdominellen Region	
7. Andere Erkrankungen der Haut und der Anhangsgebilde	
8. Andere Erkrankungen des HNO-Bereichs	
9. Andere Erkran- kungen im Urogenital- bereich	
10. Andere Erkrankungen in der Augenregion	
11. Andere Erkran- kungen der Psyche und der Nerven	
12. Sonstige Erkrankungen und Beschwerden	

Abb. 1. Die 12fach unterteilte neue Karteikarte

Hausarzt beansprucht, daß die sonstigen Fortschritte eingehalten werden und daß mit gut leserlicher Schrift eingetragen wird.

Für das Funktionieren der Aufteilung war wesentlich, daß möglichst wenige der häufigsten Vorkommnisse in dieselbe Kolonne kamen. Sie dominieren ja jede Rubrik. Das Zusammenlegen der Husten- mit den Fieberfällen in der Kolonne 1 freilich war unvermeidlich.

Der Kolonne 12 haben die Hypertoniefälle ihren Stempel aufgedrückt. Es gibt aber einen sehr wesentlichen Unterschied zwischen der Belastung der Kolonne 12 durch die Hypertonien und – um andere, sehr häufige Klassifizierungen zu nennen – der Kolonne 2 durch Myalgien und Neuralgien. Die Hypertonie wird bei jedem Patienten nur einmal vermerkt. Dagegen präsentiert der „Rheumatiker" verschiedene Myalgien und Neuralgien. Dadurch wird auf der Karteikarte von diesen Fällen mehr Platz besetzt als durch die an sich häufigeren Fälle von hohem Blutdruck.

Jedenfalls hatte ich endlich eine Dokumentationsform erreicht, durch die für die meisten Patienten auf Lebensdauer mit einer Karte auszukommen war. Jahrzehnte hindurch können aus derselben Karte auf einen Blick die wesentlichsten Informationen gewonnen werden.

4.5 Volle Karteikarte

Natürlich gibt es eine Minorität von „Krankensesseln", bei denen eine der 12 Kolonnen bereits nach wenigen Jahren überfüllt ist. Überfüllt heißt also, daß links so viele Klassifizierungen und Diagnosen untereinander eingetragen wurden, daß kein Platz mehr für die Registrierung weiterer Beratungsergebnisse bleibt. Die Überfüllung läßt sich teilweise hinausschieben, wenn man etwa beim uncharakteristischen Fieber nicht jeden neuen Fall unterhalb des früheren einträgt. Da setze ich neben das erste Ereignis bloß ein Wiederholungszeichen mit dem neuen Datum. So können Zeilen eingespart werden.

Für rezidivierende Mesotitiden, Tonsillitiden etc. gilt dasselbe.

Ist aber *eine* Kolonne auf der neuen Karteikarte durch 6–8 Fälle vollgeschrieben, dann muß eine neue angelegt werden.

4.6 Allgemeines Schicksal

Wer lange genug die Fälleverteilung in der Praxis studiert hat, dem wird bewußt: Die häufigsten Vorkommnisse sind die, welche das gesundheitliche Schicksal von uns allen ausmachen: Fast jeder hat irgendwann einmal Fieber, Husten, Schnupfen, Halsweh, Bruststechen, Kopf-, Kreuz-, Ohrenschmerzen, eine Schnittwunde, eine Prellung, einen Insektenstich, Erbrechen, Durchfall etc. gehabt.

Unabhängig davon, wie viele dieser Gesundheitsstörungen ein Erwachsener erlebt hat, läßt sich doch voraussetzen, daß er einen großen Teil davon im Laufe seines Lebens erlitten hat.

Die letzte Konsequenz aus dieser Überlegung ist: Habe ich eine Kolonne vollgeschrieben, und fange ich eine neue Karte an, so kann, was allgemeines Schicksal ist, *beim Übertrag außer Betracht bleiben.* Übernommen wird lediglich, was für die gesundheitliche *Zukunft* des Patienten Bedeutung hat. Ich kann es mir also ersparen, frühere Fieberfälle auf der neuen Karte zu notieren und was sonst an Bagatellen die Karteikarte überfüllt hatte. Ist es nötig, auf die alten Daten zurückzugreifen, so steht die Karte ja in einem Archiv zur Verfügung. In diesen seltenen Fällen dreht es sich übrigens zumeist um kommerzielle Gründe, wie etwa um Nachfragen seitens der Krankenkassen.

Hat man kritisch alles ausgeschaltet, was für die *künftige* Betreuung des Klienten entbehrlich erscheint, so bleiben nur wenige Daten zum Übertragen auf die neue Karte übrig. Selbstredend wird die Hypertonie mitsamt den Richtwerten und der aktuellen Therapie vermerkt, ebenso der Diabetes, der durchgemachte Myokardinfarkt, die Appendektomie usw.

Man wundert sich immer wieder, wie wenig wert ist, auf eine neue Karte übernommen zu werden.

5 Neue fällestatistische Methodik

Im vorigen Abschnitt war die Entwicklung zu einer praxisgerechten Karteiführung aufgezeigt worden. Ein Bezug zur Fällestatistik ergab sich daraus, wie ich bei der Zählung vorgegangen war: Gleichgültig, ob es 1944–1959 beim einzelnen Klienten Fälle gegeben hatte oder nicht, wurde nach Ablauf des Statistikjahres (an die letzte Eintragung anschließend) auf jedes Blatt ein Symbol geschrieben. Bei der späteren 12-Teilung hätte ich – bei analoger Technik – alljährlich auf jeder Karte in allen 12 Kolonnen das Symbol einsetzen müssen. Eine aufwendige Mehrarbeit.

Eine Sicherheit, alle Dauerfälle erfaßt zu haben, hätte ich dadurch nicht erreicht. Der Arzt vergißt erfahrungsgemäß oft, die alten Fälle wieder zu registrieren. Das ist auch für seine Betreuung gleichgültig.

5.1 Prospektive Erfassung

Um Dauerfälle nicht zu vergessen, beschloß ich ab 1977, die Beratungsergebnisse nicht mehr im nachhinein, sondern – ob alt oder neu – *sofort* zu zählen.

Hätte ich nur sorgfältige Eintragungen in die *Karteikarten* vorgenommen und alle Fälle sofort statistisch verwertet, so hätte ich jedesmal auf der Karte auch das Symbol eintragen müssen. Nur so war dokumentiert, daß ich das Beratungsergebnis erfaßt hatte. Das hätte jedoch die Kartei erheblich belastet. Die Übersichtlichkeit hätte gelitten.

Nun wollte ich diesmal auch Alter und Geschlecht der Erkrankten festhalten. Nach der früheren Methode hätte ich dazu für alle Beratungsergebnisse eigene Großblätter vorbereiten müssen: also je eines für uncharakteristisches Fieber, Myalgien, Hypertonie, Kopfschmerzen, Husten usw. Unter diesen Umständen hielt ich es für zweckmäßiger, die Fälle nicht so zu bearbeiten, sondern mit Hilfe eines eigenen Heftes.

5.2 Eigenes Heft

Dazu benützte ich ein Heft im DIN-A 4-Format. Ich schuf (Tabelle 2) eigene Spalten für Namen und Vornamen, Alter und Geschlecht, Klassifizierung oder Diagnose, ob es einen alten, einen neuen Fall oder einen Prozeß betraf sowie für seine Lage in der zweidimensionalen Systematik (Tabelle 1). Am ersten Statistiktag schrieb ich alle ein: die akuten wie die Dauerfälle.

Jede Rezepterneuerung wurde zu einem Fall: Da der Allgemeinarzt etwas anderes ist als ein Apotheker und da sich daher jede Rezeptur mit der vollen ärztlichen Verantwortung verknüpft, mußte dementsprechend als Beratungsursache erneut eingetragen werden, warum der Patient das Abführ-, Schlaf-, schmerzstillende, das Herzmittel etc. erhalten hatte. Kam er dagegen eine Woche, einen Monat nach Beginn des Statistikjahres zum zweiten Mal wegen der Erneuerung einer Verordnung wieder, so wurde diese *Inanspruchnahme* statistisch ignoriert: Es ging ja nicht mehr um etwas Neues.

Tabelle 2. Schema einer Seite im neuen DIN-A4-Heft zur laufenden Eintragung sämtlicher Beratungsergebnisse (ohne weitere Inanspruchnahmen; *N* neuer Fall, *Z* Zustand, *P* Prozeß)

Name	Vorname	m./w.	geboren	Klassifizierung/ Diagnose	N Z P	Zweidimensionale Systematik
Schmidt	Anna	+	1930	Uncharakteristisches Fieber	N	1 B
Wolf	Carmen	+	1985	Uncharakteristisches Fieber	N	1 B
Lange	Franz	+	1960	Verruca vulgaris	N	7 C
Hold	Adele	+	1920	Hypertonie	Z	12 C
Günther	Victor	+	1913	Diabetes	Z	12 C

Dasselbe gilt sinngemäß für das Kind mit uncharakteristischem Fieber, das ich 3- oder 4mal besuchte. Nur nach dem Erstbesuch wurde das Beratungsergebnis in das Heft eingeschrieben. Trat jedoch später als Komplikation eine Pneumonie hinzu, so wurde die Lungenentzündung selbstredend als neuer Fall - zusätzlich zum uncharakteristischen Fieber von früher - statistisch erfaßt.

5.3 Umfang der Fälle

Die sofortige Registrierung der Beratungsergebnisse war nicht die einzige Neuerung seit 1977. Diesmal zählte ich auch alle Fälle mit, bei denen ich Nachbarkollegen wegen Urlaubs oder Wochenenddienstes vertreten hatte. Diese Ereignisse waren von mir seinerzeit nicht registriert worden, da es mir nur um die eigenen Patienten ging.

Die jetzige Übung geht auf die folgende Überlegung zurück: Zähle ich die Vertretungsfälle in meiner Statistik mit, so ergibt sich ein Plus von fremden Praxen her. Dadurch wird aber andererseits der Schwund ausgeglichen, der in meiner Statistik dadurch entsteht, daß bei meinen Abwesenheiten Fälle aus meiner Klientel für die Statistik verlorengehen. Durch die Einbeziehung der Vertretungsfälle entsteht also ein gewisser Ausgleich.

1977-1980 kam ich auf rund 2500 Fälle im Jahr, gegenüber ca. 1600 von 1954-1959 in derselben Praxis. Gewiß hat dabei eine Rolle gespielt, daß ich die Vertretungsfälle jetzt mitzählte. Außerdem ist eine prospektive Statistik genauer, weil weniger Fälle durch das Vergessen von Registrierungen verlorengehen. Das gilt besonders für die bereits genannten Dauerfälle. Möglicherweise brachten die Patienten später auch mehr Bagatellen an mich heran als in den ungeordneten Verhältnissen der Nachkriegszeit. Bevölkerungsmäßig hat sich meine Praxis, wegen der allgemeinen Abwanderung vom Land, gewiß nicht vergrößert. Es fiel auch kaum ins Gewicht, daß eine benachbarte Kollegin ihre Praxis etwas gedrosselt hatte.

Jedenfalls kann ich zur Fälleerhöhung nur Vermutungen äußern, aber nichts Genaues aussagen. Ich möchte auch keinem Kollegen raten, darüber Forschungen anzustellen. Er müßte sie jahrzehntelang fortsetzen, ohne Aussichten, zu wesentlichen Ergebnissen zu kommen.

5.4 Diverse Daten

Im neuen Heft vermerkte ich zu jedem Fall deshalb so viele zusätzliche Daten, weil es unter meinen Patienten einen guten Programmierer gab, der auch über einen leistungsfähigen Computer verfügte. Dadurch konnte ich ohne Mehraufwand die üblichen und einige zusätzliche Aufschlüsselungen erhalten.

Das war neu für mich. Vorher hatte ich mich ja zunächst damit beschäftigt, die für eine Fällestatistik aus der Praxis grundlegenden Probleme zu erforschen.

Nach den Vorarbeiten von 1944–59 war 1955–1959 der Sprung zur Auswertung von „kleinsten Erhebungseinheiten" erfolgt [42]. Die aktuelle Gliederung in neue Fälle, alte Fälle und Prozesse sollte mir darüber Aufschluß geben, wie sich die einzelnen Mengen aufteilen. In die Kolonne *Prozesse* nahm ich akute Erkrankungen auf, die gegen Ende des Statistikjahres in meine Behandlung gekommen, aber erst im folgenden Jahr *abgeklungen* waren. Im Unterschied dazu wurden ja zur selben Zeit *neu* in Behandlung gekommene Epileptiker oder Patienten mit M. Parkinson mit ihren Zuständen zu *Dauer*fällen. Im folgenden Jahr registrierte ich diese also nicht als Prozesse, sondern als *Zustände* (alte Fälle).

5.5 Position in der zweidimensionalen Systematik

Ein Blick auf Tabelle 1 zeigt, wie sich meine Praxisfälle 1977–1980 auf die 12·4 = 48 Positionen der Systematik aufteilten. Die Verteilung ist - verglichen mit der Internationalen Klassifizierung der Krankheiten (ICD) - befriedigend. Der statistikführende Arzt, der mir hier folgen will, wird dadurch gezwungen, jeden Fall kritisch zu bewerten und einzustufen. Diese Aufgliederung hat nicht zuletzt auch den Charakter einer Fortbildung bzw. einer Einschulung in das theoretisch basierte neue Denken. Wer sich da heranwagt, der emanzipiert sich vom gewohnten Befolgen überholter Forderungen.

5.6 Vorteile der Hefte

Der Vorteil einer prospektiven Fälleerhebung mit eigenen Heften ist dieser: Man trägt die Beratungsergebnisse darin chronologisch ein. Tag für Tag läßt sich aus diesen Journalen entnehmen, welche neuen oder alten Fälle es gegeben hatte. Datum und Klassifizierungen sind klar. Die folgenden Inanspruchnahmen bleiben unberücksichtigt.

Wandelt sich eine Klassifizierung, so blättert man zurück und findet leicht die erste Eintragung. Die nicht mehr zutreffende Klassifizierung (etwa uncharakteristisches Fieber) wird durchgestrichen und durch die berichtigte Benennung (etwa Bild von Masern) ersetzt.

In einer mittleren Allgemeinpraxis, in der die neuen Fälle 30–40% aller Beratungsergebnisse ausmachen (nicht aller Inanspruchnahmen!), und bei rund 3000 Klassifizierungen bzw. Diagnosen jährlich (das entspricht 30–40 Beratungen pro Tag) passiert das ungefähr einmal wöchentlich. Es bleibt also in schätzungsweise 98% der Fälle bei der ersten Eintragung in das Heft.

5.7 Sofortige Computereingabe

Man kann natürlich auch die Fälle mitsamt den Daten direkt in einen Computer eingeben. Daß dabei die bereits genannten Voraussetzungen erfüllt sein müssen (konstante Diagnostik und Nomenklatur etc.), versteht sich von selbst. Das Hauptproblem sind hier – vom richtigen Programm abgesehen – die Eingabefehler. So bekam ich unlängst einen nach den *Patientennamen* alphabetisch geordneten Fälleausdruck zu Gesicht, bei dem beispielsweise eine Frau durch verschiedene Schreibweisen ihres Namens und Irrtümer beim notierten Geburtsjahr an nicht weniger als 5 verschiedenen Stellen registriert worden war. Solche Differenzen lassen sich vermeiden, wenn man die Patientennamen verschlüsselt. Das setzt aber wieder eine Patientenkartei voraus, aus der sich die Verschlüsselungen entnehmen lassen.

Davon abgesehen kann der Ungeübte beim Statistikbeginn die Diagnostik und Nomenklatur noch nicht so konstant halten, wie er gern möchte. Das merkt der Arzt dann, wenn er den Computerausdruck durchgeht, in dem seine Klassifizierungen und Diagnosen alphabetisch geordnet wurden.

Dasselbe wie der Computer lehrt natürlich auch das Heft: daß es nämlich gar nicht einfach ist, zu einer einheitlichen Nomenklatur bei den Fällen zu gelangen. Die Begriffe der Lehre sind ja meistens nicht zu gebrauchen. Die pragmatisch entwickelten, individuellen Bezeichnungen grenzen sich gegeneinander nur vage ab. Der Doktor benützt außerdem gar nicht selten alternative Bezeichnungen für gleiche Fälle.

Will man noch dazu bei der Bezeichnung der Praxisvorkommnisse auf eine andere Nomenklatur übergehen, so häufen sich weitere Schwierigkeiten.

Es empfiehlt sich daher, vor Statistikbeginn zunächst einen 1- bis 2monatigen Vorversuch zu machen. Währenddem wird sich der Arzt der von ihm bevorzugten Begriffe bewußt und kann seine Benennungen vereinheitlichen. Auf jeden Fall muß er davon abgehen, so zu tun, als ob er stets die Diagnose einer Krankheit stellen könnte. Aber das ist, nach dem früher Dargelegten, wohl schon selbstverständlich.

5.8 Keine Delegierung, keine Gruppen

Im jetzigen Stadium der Praxisforschung ist es verfrüht, die Datenerfassung und -auswertung zu delegieren. Was geschieht, wenn man dies mißachtet, kennen wir gut. Die meisten bisherigen Publikationen bezeugen es. Der statistikführende Arzt sollte also die gesamte Vorarbeit bis zu den Berechnungen hin selbst machen. Das gilt auch für die Übertragung der Daten aus den Heften in Listen oder in die Sonderkartei (s. 5.9). Man staunt, wie viele Eintragungsfehler einem in der Hast der Alltagsarbeit unterlaufen. Nur der statistikführende Allgemeinarzt selbst kann hier Korrekturen vornehmen. Er kennt die Patienten und hat die Fälle alle erlebt. Außenstehende haben gar keine Möglichkeiten, entstandene Fehler zu erfassen und zu eliminieren.

Die üblichen Gruppenbildungen machen fehlerhafte Statistiken – wie ausführlich begründet wurde – nur noch schlechter.

Daß dem Statistikbeginn zur Einarbeitung ein Probelauf vorausgehen sollte, wurde im vorigen Kapitel befürwortet.

5.9 Neue Kartei

Ob er mit einem Computer arbeitet oder nicht, dem Anfänger in der Praxisforschung rate ich dringend dazu, alle seine Fälle chronologisch in eigene Hefte zu schreiben (Tabelle 2). Es gehört sehr viel Erfahrung dazu, die Daten direkt in einen Computer einzuspeichern.

Mit den Heften allein ist es aber noch nicht getan. Ich selbst bin dahin gekommen, mir noch zusätzlich eine Patientenkartei im DIN-A6-Format anzufertigen. Auf die Einzelkarten übertrug ich nach und nach die Daten aus den Heften. Natürlich ist auch das mühevoll. Doch wird das Material auf diese Weise transparent und optimal zu bearbeiten (Tabelle 3).

Im übrigen ist eine aussichtsreiche Praxisforschung nun einmal mühevoll.

Die eigene, zusätzliche Patientenkartei hat den Vorteil, daß man sie den Fachleuten zur Auswertung übergeben kann, während man die Praxiskarteikarten und die Hefte behält. Resultieren bei der Bearbeitung Probleme, so braucht der Statistiker nur Kontakt mit dem Arzt aufzunehmen. Der sieht in seinen Unterlagen nach. Fast alle Unklarheiten lassen sich auf diese Weise rasch beseitigen.

5.10 Eliminierung durch Übertrag

Schon während des Übertragens der Gesundheitsstörungen in die spezielle Namenskartei werden Fehler, die sich in die Hefte eingeschlichen hatten, eliminiert. Hatte der Arzt beispielsweise vergessen, daß er bei einem Patienten die Hypertonie ins Heft bereits eingetragen hatte, und schrieb er beim selben Patien-

Tabelle 3. Statistische Karteikarte für jeden Patienten. Erdachtes Beispiel. Am Kopf stehen Name, Geburtsjahr und Adresse. Darunter gibt es Rubriken für die Statistikwoche und den Beratungstag, für Klassifizierungen bzw. Diagnosen und für die Charakterisierung, ob es ein neuer Fall *(N)*, ein Zustand (*Z*, alter Fall) oder ein Prozeß *(P)* war. Rechts außen kann der Platz in der 2dimensionalen Systematik angegeben werden

Brand, Egon, geb. 1930
Theashausen, Heinzstraße 4

1. Jahr

Woche	Datum	Klassifizierung/Diagnose	N Z P	Zweidimensionale Systematik
1	03. 10. 86	Diabetes mellitus	Z	12 C
2	10. 10. 86	Uncharakteristisches Fieber	N	1 B
19	03. 12. 86	Verbrennung	N	4 D
33	04. 05. 87	Kontaktekzem	N	7 C
48	23. 08. 87	Präkordialschmerz	N	5 A

2. Jahr

Woche	Datum	Klassifizierung/Diagnose	N Z P	Zweidimensionale Systematik
4	20. 10. 87	Diabetes mellitus	Z	12 C
4	20. 10. 87	Präkordialschmerz	Z	5 A
6	06. 11. 87	Kreuzschmerzen	N	2 A
14	28. 12. 87	Durchfall	N	6 A

3. Jahr

ten den Bluthochdruck später nochmals ins Heft ein, so ist das beim Übertrag in die spezielle Kartei nicht zu übersehen. Ebenso fallen Namensverballhornungen und falsche Geburtsdaten auf und werden korrigiert.

Bei langjährig weiterlaufenden Fällestatistiken werden dieselben Karten für alle Statistikjahre benützt (Tabelle 3). Nur selten muß für einen Patienten eine zweite Karte angelegt werden, weil die erste vollgeschrieben wurde. Freilich sollte man beim Eintragen Platz sparen.

Der Statistiker numeriert bei seiner Bearbeitung diese Kartei durch. Erhält er die komplette Dreijahreskartei, dann folgen seine Nummern den alphabetisch geordneten Karteikarten. In der Kartei sollten übrigens bei gleichen Namen die jüngeren Leute jeweils vor den älteren rangieren.

Werden die Fälle Jahr für Jahr getrennt ausgewertet, so geht die Ziffernreihe nur nach dem ersten Jahr den alphabetisch geordneten Patientenkarten ganz parallel. Die im 2. Statistikjahr hinzugekommenen neuen Karten werden wohl alphabetisch in die Kartei eingeordnet, erhalten aber weiterlaufende Nummern. Dann kann in der Patientenkartei nach der Karte Nummer 6 richtigerweise (wenn es im 1. Jahr 1400 Patienten gegeben hatte) die Nummer 1401 nachfolgen. Dieser Karte 1401 kann dann, nach dem 3. Statistikjahr, die Karte Nummer 1651 folgen usw.

Die Differenz resultiert daraus: Erfahrungsgemäß gibt es zwar im 2. Jahr ebensoviele Fälle wie im ersten, aber die Klientel ist nicht mehr genau dieselbe. Dabei spielen Wohnungswechsel, Geburten und Todesfälle eine Rolle, ebenso aber auch, daß nur 3 von 4 Klienten in einem Jahr vom Arzt gesehen werden. Man darf ja die Gesunden nicht vergessen. Im obigen Beispiel war gesetzt worden, daß es im 2. Jahr die Differenz von 1401 auf 1651, also 250 Menschen gegeben hatte, die im 1. Jahr nicht bei diesem Arzt gewesen waren. Wie viele Patienten erstmals im

3. Statistikjahr beraten wurden, ist aus unserem Beispiel nicht ersichtlich. Wir wissen nur, daß es einen neuen Klienten gegeben hatte, dessen Familienname zu Anfang des Buchstabens A zu reihen war.

5.11 Kleinste Erhebungseinheiten

Zu den kleinsten Erhebungseinheiten ging ich über, weil ich mit den 1944–1954 benutzten statistischen Positionen nicht mehr zufrieden war. Ich hatte sie seinerzeit in Hinblick auf den Vergleich mit den Ziffern Logans geschaffen. Später wollte ich meine Werte detaillierter vor Augen haben.

Mit dem Übergang auf die kleinsten Erhebungseinheiten vergrößerte sich meine Häufigkeitsstatistik von 200 auf 300 Positionen. Aufgeschlüsselt wurden nun z. B. die Verletzungen und die pyogenen Infektionen. Bei beiden hatte ich früher schon Untergruppen ausgewiesen, aber doch hauptsächlich mit dem gesamten Anfall auf die Gruppe gearbeitet. Es lag, wie gesagt, an der Vergleichbarkeit mit den britischen Ziffern. Ähnliches gilt für die fieberfreien Luftwegekatarrhe, wenngleich ich hier erst praktikable Unterteilungen finden mußte. Dabei ging es u. a. um eine brauchbare Abgrenzung gegenüber dem uncharakteristischen Fieber und um dessen fieberfreie Variante, die afebrile Allgemeinreaktion.

Ein weiterer Problemkreis betraf z. B. die Begriffe Bronchitis, Bronchialasthma, asthmatische Bronchitis und die Leitsymptomklassifizierung Dyspnoe. Auch hier war es schwierig, zu vernünftigen Abgrenzungen zu gelangen.

Davon abgesehen, hatte ich in meiner ersten Monographie die Häufigkeitsreihung der Fälle noch nicht streng gehandhabt. Die untere Grenze des regelmäßig Häufigen (s. folgendes Kapitel) spielte anfangs noch nicht die große Rolle, die ihr später zukam. Zu Beginn meiner Beobachtungen hatte ich ja ebensosehr die häufigen Fälle im Auge wie einige im Unterricht bevorzugte, in der Praxis aber unerwartet seltene Ereignisse. Anfangs wollte ich also prüfen, ob das Häufige stets häufig und das Seltene stets selten war. Da in Logans Statistiken auch manche Seltenheiten gesondert berücksichtigt wurden, eigneten sie sich sehr gut für die von mir geplanten Vergleiche. Diese traten in bezug auf Raritäten aber bald in den Hintergrund.

5.12 Regelmäßig häufig

Wie so vieles bei meinen berufstheoretischen Forschungen, so ergab sich die Beachtung des „regelmäßig Häufigen" rein pragmatisch während der Arbeit: Durch die Studien über häufige und seltene Vorkommnisse kam ich an eine Grenze. Sie markierte, was ich etwa einmal jährlich sah. Das schien eben häufig genug zu sein, um mit den einschlägigen diagnostischen und therapeutischen Problemen vertraut zu bleiben.

Bei diesen Fällen konnte ich also damit rechnen, zu reproduzierbaren Erfahrungen zu kommen, während die Erfahrungen bei selteneren und seltensten Beratungsproblemen doch von Fall zu Fall weitgehend verblaßt waren – wenn es überhaupt einen zweiten Fall gab.

5.13 Abwendbar gefährliche Verläufe I

Keine Rolle spielt die regelmäßige Häufigkeit bei vielen „abwendbar gefährlichen Verläufen". Dabei dürfte klar sein, daß kein Allgemeinarzt in der Praxis bei jedem Patienten auch die entferntest möglichen abwendbar gefährlichen Krankheitsverläufe diagnostisch in Betracht ziehen kann.

Gewisse derartige Verläufe *müssen* aber (problemorientiert) bei den Beratungen *stets* bedacht werden. Das gilt etwa für den grünen Star beim akuten Kopfschmerz, obschon das Glaukom in der Praxis bei weitem nicht regelmäßig häufig vorgestellt wird.

Ebenso kommt (glücklicherweise) kein einziges Malignom – außer den Basaliomen – an der ersten ärztlichen Linie regelmäßig häufig vor. Dessen ungeachtet stellen die Karzinome die abwendbar gefährlichen Verläufe par excellence dar. Sie sind, auch als entfernteste Möglichkeiten, stets zu berücksichtigen, solange nicht *eindeutig* feststeht, daß im gegebenen Falle *keine* bösartige Erkrankung dahintersteckt.

Enorme Bedeutung in der Allgemeinmedizin hat die Wurmfortsatzentzündung. Sie ist selbst ein regelmäßig häufiges Praxisvorkommnis und daher vergleichsweise oft auch die Erkrankungsursache, ob sie nun als klassischer Fall in Erscheinung tritt oder etwa unter der „Maske" einer klassischen Gastritis bzw. einer typischen Pneumonie.

5.14 1:3000

Aus der Erfahrung heraus hat sich mir als Grenze des regelmäßig Häufigen ein Verhältnis von einem auf 3000 Fälle im langjährigen Durchschnitt ergeben. Es ist, wie gesagt, das, was der Allgemeinarzt ungefähr einmal jährlich sieht. Dabei spielt es keine Rolle, ob etwa jedes Jahr ein *neuer* Fall vorkommt, wie bei den unspezifischen Urethritiden, oder ob *derselbe* Fall jährlich aufs neue gezählt wird – wie bei einem Dauerpatienten mit Myxödem.

Am Ende der Liste des regelmäßig Häufigen ergibt sich beim Vergleich der Statistikjahre untereinander ganz normalerweise ein lebhafter Austausch. Natürlich gibt es auch den Austausch „nach oben" d.h. zu den häufigeren Ereignissen hin. Besonders lebhaft ist aber der Austausch in Richtung der nicht regelmäßig häufigen Ereignisse.

Man sieht eben relativ zahlreiche Fälle an der Grenze der regelmäßigen Häufigkeit nur sporadisch, aber im Laufe mehrerer Jahre immer wieder. Der wirklich rare Fall dagegen kommt in 5–10 Jahren bestenfalls einmal zur Beobachtung.

Im ganzen sieht ein Durchschnittsallgemeinarzt in seinem ganzen Berufsleben ungefähr 2000–2500 der 30000 voneinander abgrenzbaren Krankheiten.

Im übrigen kann – wie erwähnt wurde – von den rund 300 regelmäßig häufigen Praxisvorkommnissen nur ein kleiner Bruchteil als Krankheiten exakt *diagnostiziert* werden.

Unter den Beratungsergebnissen, die sich lediglich als *Bilder* von Krankheiten *klassifizieren* lassen, kommt den epidemischen Kinderkrankheiten statistisch eine besondere Stellung zu. Sie bleiben bekanntlich jahrelang in einer Praxis völlig aus, um dann plötzlich gehäuft aufzutreten. Über 10–20 Jahre hinweg pendelt sich aber auch ihr Vorkommen auf einen gewissen Mittelwert der Häufigkeit ein – wenn nicht, wie beim Keuchhusten, durch konsequentes Impfen die Fälle praktisch von der Bildfläche verschwinden.

Das Phänomen des wellenförmigen gehäuften Auftretens beobachtet man deutlicher in Landpraxen als in der Großstadt, wo die Epidemien von Kinderkrankheiten nie gänzlich erlöschen.

5.15 Fälle oder Einwohner

Während die Sozialmediziner und Epidemiologen daran interessiert sind, wie es um die Krankheitshäufigkeit in bezug auf die Bevölkerung steht, hat der Allgemeinarzt i. allg. nicht die Möglichkeit, solche Bezüge herzustellen. Nicht einmal in Großbritannien, wo sich die Patienten für ein Jahr an einen Arzt binden, ist die Gewähr dafür gegeben, daß nicht auch andere Ärzte beansprucht werden. Für den tätigen Doktor sind diese Bezüge auch ziemlich gleichgültig. Für ihn ist wichtig, wie oft er diesen oder jenen Fall zu Gesicht bekommen wird. Und da er weiß, daß er alljährlich nur rund 75% seiner Klientel sieht, kann er die Bezüge zur Gesamtbevölkerung ohnedies nur ungefähr schätzen. Viel hat er nicht davon.

Ich kann dem angehenden Praxisforscher also nur raten, die Fällehäufigkeit in bezug auf die Gesamtheit aller Fälle anzugeben, und er wird gut damit fahren (s. Tabelle 4).

5.16 Unverbundene Massenerscheinungen

Die unverbundenen Massenerscheinungen sind ein Problem für sich. Solche Vorkommnisse müssen aus einer „normalen" Fällestatistik eliminiert werden. Gemeint sind damit etwa die Folgen von Naturkatastrophen, von Kriegen u. ä. Ereignen sich also in einer Region gehäuft Terroranschläge, und resultieren daraus viele schwere Verbrennungen und andere Gesundheitsschäden in der Bevölkerung, so sprechen diese Fälle nicht gegen das Fälleverteilungsgesetz. Sie sind gesondert zu betrachten.

Dasselbe gilt für Epidemien durch örtlich verseuchtes Trinkwasser oder für die Folgen von katastrophalen Überschwemmungen.

Gewisse Variationen der Fälleverteilung, die ich von 1944–1946, d. h. von der Kriegs- bis in die unmittelbare Nachkriegszeit in Marburg an der Lahn erfassen konnte, sind in diesem Rahmen zu sehen. Das gilt beispielsweise für die damalige Häufung von Bauchtyphusfällen, aber auch von Skabies (vorübergehend eine der häufigsten Beratungsergebnisse überhaupt) bzw. von venerischen Krankheiten [20].

5.17 Regelmäßig häufig in Gruppen

Im Abschn. 5.11 war die Rede davon gewesen, daß von keiner Krebsform – vom Basaliom abgesehen – in der Allgemeinpraxis im langjährigen Durchschnitt häufiger als ein Fall auf 3000 Beratungsergebnisse gesehen wird. Die herausragende diagnostische Bedeutung der bösartigen Tumore veranlaßte mich dazu, die Fälle in einer Gruppe zusammenzufassen, um sie statistisch im Auge zu behalten. Als Gruppe genommen sind die Malignome ja stets regelmäßig häufig.

Die Veranlassung dafür, die Karzinome solcherart zusammenzufassen, ergab sich mir zwangsläufig aus der gleichartigen Auswirkung auf den Allgemeinzustand der Befallenen – wenn ein gewisses Stadium erreicht ist – und aus der unabwendbaren Tödlichkeit beim unbehandelten Fall.

Auf diese Weise ist meine Fällestatistik nicht etwas am grünen Tisch Konstruiertes, sondern sie hat sich aus verschiedenen Gründen aus der Realität heraus entwickelt.

Außerdem ist es nicht so, daß etwa 300 einzelne Gesundheitsstörungen regelmäßig häufig vorkommen, schon gar nicht umfaßt die Fällestatistik des regelmäßig Häufigen 300 exakt diagnostizierte Krankheiten. Vielmehr stellen die ca. 300 regelmäßig häufigen Praxisvorkommnisse eine, durch statistische und ärztliche Erfahrung gewonnene, zweckmäßige bunte Reihe aus Klassifizierungen, Diagnosen und Mischungen davon dar. Man kann die Reihe bilden, ohne den Einzelfällen Gewalt anzutun, und erhält Resultate, die sowohl einen guten Einblick in das Spektrum der häufigsten Praxisvorkommnisse geben, wie auch für weitere berufstheoretische Forschungen und nicht zuletzt für die Zwecke der medizinischen Erziehung taugen.

5.18 Weitere Gruppen

Weitere Gruppen in meiner Statistik der kleinsten Erhebungseinheiten – außer den Malignomen also – betreffen u. a. die folgenden Positionen:

Arthropathien und Periarthropathien: Hier war für mich die Zusammenfassung maßgeblich, daß man in der Praxis die einzelnen einschlägigen Manifestationen (des „rheumatischen" Formenkreises) nicht durchgehend befriedigend voneinander abtrennen kann.

Bei den *Myalgien* und bei den *Neuralgien* war für deren statistische Gruppenbildung entscheidend, daß es sich in der Regel um flüchtige Gesundheitsstörungen handelt, deren genaue Abgrenzung gegeneinander praktisch bedeutungslos ist, zumal in der Regel auch eine einheitliche Therapie zur Anwendung kommt.

Ebenso verzichtete ich ·weitgehend auf eine genauere Differenzierung der *Ekzem*formen (Ausnahmen z. B. Hand- und Fußekzeme, Seborrhö, Kleinkindergesichtsekzem und natürlich das mykotische Ekzem; s. a. Tabelle 4).

Analog faßte ich die flüchtigen akuten Störungen, die mit *Erbrechen und/oder Durchfall* einhergingen, denen offenbar entzündliche Reizungen im Bereich des Verdauungstraktes zugrunde lagen, in einer Gruppe zusammen. Sie sind praktisch voneinander nicht glatt abzutrennen. Sinngemäß dasselbe gilt für die vielfältigen *Kombinationen von fieberfreien Luftwegekatarrhen.*

Näheres kann Tabelle 4 entnommen werden. Den Fällezahlen nach geordnet, gibt sie einen Überblick darüber, was in meiner Landpraxis 1977–1980 regelmäßig häufig vorgekommen ist. Weitere Details sind aus den Tabellen im neuen Lehrbuch der Allgemeinmedizin [140] und aus früheren Monographien [20, 42, 76, 111] ersichtlich.

Tabelle 4. Auflistung der regelmäßig häufigen Beratungsergebnisse 1977–1980 in Brunn an der Wild, Niederösterreich. Gezählt wurde jedes Jahr die Prävalenz

Häufigkeits-reihung	Beratungsergebnis	Fälle absolut
1	Uncharakteristisches Fieber	419
2	Hypertonie	327
3	Myalgien, einfache	236
4	Arthropathien, Periarthropathien	232
5	Neuralgien, einfache	225
6	Husten	203
7	Kreuzschmerzen	176
8	Ekzeme	166
9	Herzinsuffizienz, chronische	166
10	Allgemeinreaktion, afebrile	163
11	Erbrechen und/oder Durchfall, akut	137
12	Vertigo	129
13	Weichteilwunden, einfache	109
14	Beschwerden, polymorph, wahrscheinlich nicht organisch	102
15	Diabetes mellitus	102
16	Kopfschmerz	92
17	Luftwegekatarrhe, regionär, kombiniert	92
18	Kontusionen	90
19	Konjunktivitiden	82
20	Mesotitis akuta	82
21	Abdomenopathien, sonstige	79
22	Nervositas	76
23	Pharyngitis	72
24	Präkordialschmerz, uncharakteristisch	69
25	Varizen	67
26	Klimakterische Beschwerden	64
27	Obstipation	62
28	Schlaflosigkeit	58
29	Asthma bronchiale	57
30	Thrombophlebitis	57
31	Zerumen	55
32	Dysmenorrhö, sonstige Regelanomalien	54
33	Angina tonsillaris	53
34	Impetigo contagiosa	53
35	Schnupfen, isoliert	53
36	Verletzungen, leicht, kombiniert	47
37	Distorsio pedis	45
38	Frakturen, sonstige, isoliert und multipel	45
39	Pedikulose	45
40	Insektenstiche	44
41	Verrucae vulgares	43
42	Chirobrachialgien, parästhetische	41
43	Abszesse, einfache	40

Tabelle 4 (Fortsetzung)

Häufigkeits-reihung	Beratungsergebnis	Fälle absolut
44	Tinea corporis	40
45	Übergewicht	40
46	Arteriosklerose allgemein, Marasmus	38
47	Hämorrhoiden	37
48	Arthrosis deformans, Osteoarthritis	36
49	Depressionen	36
50	Krämpfe, abdominelle	36
51	Neoplasien, gutartige, sonstige	36
52	Schwangerschaft, Geburt	36
53	Halsschmerz ohne sonstige Symptome	33
54	Hornhautfremdkörper	32
55	Akne vulgaris	31
56	Alkoholismus	31
57	Abszesse, dentogene	30
58	Epigastralgien, uncharakteristisch	30
59	Neuritiden, einfache	30
60	Ulzera, peptische	30
61	Urolithiasis	30
62	Dermatitis, akute	29
63	Distorsionen, sonstige	29
64	Sinusitis frontalis	29
65	Ulcus cruris	29
66	Achylia gastrica	28
67	Schwellungen und Infiltrate, unklare	28
68	Laryngitis, Heiserkeit, uncharakteristisch	27
69	Psychosen, chronische	27
70	Ekzem der Hände und Füße	26
71	Hernia inguinalis	26
72	Pollakisurie ohne Befund	26
73	Stomatitis aphthosa, Solitäraphthen	26
74	Tinea pedis und Tinea manus	26
75	Verletzungen, infizierte	26
76	Zystitis	26
77	Hyperazidität, Sodbrennen	25
78	Malignome, sonstige	25
79	Masernbilder	25
80	Muskelzerrungen, Muskelrisse	25
81	Prostatahypertrophie	25
82	Urtikaria, einfach	25
83	Zerebrale (apoplektische) Insulte	24
84	Appendizitische Bilder	24
85	Kardiopathie, polymorphe	24
86	Polyarthritis, primär-chronische	24
87	Herpes simplex	23
88	Hypermenorrhö, Endometritis	23
89	Meteorismus ohne sonstige Symptome	22
90	Ohrensausen, Ohrenklingen, uncharakteristisch	22
91	Stichverletzungen	22
92	Fieber, uncharakteristisch, Zustand nach	21
93	Nävi	21
94	Rötelnbilder	21
95	Verbrennungen	21
96	Verletzungen, sonstige	21

Tabelle 4   (Fortsetzung)

Häufigkeits-reihung	Beratungsergebnis	Fälle absolut
97	Cholelithiasis, außer stumme	20
98	Psoriasisbilder	20
99	Vaginitis, Vulvitis	20
100	Ekzem, seborrhoisches	19
101	Erosio portionis, Zervizitis	19
102	Ossalgien, ohne sonstige Symptome	19
103	Parästhesien, ohne sonstige Symptome	19
104	Pneumoniebilder	19
105	Hämatome, außer venöse Hämorrhagien	18
106	Ohnmacht, ohne sonstige Symptome	18
107	Oxyuriasis	18
108	Postcholezystektomiebeschwerden	18
109	Otalgien, ohne sonstige Symptome	17
110	Zecken, an der Haut	17
111	Alopecia diffusa	16
112	Bronchitis asthmatica	16
113	Dermatitis anogenitalis (ammoniacalis)	16
114	Epistaxis	16
115	Furunkel, solitär	16
116	Panaritium	16
117	Parkinsonismus	16
118	Pruritis anogenitalis	16
119	Pyelitis	16
120	Schwäche, Mattigkeit	16
121	Arterielle Verschlußkrankheiten	15
122	Arzneimittelexantheme, -intoxikationen	15
123	Augentränen, ohne sonstige Symptome	15
124	Exanthem, uncharakteristisch	15
125	Fremdkörper, subkonjunktival	15
126	Myokardinfarkt	15
127	Tachykardien, anfallsweise	15
128	Atherom, auch multipel	14
129	Beinödeme, uncharakteristische	14
130	Bißverletzungen	14
131	Cholezystopathien	14
132	Klavi	14
133	Distorsio genus	14
134	Epilepsiebilder	14
135	Füße, kalte	14
136	Hordeolum	14
137	Konjunktivitis nach Augenfremdkörper	14
138	Reisekrankheit	14
139	Senkfußbeschwerden	14
140	Amenorrhö, Hypomenorrhö	13
141	Bronchitis, afebril akut und chronisch	13
142	Kommotio mit leichten Nebenverletzungen	13
143	Deszensus, Uterus und Vagina	13
144	Exkoriationen	13
145	Lymphomata, ohne sonstige Symptome	13
146	Migräne	13
147	Myokardalteration, besonders Vorhofflimmern allein	13
148	Paronychie	13
149	Varizellenbilder	13

Tabelle 4   (Fortsetzung)

Häufigkeits- reihung	Beratungsergebnis	Fälle absolut
150	Beinkrämpfe, uncharakteristisch	12
151	Ekzem im äußeren Gehörgang	12
152	Hautnarben, schmerzende	12
153	Neubildungen, der Brust, gutartige	12
154	Pruritus, allgemeiner	12
155	Hypakusie im Alter, Otosklerose	11
156	Anfälle, uncharakteristisch	11
157	Blut am und im Stuhl, ohne sonstige Symptome	11
158	Eisenmangelanämie	11
159	Erschöpfung, nervöse, akute	11
160	Fissura ani	11
161	Fluor vaginalis, ohne sonstige Symptome	11
162	Leberzirrhose	11
163	Bild eines Lipoms	11
164	Pruritus lokal (exklusive anogenital)	11
165	Strophulus infantum (Lichen urticatus)	11
166	Struma, uncharakteristisch	11
167	Bursitis acuta	10
168	Fremdkörper der Körperöffnungen (ohne Augen)	10
169	Gingivitis, uncharakteristisch	10
170	Hygrome, chronische Bursitis	10
171	Hyperhidrose, lokal	10
172	Intertrigo	10
173	Cheilitis, aufgesprungene Lippen	10
174	Mastitis, akut, Milchstauung	10
175	Monarthropathien, uncharakteristische, mit Erguß	10
176	Sinusitis maxillaris	10
177	Tendovaginitis, akute	10
178	Enuresis nocturna	9
179	Epidermophytid (Dyshidrosis)	9
180	Hauterfrierungen, sonstige	9
181	Herzklopfen, anfallsweise, ohne Tachykardien	9
182	Karbunkelbild	9
183	Rippenbruch	9
184	Abortus	8
185	Blut im Harn, ohne sonstige Symptome (Hämaturie)	8
186	Dermatose, uncharakteristisch (Effloreszenz)	8
187	Dyspnoe, uncharakteristisch	8
188	Extrasystolie, isoliert	8
189	Fremdkörper unter Haut und Nägeln	8
190	Ganglion	8
191	Gesichtsekzem, Säugling	8
192	Hautkrebs, Basaliom	8
193	Hernia incarcerata	8
194	Hernia umbilicalis	8
195	Herzversagen, akut, allgemein	8
196	Konjunktivitis chemisch, aktinisch o. ä.	8
197	Lymphadenitis acuta	8
198	Pyodermien (im engeren Sinne)	8
199	Statische Beschwerden, sonstige	8
200	Tubenkatarrh	8
201	Zungenbrennen ohne sonstige Symptome	8
202	Angstneurosen	8

Tabelle 4 (Fortsetzung)

Häufigkeits- reihung	Beratungsergebnis	Fälle absolut
203	Angulus infectiosus	7
204	Appetitmangel, uncharakteristischer	7
205	Exostosen, inklusvie Exostosis multiplex	7
206	Herpes zoster	7
207	Onychogrypose	7
208	Phimose	7
209	Sexualprobleme (ohne Konzeptionsverhütung)	7
210	Stomatitiden, uncharakteristische	7
211	Unguis incarnatus	7
212	Verletzungen, kombiniert, schwer	7
213	Zystopyelitis	7
214	Akne rosacea	6
215	Algurie	6
216	Erysipelbild	6
217	Grauer Star	6
218	Nephropathie, inklusive Hydronephrose	6
219	Kreislaufinsuffizienz, akut, peripher	6
220	Mumpsbild	6
221	Myalgien exogen, nichttraumatisch	6
222	Psychosen, akute	6
223	Spreizfüße	6
224	Tonsillarhypertrophie	6
225	Venöse Hämorrhagien	6
226	Adhäsions- und sonstige Narbenbeschwerden	5
227	Adnexitis, chronische	5
228	Blutwallungen, ohne Klimax	5
229	Emphysem (als Problem)	5
230	Enuresis und Inkontinenz, sonstige	5
231	Epicondylitis humeri	5
232	Akuter Verschluß der Extemitätenarterien	5
233	Follikulitiden	5
234	Furunkulose	5
235	Globus, ohne sonstige Symptome	5
236	Hüftgelenksdysplasie, auch Verdacht	5
237	Otitis externa furunculosa	5
238	Pankreatopathien	5
239	Konglutinationen (Präputialverklebungen)	5
240	Proktalgien	5
241	Raynaud-Krankheit	5
242	Refraktionsanomalien	5
243	Skabies	5
244	Soor	5
245	Urethritis, unspezifische	5
246	Alopecia areata	4
247	Dupuytren-Kontraktur	4
248	Erbrechen, Dauer über 1 Woche	4
249	Fisteleiterungen	4
250	Hämangiom	4
251	Hyperhidrosis, allgemeine	4
252	Episkleritis	4
253	Lichen ruber planus	4
254	Multiple Sklerose	4
255	Myoma uteri	4

Tabelle 4   (Fortsetzung)

Häufigkeits-reihung	Beratungsergebnis	Fälle absolut
256	Pityriasis rosea	4
257	Pityriasis versicolor	4
258	Ringelrötelnbilder (Erythema infectiosum)	4
259	Tarsalgie ohne sonstige Symptome	4
260	Tic (facialis)	4
261	Trigger (schnellender) Finger	4
262	Urethralstriktur	4
263	Chalazion	3
264	Kolitis	3
265	Komedonen	3
266	Dentitio difficilis	3
267	Gelenkersatz, Zustand nach	3
268	Glaskörpertrübungen	3
269	Hämarthros	3
270	Haltungsanomalien	3
271	Hernia epigastrica	3
272	Hydrozelen des Hodens	3
273	Hypochondrie	3
274	Infektionen, pyogene, sonstige	3
275	Keloid	3
276	Keratitis, Keratokonjunktivitis	3
277	Meniskusläsionen (Knie)	3
278	Muskelschwäche, lokale	3
279	PAP-Test über III, ohne Malignität	3
280	Parageusien ohne Befund	3
281	Peritonsillarphlegmone	3
282	Pernionen	3
283	Radiusfraktur, typische	3
284	Säuglingsdyspepsien	3
285	Strabismus	3
286	Temperaturen, wochenlang erhöht, ohne sonstige Symptome	3
287	Visusstörung, sonstige	3
288	Zahnfleischblutungen	3
289–394	Diverse	138
	Gesamt:	7948

5.19 Sonstige Fälle

Hält man sich bei der detaillierten Präsentation der Praxisfälle an die ICD (vgl. 2.17) oder an eine ähnliche Systematik, so kommt man unweigerlich zu einer Zahl von Positionen, die die Übersichtlichkeit, aber auch den Abdruck de facto unmöglich macht. Da man die Ergebnisse aber doch präsentieren will, ohne Tausende von Positionen getrennt auszuweisen, kommt man um Gruppenbildungen nicht herum.

Wer sich nun nicht um die Erkrankungshäufigkeiten kümmert, bzw. wer nicht weiß, was in der Medizin oft vorkommt, für den besteht die folgende Verlockung: Er sucht sich z.B. von den Erkrankungen des Nervensystems und der Sinnesorgane einige Dutzend ihn besonders interessierende Fälle heraus und führt sie in einzelnen Positionen. Alle übrigen legt er in eine Sammelrubrik zusammen. Dann weiß er zwar, ob bzw. wieviele Meningitiden, Fälle von Alzheimer-Syndrom, Trigeminusneuralgien, Mastoiditiden etc. es im Material gegeben hatte. Erfahrungsgemäß bilden aber diese „interessanten" Vorkommnisse nur eine winzige Minorität unter allen Fällen der Gruppe.

Fazit: Bei derlei am grünen Tisch produzierten Gruppenbildungen bleiben die häufigsten Praxisereignisse anonym in den Rubriken verborgen, während die ausgewählten, interessanten Fälle unter „ferner liefen" am Ende der Häufigkeitstabelle rangieren – sofern überhaupt welche beobachtet worden waren. Für den berufstheoretisch Unbedarften ist eine solche Gruppenbildung aber bequem. Er kann damit den Fragen einer reproduzierbaren Benennung und Erfassung der Beratungsergebnisse, die keine exakten Diagnosestellungen bedeuten, ausweichen.

5.20 „Virginia Study"

Diese Erhebung wurde in den USA von 1973 bis 1975 von 118 Ärzten durchgeführt [171]. 526000 Praxisfälle kamen zur Auswertung. Die der Publikation beigegebene Häufigkeitsreihung zeigt anschaulich, was dabei herauskommt, wenn man einfach eine solche aus völlig inhomogenen Quellen gespeiste Statistik präsentiert und sich auch sonst so verhält, als gäbe es hier keinerlei wissenschaftliche Probleme zu bewältigen.

Was beispielsweise im vorhergegangenen Abschnitt aufs Tapet gebracht wurde, spiegelt sich in der „Virginia Study" folgendermaßen wider: Dort finden sich unter den 100 häufigsten Vorkommnissen nicht weniger als 26 Gruppen „Sonstige Krankheiten, sonstige Symptome u.ä.". Was diese Gruppen in sich einschließen, bleibt offen.

5.21 Unterschied

Im Gegensatz dazu habe ich stets im voraus – in welcher Form auch immer sich mir die Beratungsergebnisse darboten – statistisch erfaßt, was regelmäßig häufig ist. Manche Positionen „ferner liefen" wurden dann von mir – sofern das sinnvoll war – in Gruppen zusammengefaßt. Bezüglich der bösartigen Geschwülste hatte ich das früher erläutert und begründet (s. 5.17). Auf diese Weise sind meine Gruppen „Sonstige Fälle" für gewöhnlich nicht so weitgehend anonym, wie das für die „Virginia Study" zutrifft [42, 170].

Das gilt etwa für die Position 32 meiner Häufigkeitsreihung „Dysmenorrhö, sonstige Regelanomalien". Hat man vorher meine Häufigkeitsstatistik auf alternative Positionen durchgesehen, so weiß man, was in der Position 32 zusammengelegt ist (Tabelle 4).

Welche Fälle meine Position 38 „Sonstige isolierte, auch multiple Frakturen" (Tabelle 4) umfaßt, ist gleichfalls nicht mysteriös. Ich wollte lediglich einen Überblick darüber haben, wie viele Einzelfrakturen und Frakturenkombinationen (außer Finger- und Zehen-, Rippen- und Radiusbrüchen) es insgesamt in meinem Material gegeben hatte.

Die Lage weist Parallelen zu meiner Vorgehensweise bei der Präsentation von Malignomen auf, und zwar insofern, als alle anderen, außer den genannten Knochenbrüchen, in der durchschnittlichen Allgemeinpraxis nicht regelmäßig häufig vorkommen.

Ähnliches gilt auch für meine Rubrik 51 (Sonstige gutartige Neoplasien). Diese Gruppe geht in meiner allgemeinen Häufigkeitsreihung der ersten einschlägigen einzelnen Position (Nr. 93: Nävi) weit voraus. Es gibt aber in der Sammelrubrik 51 kein einziges regelmäßig häufiges Ereignis. Die Vielfalt an sich seltener „sonstiger" benigner Neoplasmen sorgte aber für eine respektable Summe von Fällen. Bei meinen Positionen weiß man also im voraus, in welchem Verhältnis die einzelnen Glieder der Gruppe zur allgemeinen Häufigkeitsreihung stehen.

Verglichen mit der „Virginia Study" gibt es im übrigen unter meinen ersten hundert Positionen in der Häufigkeitsreihung insgesamt bloß 7 „Sonstige ..." Gruppen (Tabelle 4).

Letzten Endes jedoch kam auch ich um Gruppenbildungen bei der Präsentation meiner kleinsten Erhebungseinheiten nicht herum. Meine Zusammenziehungen sind aber ausnahmslos theoretisch begründet, regelmäßig Häufiges wurde a priori außerhalb jeder Gruppe ausgewiesen, schließlich sind meine Gruppen weitgehend transparent.

5.22 Sonstige Abdomenopathien

Das eben Gesagte gilt auch für die Rubrik „Sonstige Abdomenopathien". Mit dem Rang 16 ist sie die häufigste derartige Position in meiner statistischen Reihe überhaupt (Tabelle 4).

Unter dem Titel „Sonstige Abdomenopathien" wittern unbedarfte Kritiker, wenn sie darauf stoßen, nicht selten allgemeinmedizinische Ignoranz. Für sie ist es unvorstellbar, daß ein Beratungsergebnis wie „unklare, bzw. sonstige Abdomenopathie" praktisch und wissenschaftlich akzeptabel sein könnte. Hier wurde doch gewiß nicht genügend gefragt, nicht sorgfältig genug untersucht und beobachtet. Warum erfolgte keine Überweisung zur fachärztlichen Aufklärung?

Dem hochspezialisierten Kliniker, der dergleichen Fragen aufwirft, muß der Berufstheoretiker klar machen, daß es im allgemeinmedizinischen Krankengut eben auch Fälle gibt, in denen eine Abklärung entweder nicht durchgeführt werden konnte oder überflüssig erschien. Manche Patienten, die sich mit (offensichtlich banalen) abdominellen Beschwerden beim Hausarzt vorstellen, kommen beispielsweise zum vereinbarten nächsten Termin einfach nicht wieder. Sind sie wieder gesund geworden? Wir wissen es nicht. Vermutlich ja.

Ihre uncharakteristischen Klagen haben wir gewiß ernst genommen. Der Patient hat aber in Eigenverantwortung anders gehandelt, als abgemacht war. Aus jahrzehntelanger Erfahrung weiß der alte Allgemeinarzt, daß diese Entscheidungen unserer Klienten in der Regel keinerlei Nachteile für sie erbringen.

Was statistisch übrigbleibt, sind gewissermaßen Fußspuren, die nur als solche offen klassifiziert werden können: Beispielsweise als „Sonstige Abdomenopathien."

Andere Menschen kommen zu uns und klagen darüber, ihnen hätte vor Tagen oder Wochen der Leib in dieser oder jener Weise kurzzeitig geschmerzt. Alles wäre vorbei. Rückfall hätte es keinen gegeben. Sie wollten aber doch gern wissen, worum es sich gehandelt hatte.

Für gewöhnlich findet der Doktor in solchen Fällen keinerlei Hinweis auf eine typische, geschweige denn auf eine abwendbar gefährliche Erkrankung. Setzt man den Patienten davon in Kenntnis, so beruhigt ihn das natürlich. Der Hausarzt aber kann sich damit nicht zufriedengeben, muß immer an das Schlechtestmögliche denken. Nur so läßt sich die ärztliche Verantwortung bei „Bagatellen" tragen. Er bestellt also den Patienten wieder. Bei Wiederauftreten der Symptome muß er aber sofort kommen. Stellt er sich dann tatsächlich vor, so sehen wir für gewöhnlich einen entängstigten Menschen. Er fühlt sich gesund. Soll der Behandelnde seinen Patienten trotzdem eindringlich befragen und untersuchen, überweisen? Das tut er nicht, und der Klient würde da auch kaum mitmachen. Damit aber bleibt der Fall offen und wird unter dem Leitsymptom oder – wie es besser paßt – unter einer Symptomgruppe klassifiziert. Hatte es sich etwa um Leibkrämpfe gehandelt, dann ist die Klassifizierung „abdominelle (uncharakteristische) Krämpfe" am Platz. Es ist eine relativ häufig benützte Position, wie sich aus der Fällestatistik ergibt (Rubrik 50 in Tabelle 4).

Hier spielt auch das Problem der Aggravation bzw. der Simulation hinein: Möglicherweise gab es diese Beschwerden gar nicht, und der „Patient" wollte sich bloß einen guten Tag machen.

Auch kann es sich um einen völlig verängstigten Hypochonder gehandelt haben, den der Arzt noch nicht kennt. Mit einer derartigen Symptomatik mag sich aber auch ein Mensch vorstellen, den eine seelische Krise aus dem gesundheitlichen Gleichgewicht gebracht hat. Er kann dann rasch seinen Halt wieder gefunden haben, wollte aber doch den Arzt konsultieren.

Dergleichen Fragen stellen sich dem Allgemeinarzt. Es ist keineswegs Ignoranz, sondern erstklassige Allgemeinmedizin, wenn er solchen Fällen nicht mit einer „Diagnose" Gewalt antut, sondern sie offen läßt. Näheres mag dem Lehrbuch der Allgemeinmedizin entnommen werden [140].

6 Diagnosen und Tätigkeiten

Wir wissen, daß in der berufstheoretischen Forschung, wie auch sonst bei wissenschaftlichen Arbeiten, bezüglich der verwendeten Grundbegriffe völlige Klarheit herrschen muß. Als Beispiel hatte ich aufgezeigt: Wie der Begriff „Diagnose" heute verwendet wird, stellt er eine leere Worthülse dar. Der Begriff wird für allzu viele verschiedene Zwecke verwendet (Abb. 4, S. 119). Dennoch ist das Wort „Diagnose" wissenschaftlich brauchbar, wenn man es härtet, d. h. auf seine ureigene Bedeutung zurückführt. Und die ist das richtige Erkennen und Benennen von Krankheiten.

Denkt man sich hier hindurch, dann wird rasch klar, daß an der ersten ärztlichen Linie das Stellen exakter Diagnosen nicht die Regel, sondern nur die Ausnahme sein kann. Verhalten sich die Ärzte in der Praxis trotzdem so, als könnten sie in jedem Fall eine Krankheit genau erkennen, so ist das eben ein So-tun-als-ob. Mit Wissenschaftlichkeit bzw. mit dem richtigen Erkennen von Krankheiten hat das herzlich wenig zu tun.

Stößt man also in einer Veröffentlichung auf Statistiken von *Diagnosen* aus der Allgemeinmedizin, und umfassen diese Statistiken *alle* Fälle aus der Praxis, dann weiß der Leser, der mir bis hierher gefolgt ist, was er von einem solchen Elaborat zu halten hat – nämlich gar nichts.

Es gibt keinen Weg vorbei an der Erkenntnis, daß man nicht alle Beratungsergebnisse aus der Praxis Diagnosen nennen kann, wenn man forschend auch nur im geringsten weiterkommen will. Das lehrt auch die Geschichte der Praxisforschung der letzten 4 Jahrzehnte. Schon allein an der mangelnden Einsicht, daß nicht jedes Beratungsergebnis eine Diagnose sein kann, sind Generationen von bemühten Kollegen aus der Allgemeinmedizin wissenschaftlich gescheitert. Sie haben, in Hinblick auf die Entwicklung der angewandten Allgemeinpraxis, nicht den geringsten Fortschritt bewirken können. Im Gegenteil. Die Arbeiten werden von Jahrzehnt zu Jahrzehnt immer schlechter.

So hatten die Kollegen, die sich in den 50er Jahren mit der Erforschung ihrer Funktion befaßten, sich bei Statistiken immerhin an ihre Praxisfälle gehalten. Sie hatten detailliert ([178] u. a.). Jetzt wird immer weniger aufgeschlüsselt, immer weniger verglichen. Man fragt sich, wozu dieser Erhebungen überhaupt gemacht und veröffentlicht werden.

Dazu kommt noch: In der genannten „Virginia Study" [170] etwa ist es nicht zu übersehen: Die allererste Position in der Häufigkeitsreihung der 526 000 „Diagnosen" (mit nicht weniger als 44 000 „Fällen") lautet „Other medical examinations for preventive and presymptomatic purposes". Das war also die häufigste „Diagnose" bei den USA-Kollegen.

Unter den ersten 100 häufigsten „Diagnosen" gibt es in ihrer Statistik insgesamt 6 derartige Positionen. 51 000 „Fälle" = 10% aller „Diagnosen" betrafen also vorbeugende Untersuchungen, Impfungen, Mütterberatungen, Konsultationen wegen Ovulationshemmern etc. Wie sieht es nun, berufstheoretisch betrachtet, damit aus?

Durcheinander

Will man wissen, was in der Praxis an Gesundheitsstörungen häufig und was selten vorkommt, so ist das *eine* Sache. Will man wissen, wie oft Prophylaxen, Impfungen etc. durchgeführt wurden, so ist das eine *andere*. Natürlich lassen sich Impfungen in Prozenten sämtlicher Beratungsergebnisse und vorbeugender Maßnahmen ausdrücken. Ein besonderer Sinn liegt aber nicht darin.

Davon abgesehen, ist gut vorstellbar, was sich die Praxisforscher dachten, als sie sich entschlossen, ihre Vorbeugungsuntersuchungen etc. in ihre Diagnoseliste aufzunehmen: Zunächst einmal war ihnen wohl irgendwie bewußt, daß „Diagnose" ein sehr vager Begriff ist. Im übrigen war für sie evident, daß sie all diese Dinge eben in der Praxis auch vollführten. Warum sie also nicht in die Häufigkeitsstatistik aufnehmen? Lautet ihre Studie doch „Content of General Practice" d.h. etwa „Der Inhalt der Allgemeinmedizin" [170]. So weit so gut.

Wenn man aber schon in eine „Diagnosen"statistik aufnehmen will, was man tut, dann gibt es noch vieles andere, das ebensogut zur Funktion der Allgemeinärzte gehört. Davon wird später unter dem Titel „Time and Motion Studies" (s. 16.2) ausführlich die Rede sein. Nur: Wenn man schon darstellen will, was den Inhalt der Allgemeinmedizin ausmacht, was haben die Prophylaxen bei den Beratungsergebnissen zu suchen? Beratungsergebnisse können doch nur das sein, was gewissermaßen dem Fischer im Netz bleibt, wenn das Wasser der Diagnostik abgeflossen ist. Beratungsergebnisse sind Resultate ärztlicher Bemühungen bei *gesundheitlichen Problemen,* die an die Heilkunde herangebracht worden waren.

Vorbeugung betrieben wird dagegen grundsätzlich an *Gesunden*. Dasselbe gilt für Impfungen. Die Letzteren sollen die Gesunden vor Krankheiten schützen. Mit den Vorsorgeuntersuchungen wollen wir gleichsam um die Ecke schauen, Krankheiten also möglichst früh aufdecken.

Das sind gewiß zwei ebenbürtig wichtige, aber grundverschiedene Facetten der allgemeinärztlichen Funktion. Sie gehören in getrennten Häufigkeitsstatistiken ausgewiesen. Ebenso die *übrigen Funktionen* eines Allgemeinarztes.

Wer sich im Fachschrifttum informieren will, braucht also allgemeinmedizinische „Diagnosen"statistiken, noch dazu, wenn sie Ziffern von wesensfremden ärztlichen Funktionen in sich einschließen, nicht weiter zu beachten. Es sei denn, der Leser will daraus lernen, wie man es *nicht* machen soll.

7 Individuelle Nomenklaturen

Vor über 40 Jahren begründete ich die spezifische berufstheoretische Praxisforschung.

Seit 30 Jahren produziere ich jährlich im Mittel 10 Arbeiten, die das Forschungsneuland langsam erschließen. Dazu kommen noch Beiträge meiner Mitarbeiter. An vielen Hochschulen existieren Lehrstühle für Allgemeinmedizin. Darüber hinaus sind zahlreiche Lehrbeauftragte für Allgemeinmedizin tätig. Es gibt verschiedene Lehrbücher der Allgemeinmedizin.

Trotz allem wird überall – auch seitens der engeren Berufskollegen in akademischen Positionen – weiterhin fast ausnahmslos so getan, als werde gute Allgemeinmedizin nur dann praktiziert, wenn man jeden Ratsuchenden eingehend befragt, examiniert und danach die Diagnose (s)einer Krankheit stellt.

Dabei könnten auch die spezialistischen Lehrer doch aus dem eigenen Bereich ein Lied davon singen, wie oft ihnen, trotz Anwendung aller nur möglichen Mittel mitsamt einem enormen Fachwissen, eine überzeugende Diagnosestellung nicht gelingt [215]. Und jeder Arzt in der Allgemeinpraxis kann sich, wenn er nur will, an den nächstbesten 10 unausgelesenen Fällen davon überzeugen, was an der ersten ärztlichen Linie wirklich möglich ist.

Läßt man sich das durch den Kopf gehen, so wird klar, wieso all die anatomischen Irrtümer eines Galen fast ein und ein halbes Jahrtausend mitgeschleppt und geglaubt wurden. Das kritische Bedenken der eigenen Grundlagen und der eigenen Tätigkeit war niemals die Stärke der Mediziner gewesen. Lieber wird an den gewohnten Dogmen festgehalten.

7.1 Unzulängliche Ausrüstung

Das vorhin Gesagte bedingt, daß die Allgemeinärzte nach wie vor unzulänglich für ihre Funktion ausgerüstet werden. Schlimmer noch: Ihnen wird für den späteren Beruf etwas anerzogen, das gar nicht machbar ist, als ließe sich damit ihre ärztliche Pflicht erfüllen.

Klarerweise müssen die Ärzte in der Praxis dann so tun, als könnten sie erfüllen, was man von ihnen erwartet. Während sie nun ihre Rolle spielen – beispielsweise, indem sie stets „Diagnosen" stellen –, machen die unabänderlichen Handlungszwänge nicht viel Federlesens mit ihnen: Schnell werden sie davon unterworfen und gelangen u.a. zu eigenständigen diagnostischen Kurzroutinen. Ihre „Diagnosen" sind überwiegend Verlegenheitsprodukte, die nur falsche Tatsachen vortäuschen.

Solcherart kommt jeder Arzt zur persönlichen Bewältigung seines Dilemmas. Das betrifft sowohl die Art, wie er in wenigen Minuten berät, wie auch die Namen, die er seinen Beratungsergebnissen gibt.

Wie sehr er diesbezüglich ungebunden ist, erhellt etwa daraus, daß seitens mancher Kollegen behauptet wird, die psychogenen Störungen machten 40, 50 und mehr Prozente aller Praxisfälle aus, während andere 3 bis höchstens 15% solcher Beratungsergebnisse feststellen konnten [163]. Dementsprechend gibt es in den individuellen Statistiken verschiedene Bezeichnungen für identische Vorkommnisse.

7.2 Wie bezeichnet man Fieberfälle?

Was ich uncharakteristisches Fieber nenne, bzw. „afebrile Allgemeinreaktion" ist ein gutes Beispiel dafür, wie sich die unzulängliche geistige Ausrüstung der niedergelassenen Ärzte bei der Namensgebung der Fälle auswirkt. Als ich selbst 1932-1937 in den Hörsälen saß, war diesbezüglich alles einfach: Ließ sich bei einem Fieberfall keine Meningitis, keine Tonsillitis, keine Otitis media, kein Drüsenfieber, keine Pneumonie, kein Typhus etc. diagnostizieren, dann lag eben eine Grippe vor. Als Erreger stand der Influenza*bazillus* außer Zweifel.

Dem entsprach unsere „Diagnosis per exclusionem". Damals erinnerte man sich auch noch genau an die nach dem ersten Weltkrieg aufgetretene spanische Grippe, der abertausende Menschen zum Opfer gefallen waren. Nach und nach trat das Influenza*virus* das Erbe des Influenzabazillus an. Später erfuhren wir von immer mehr Viren, die dieselben klinischen Bilder produzieren und Epidemien verursachen konnten. Da aber umfassende virologische Untersuchungen bei den unzähligen uncharakteristischen Fieberfällen auch die finanziellen Möglichkeiten der reichsten Staaten übersteigen würden und da davon auch kein besonderer Nutzen zu erwarten war, hatte die virologische Routinediagnostik bei diesem häufigsten Problem in der Medizin keine Chance, sich durchzusetzen.

Da steht nun also der Jungarzt vor dem einschlägigen Fall. Er hat ·nur wenige Minuten Zeit dafür, kann weder erschöpfend fragen noch viel untersuchen, soll eine Diagnose stellen und das in einer Situation, auf die er weder theoretisch noch praktisch vorbereitet ist.

7.3 Geduldete Lösungen

Während viele alte Ärzte nach ihren langjährigen Berufserfahrungen vorgehen und die Fälle von uncharakteristischem Fieber nach wie vor als „Grippe" bezeichnen, sprechen jüngere eher von „Virusgrippe" bzw. von „grippalen Infekten". Unter dem Einfluß des Kontaktes mit der Bevölkerung und deren Begriffswelt kommen andere Kollegen zu Benennungen wie „Erkältung" oder „Ansteckung". Wiederum andere verwenden Ausdrücke wie „fieberhafte Luftwegekatarrhe", „Kopfgrippe", „Bauchgrippe" etc. Es gibt aber noch weitere Alternativen: So „Fieber unbekannter Genese", oder – weil Husten ein häufiges Symptom ist – „fieberhafte Bronchitis", bzw. nur „Bronchitis" usw.

Hat man diese Problematik berufstheoretisch nicht gut im Griff (und welcher Statistiker weiß hier Bescheid, welcher fällezählende Arzt zerbricht sich schon den Kopf darüber?), dann geschieht folgendes: Die verschiedenen Bezeichnungen für identische Fälle werden als verschiedene Diagnosen ernst genommen und statistisch so bearbeitet, als handele es sich um ganz unterschiedliche Krankheiten.

Im übrigen werden diese verschiedenen Begriffe auch seitens führender Kliniker nicht zum Gegenstand der dringend nötigen Analysen gemacht, sondern einfach geduldet. Die spezialistische Forschung tut offenbar so, als seien das Probleme einer minderwertigen Berufsausübung. Das ginge sie daher nichts an und könnte eben nur toleriert werden, bis die Allgemeinmedizin endlich ausgestorben sei.

Wer so denkt, befindet sich aber in einem gewaltigen Irrtum. Die spezialistisch angewandte Heilkunde steht nämlich vor genau denselben berufstheoretischen Problemen wie die Allgemeinpraxis. Nur hat sie davon noch nichts bemerkt, weil die Fachärzte gewohnt sind, die Realität durch Fiktionen zu verschleiern.

7.4 Beweise

Es fällt leicht, das eben Vorgebrachte zu beweisen. Was die spezialistische Medizin angeht, so erfährt jeder niedergelassene Kollege schon nach kurzer Praxisdauer, daß bei diesem oder jenem Patienten verschiedene Fachärzte ebenso viele verschiedene Diagnosen gestellt haben, und zwar in bezug auf dieselbe Problematik. Er denkt sich seinen Teil dabei. Weniger denkt der Allgemeinmediziner daran, daß er sich selbst, mangels einer guten Berufsvorbereitung, im Prinzip auch nicht anders verhält.

So können wir beispielsweise der bereits mehrfach genannten „Virginia Study" [170] entnehmen: In der allgemeinen Häufigkeitsreihung der „Diagnosen" – von der wir wissen, daß ca. 10% Prophylaxen etc. ausmachen – gibt es folgende alternative, bzw. einander weitgehend überschneidende Positionen:

Rang	Beratungsergebnis	Fälle
4	Pharyngitis (including febrile sore throat and tonsillitis)	20 000
5	Bronchitis, acute	14 000
8	Coryza (non febrile common cold)	11 000
10	febrile cold and influenza-like illness	9 000
48	Influenza, epidemic	2 000
120	Other virus infections	1 000

Die gesamte Prozentzahl dieser stark besetzten 6 Positionen übersteigt etwas die entsprechende Prozentzahl, die ich selbst für gewöhnlich in meinen Statistiken für Fälle von uncharakteristischem Fieber und afebriler Allgemeinreaktion zusammengenommen auswies. Gewiß wurden in diese Positionen in der „Virginia Study" aber auch Fälle aufgenommen, die ich anderen eigenständigen Rubriken zuschlug.

Andererseits wurden von den USA-Statistikern mit Sicherheit zahlreiche einschlägige Beratungsergebnisse aufgrund der individuellen Bezeichnungen (z. B. die gebräuchlichen „Diagnosen" „pyrexis of unknown origin" bzw. „acute respiratory disease") diversen anonymen Rubriken („Sonstiges" ...) zugeschlagen, aus denen sie nicht wieder herausgeholt werden können.

Hätten die Kollegen (darunter 2 prominente Professoren für Allgemeinmedizin), die bei der „Virginia Study" beteiligt waren, es besser machen können?

7.5 Keine Lehren

Die Bearbeiter hätten schon allein durch die allgemein bekannte Publikation von Logan aus dem Jahre 1953 [191] wissen müssen, wie sich die unzulängliche Ausbildung der Allgemeinmediziner bei Fällestatistiken mit verschiedenen Ärzten auswirkt.

Nach Erscheinen der Logan-Publikation fuhr ich anno 1955 eigens nach Großbritannien und versuchte, den führenden Männern des Royal College of General Practitioners klarzumachen, daß es wissenschaftlich faßbare Grundprobleme der angewandten Allgemeinmedizin gäbe, die sie noch nicht erkannt hätten, daß da gewaltige offene nomenklatorische Fragen und Regelmäßigkeiten der Fälleverteilung existierten, die ihnen nicht aufgefallen waren, und daß es daher falsch wäre zu glauben, man könnte brauchbare „Morbiditäts"statistiken im Teamwork machen, ohne vorher zu einer gemeinsamen Sprache gekommen zu sein [16].

Damals schrieb ich auch dem britischen Gesundheitsminister, Sir John Charles, einen Brief, von dem das Vorwort zur Publikation Logans stammte [191]. Er hatte darin nämlich gemeint, die Studie wiese nur *einen* Mangel auf, nämlich, daß 10 Ärzte zu wenige Teilnehmer gewesen wären. Das müßte in größerem Maßstab durchgeführt werden. Mein Argument war, diese 10 wären nicht zu wenige Teilnehmer gewesen, sondern genau um 9 zuviel, da die Voraussetzungen für so ein Teamwork überhaupt noch nicht gegeben seien. Es wäre nicht die Zeit der Großprojekte, sondern der Grundlagenforschungen. Ich erhielt eine höfliche, ablehnende Antwort. Und der große National Health Survey wurde unbeirrt inszeniert [193, 194]. Daran nahmen 171 Ärzte aus 106 Praxen teil. Von einer gemeinsamen Nomenklatur war keine Rede. Dazu wurden – bei einer so großen Teilnehmerzahl ging das auch gar nicht anders – (ähnlich wie bei der „Virginia Study") in den einzelnen Positionen alle Fälle zusammengeworfen. Es ist unerfindlich, was dieses Monsterprojekt überhaupt ergeben sollte. Die bei der Pilotstudie zutage getretenen Fehler wurden durch die große Zahl ja nicht eliminiert, sondern potenziert. Niemand konnte etwas damit anfangen. Heute kräht kein Hahn mehr danach. Der mit viel Vorschußlorbeeren bedachte National Health Survey war von Anfang an ein Reinfall.

7.6 Lehren

Was hätten die Briten aus Logans ersten Ziffern lernen können? In meinen Publikationen 1955 und 1957 bin ich ausführlich darauf eingegangen [16, 203]. Sonnleitner hat meine seinerzeitigen Feststellungen unlängst in seiner Dissertation vertieft [214]. Hatten doch Logans Ziffern gezeigt, daß es im Vergleich seiner Ärzte untereinander und im Vergleich mit meinen eigenen damaligen Werten (3 verschiedene Praxen in der Bundesrepublik Deutschland und Österreich) kaum nennenswerte Häufigkeitsdifferenzen gab, wo keine nomenklatorischen Alternativen existierten – wie etwa bei Diabetes, Hypertonie oder bei Hernien.

Hingegen war auffällig, daß wo Wahlmöglichkeiten bestanden, seitens der verschiedenen, doch gleich erzogenen britischen Doktoren nicht zu übersehende Unterschiede in der Fällehäufigkeit zutage traten: So bezeichnete der eine Arzt außerordentlich viele seiner Bronchitisfälle als akute, ein zweiter als chronische

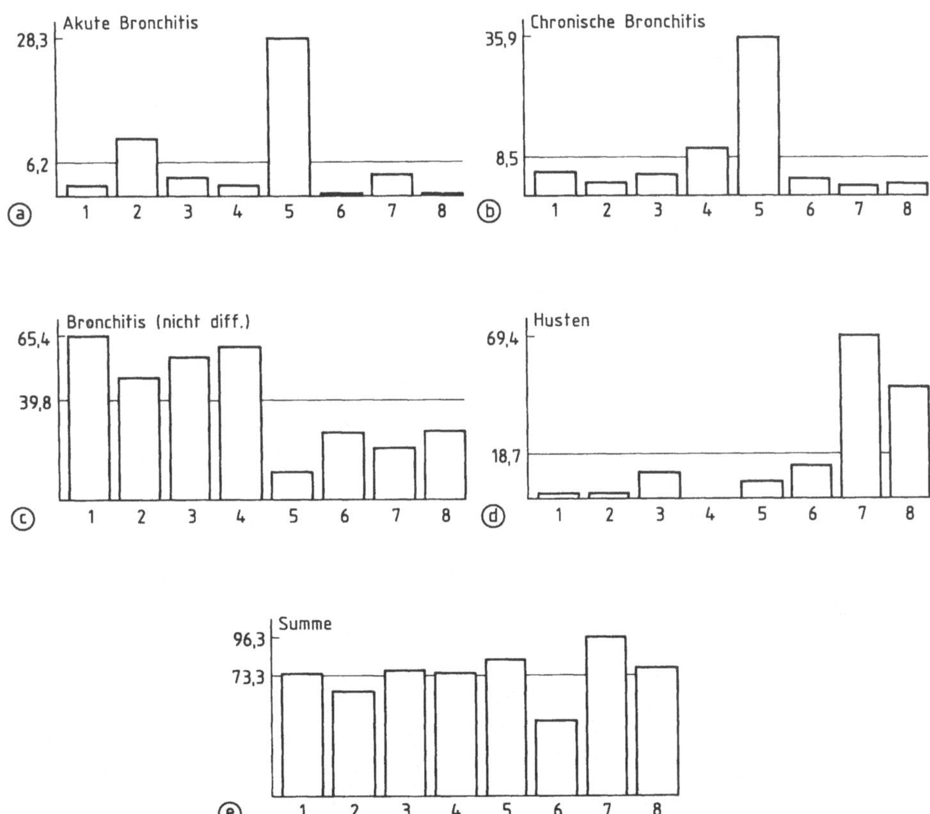

Abb. 2a-e. Die auf die „Diagnosen" akute *(a)*, chronische *(b)*, nicht näher differenzierte Bronchitis *(c)* und Husten *(d)* entfallenden Prozentzahlen bedeuten keine Unterschiede in der Fällehäufigkeit. Es sind individuelle Bevorzugungen von Bezeichnungen. Das lehrt das Bild „Summe" *(e)*. Darin sieht man die Durchschnittswerte der 8 Ärzte einander weitgehend angenähert, nachdem die 4 alternativen Rubriken zusammengezogen wurden. (Nach Sonnleitner 1987 [214])

und ein dritter als undifferenzierte. Bei einem Vierten schließlich, der vergleichbare Ziffern unter den Bronchitistiteln vermissen ließ, fand ich in Logans Statistik entsprechende Fällezahlen an ganz anderer Stelle, nämlich unter „Husten". In der Summe jedenfalls stimmten die Fällezahlen bei sämtlichen statistikführenden Briten erwartungsgemäß weitgehend überein [20]. Sonnleitner stellte dies graphisch eindrucksvoll dar ([214]; Abb. 2).

7.7 Multiple Beratungen

Sonnleitner hat sich noch mit einem anderen Detail von Logans Publikation beschäftigt: Mit den multiplen Beratungen. Das war übrigens das Thema einer meiner frühesten berufstheoretischen Arbeiten [22]. Damals (1958) waren die multiplen Beratungen gerade im Gespräch. Sie kommen beim Durchschnittsarzt etwa bei jedem zehnten Patienten vor. In einer kleinen Praxis häufiger, da der Doktor mehr Zeit hat, in der Massenpraxis, aus dem entgegengesetzten Grund, weniger oft.

In den 50er Jahren herrschte nun die Ansicht, darunter müsse es eine Hauptdiagnose geben. Die Probleme könnten gewichtet werden, eben in die Haupt- und in Nebendiagnosen. Das Denken erinnert an die Situation bei der Ausstellung von Totenscheinen, wo ja auch gefordert wird, sich auf eine Haupttodesursache festzulegen (s. Kap. 18).

Einige Praxisstatistiken beschränkten sich in diesem Sinne darauf, was sie für Hauptdiagnosen hielten. Es ist klar, daß damit der Willkür des Statistikers Tür und Tor geöffnet wird. In der zitierten eigenen Arbeit konnte ich nämlich nachweisen, daß solche Unterscheidungen vielfach reine Ermessenssache sind.

Logan glaubte wohl, eine salomonische Lösung gefunden zu haben, wenn er bei multiplen Beratungen einerseits kein Beratungsergebnis unter den Tisch fallen ließ und andererseits sämtliche in derselben Konsultation vorgebrachten Probleme nur mit dem statistischen Gewicht eines Einzelfalles in die Tabellen aufnahm [101].

7.8 „Drittelhypertonie"

Gab es also bei einem Patienten gleichzeitig die Beratungsergebnisse Hypertonie, Zerumen und Atherom, so registrierte Logan eine „Drittelhypertonie", ein „Drittelzerumen" und ein „Drittelatherom". Wahrhaftig eine abwegige Vorgehensweise!

In seiner Dissertation machte sich Sonnleitner die Mühe, Logans Fehler auszumerzen [214]. Er gab allen Fällen das volle statistische Gewicht und berechnete Logans Statistiken von Grund auf neu. Erwartungsgemäß ergaben sich daraus keine umwälzenden Zahlenverschiebungen. Die Resultate waren aber nun mit meinen seinerzeitigen Werten korrekt vergleichbar. Ich selbst unterließ die Neuberechnung damals, weil es mir nicht lohnend genug erschien, dafür meine wenige freie Zeit zu verwenden. Ich stand ja allein, und Rechenmaschinen waren mir vor über 30 Jahren nicht verfügbar.

7.9 Unvorstellbares Puzzlespiel

Natürlich sind die Benennungsvariationen unter den Fällelieferanten Logans nicht auf die Bronchitis und die Bevorzugungen in der „Virginia Study" nicht auf das beschränkt, was ich uncharakteristisches Fieber nenne. Man muß sich die ganze Lage so vorstellen, als unterteile jeder Arzt *dasselbe Material* durch seine individuellen Etiketten (wie es bei der Produktion eines Puzzlespiels mit einem Bild geschieht) immer wieder anders. Nur wenige Puzzlestücke sind bei allen Ärzten gleich – etwa bei den inkarzerierten Hernien, bei einfachen Wunden, bei Augenfremdkörpern.

Der Haken an dem Vergleich mit dem Puzzlespiel ist, daß unsere Gesundheitsstörungen nach so vielen verschiedenen Prinzipien zusammengefaßt werden, daß sich das in 2 Dimensionen keinesfalls schematisieren läßt. Ein 10dimensionales Puzzle ist aber unvorstellbar. Zumindest um so viele Dimensionen geht es aber bei der gegenseitigen Abgrenzung der allgemeinärztlichen Beratungsergebnisse [76, 124, 140].

8 Planung einer Fällestatistik

Wozu ist es überhaupt nötig, weitere solche Statistiken zu machen? Die Regelmäßigkeiten der Fälleverteilung sind unbestritten, und wir haben bisher weder ausreichend diagnostische Strategien für die Allgemeinmedizin erarbeitet noch genügend Beratungsergebnisse definiert, um ohne weiteres vergleichbare Materialien
zu produzieren. Darüber hinaus fehlt es an Wissenschaftlern, die einführen und
laufend beraten. Warum hier also weiter forschen?

Die Antwort kommt von der Anatomie her, die den zweiten grundlegenden
Gegenstand für die wissenschaftliche Entwicklung der Heilkunde betrifft, nämlich
den menschlichen Körper [124, 140]. Die Begründung der wissenschaftlichen Anatomie durch Vesal war ja auch kein Ende, sondern ein Anfang. Die wissenschaftliche Krankheitenlehre und vieles andere erwiesen sich als späte Folgen davon. Vier
Jahrhunderte danach gibt es, ungeachtet aller Generationen von wissenschaftlich
tätigen Anatomen, nach wie vor eine umfangreiche anatomische Forschung.
Immer wieder kommt sie zu wichtigen, neuen Ergebnissen. Es wird weiter seziert.
Dadurch lernt jeder Student aus eigener Anschauung die Gesetzmäßigkeiten im
menschlichen Körperbau kennen. Das millionenfache Nachvollziehen ist nötig
und muß weitergehen. Dabei hat sich der Körperbau über die Zeiten hinweg gar
nicht verändert.

Die angewandte Medizin hat es mit *ihrem Gegenstand,* d.h. mit dem, was den
Ärzten an Beratungsursachen präsentiert wird, nicht so leicht. Mit dem ständigen
Verändern der Lebensumstände gibt es auch immer wieder Veränderungen bezüglich der Fälleverteilung. Wichtig ist, sie rechtzeitig zu erkennen. Praxisstatistiken
sind daher unentbehrliche „Außenfühler" der berufstheoretischen Forschung und
Lehre – und zwar auf unbegrenzte Zeit. Mit den statistischen „Sektionen" der Praxis (als dem Fundament jeder angewandten Heilkunde) muß es also ebenso weitergehen wie mit der Anatomie [124, 140]. Was nun die Vereinheitlichung der diagnostischen Strategien und die definierten Bezeichnungen für die Beratungsergebnisse angeht, so sind die Berufstheoretiker wissenschaftlich ohnedies damit
beschäftigt. Allein die in den letzten 30 Jahren entwickelten spezifischen diagnostischen Programme für 86 Problemsituationen [111] haben uns in diesen Bestre-
bungen einen Schritt vorangebracht. Für all das braucht man derzeit viel Idealis-
mus und Geduld. Auf einen Schlag, z.B. mit *einem* Buch, ist wenig zu erreichen.
Bestenfalls baut man damit *eine* Stufe, über die andere Wissenschaftler weiterkommen können. Daß man damit eher scheitert, wenn das Forschen nicht sehr
ernst genommen wird, haben die vergangenen 4 Jahrzehnte hinlänglich bewiesen.

8.1 Zukünftige Ausbildung

Dieser Abschnitt schreibt sich, nach dem eben Gesagten, gleichsam von selbst. So wie jeder *Student* während seiner Ausbildung Anatomie lernen und wie er sezieren muß, ebenso sollte es auch mit der Allgemeinmedizin geschehen. Jede angehende Kollegin und jeder angehende Kollege müßte in diesem Rahmen zunächst einen ausreichenden berufstheoretischen Unterricht erhalten. Ist dieser abgeschlossen, so sollten die jungen Kollegen 1–2 Wochen in einer Allgemeinpraxis zubringen. Dort müßten sie an allen Aktivitäten der Praxisinhaber teilnehmen. Was ihnen dort an Beratungsergebnissen unterkommt, sollten sie notieren, davon eine Kurzzeitfällestatistik anfertigen und solcherart die Allgemeinmedizin stichprobenartig „sezieren". Wäre das Teil des normalen, allgemeinen Studienganges, so würden die Studenten in der Praxis zunächst feststellen können, daß sie theoretisch auf diese Funktion gut vorbereitet wurden. Davon kann heute bekanntlich keine Rede sein.

Mit Verständnis würden sie das rasche, problemorientierte Vorgehen und das zwanglose Klassifizieren der Fälle erleben. Ihr „Sektionsergebnis" sollten sie mit den akademischen Lehrern, evtl. – bei Interesse – auch mit dem Praxisinhaber diskutieren. Durch diese geplante Konfrontation mit der Realität allgemeinärztlichen Wirkens unter dem Aspekt der Praxisforschung würden alle Ärzte das längst fällige Gegengewicht gegen das heute alles beherrschende Denken in den Kategorien einer utopischen klinisch-wissenschaftlichen Funktion erhalten.

„Vor Ort" würde den Ärzten klar, daß das traditionelle, als einzig richtig geglaubte spezialistische Denken und Handeln an der ersten ärztlichen Linie fehl am Platz ist.

Beobachten so geschulte Studenten später als fertige Doktoren die Krankenhausärzte, so werden sie bemerken, daß auch deren Tätigkeit dringend einer berufstheoretischen Fundierung bedarf. Nebenbei wird ihnen bewußt werden, daß bei den sog. akuten, interkurrierenden Erkrankungen auf den Bettenstationen seitens der Kliniker (intuitiv) durchaus nach allgemeinmedizinischer Manier vorgegangen wird.

Sich in diesem Spiegel zu sehen, müssen die Spezialisten erst von den Ergebnissen der allgemeinärztlichen berufstheoretischen Forschung lernen.

8.2 Methodik bei einer Einzelstatistik

Nach dem bisher Gesagten kann als bekannt vorausgesetzt werden: Fällestatistiken aus der Praxis sollten mindestens 3 volle Jahre umfassen. Das Statistikjahr soll am 1. Oktober beginnen und am 30. September des folgenden Jahres enden. Fälle, die im Wochenenddienst und im Urlaub von Nachbarkollegen vertretungsweise versorgt werden, sind, zum Ausgleich für den Entfall bei eigenen Abwesenheiten, in die Fällestatistik hineinzunehmen.

Nur die Beratungsergebnisse, aber nicht alle Inanspruchnahmen dürfen registriert werden. In jedem Jahr werden auch sämtliche weiterlaufende Fälle wieder erfaßt. Es wird also der gesamte Behandlungsumfang einbezogen (Prävalenz) und nicht nur die neu hinzugekommenen Fälle (Inzidenz).

Was im Rahmen anderer allgemeinärztlicher Funktionen erledigt wird (Gesundenuntersuchungen, Impfungen etc.) bleibt bei der Fällestatistik außer Betracht. Multiple Beratungen werden mit vollem Gewicht für jedes einzelne Problem in die Statistik aufgenommen. Diagnostik und Nomenklatur sind auf Statistikdauer möglichst unverändert beizubehalten.

Für die Zeit der Fällestatistik ist gut vorzusorgen. Derzeit werden wir ja nicht als professionelle Kräfte dafür bezahlt, sondern tun das als reine Amateure auf eigene Kosten. Es ist eine Freizeitbeschäftigung, die Zeit für die Familie, Freunde etc. wegnimmt. Im Idealfall beteiligen sich der Ehepartner und Sprechstundenhilfen an der Arbeit. Man kann doch manches delegieren.

Um keine Eintragung zu vergessen, empfehle ich, jedes Beratungsergebnis möglichst sofort in das früher erläuterte DIN-A4-Heft (s. 5.2) einzutragen. Das geht in der Sprechstunde. Während der Hausbesuche sind genaue Notizen zu machen. Unmittelbar nach der Rückkehr wird eingetragen.

Wenig Eile hat es mit der Ausfüllung der früher (s. 5.9) erläuterten DIN-A6-Kartei aller Patienten. Immerhin sollten dahinein die Eintragungen der Fälle nach spätestens 3–6 Wochen erfolgen. Schiebt man diese fraktionierten Übertragungen zu lange hinaus, so fällt zu viel Arbeit auf einmal an. Selbstredend können die Überschreibungen aus dem DIN-A4-Heft durch das Personal oder wen immer auch Tag für Tag erfolgen.

8.3 Konstante Diagnostik und Nomenklatur

Das Um und Auf jeder brauchbaren Fällestatistik ist das Konstantbleiben sowohl der diagnostischen Strategien als auch der Benennung der Beratungsergebnisse. Gibt sich der statistikführende Arzt damit zufrieden, sein eigenes Puzzlespiel, d. h. seine unbewußten Begriffe und Methoden der Erfahrung beizubehalten, so wissen letzten Endes weder er selbst noch andere Personen, was hinter den meisten Fällen steckt. Vergleiche sind immerhin im Rahmen der üblichen 10% Diagnosestellungen möglich. Die 40% „Diagnosen" von Krankheitsbildern könnte man zur Not ebenfalls den entsprechenden Rubriken aus anderen Statistiken gegenüberstellen. Beim Rest d. h. bei jedem zweiten Fall hört aber jeder Vergleich auf. Auch wenn der statistikführende Kollege noch so schöne „Diagnosen" dafür parat hat. Der Erfahrene weiß, daß hinter „grippalem Infekt", hinter „Bronchitis" Fälle von uncharakteristischem Fieber verborgen sind. Er weiß aber nicht, wie viele. Er kann sich vorstellen, wann der Statistiker eine „Diagnose" Gastritis gestellt hat, Näheres ist aber völlig unklar.

Letzten Endes kann, wer so Statistiken macht, nur seine 3 Statistikjahre ziffernmäßig *miteinander vergleichen*. Das ist legitim – unter den genannten Voraussetzungen – und müßte, bei entsprechender Gründlichkeit in dieser Weise die Regelmäßigkeiten der Fälleverteilung indirekt bekräftigen. Die jeweiligen Jahresziffern werden also sehr ähnlich ausfallen. Das undefinierte Häufige wird er in der Regel häufig und das undefinierte Rare für gewöhnlich selten festgestellt haben.

8.4 Anpassung von Diagnostik und Nomenklatur

Viel fruchtbarer wird die Fällestatistik, wenn der interessierte Allgemeinarzt seine eigenen Benennungen den meinen anzupassen versucht. Er hat dann immerhin 18 komplette Jahre meiner Prävalenz und dazu 7 Jahre meiner Fälleinzidenz zu statistischen Vergleichszwecken zur Verfügung. Ebenso Ziffern von 10 Jahren der Prosénc Praxis [204–206] und je ein Jahr von Göpel [172, 173] und Landolt-Theus [187, 188].

Eine völlige Angleichung an meine Diagnostik und Nomenklatur seitens anderer Ärzte ist nicht möglich. Die genannten 3 Kollegen sind dem aber ziemlich nahegekommen. Einzelne krasse Differenzen merkt man erst beim Vergleich am Ende der Statistikzeit. Kleinere Unterschiede sind nicht nachweisbar, weil ja auch der Anfall der Fälle bei einem so kleinen Material, wie es eine Dreijahresstatistik aus einer Allgemeinpraxis darstellt, an sich schon erheblichen, rein zufälligen Schwankungen des Vorkommens unterliegt.

So fiel mir bei Proséncs Zehnjahresstatistiken erst im nachhinein die relativ große Zahl seiner Beratungsergebnisse bei „klimakterischen Beschwerden" auf. Bei der Diskussion ergab sich dann, daß Prosénc sehr viele Fälle, die sich zur Zeit der Menopause und einige Jahre nachher begaben, einfach den klimakterischen Beschwerden zuschlug, z. B. Kopfschmerz. In der Tat fand sich dann seine Kopfschmerzziffer gegenüber der meinen wesentlich erniedrigt. Prosénc hatte also *nicht mehr* klimakterische Beschwerden und weniger Kopfschmerzfälle behandelt als ich, sondern identische Fälle anderen Positionen zugeschlagen. Es geht also hier um Bevorzugungen von Begriffen, die wir versäumt hatten auszuschalten.

Die Lage ist ganz ähnlich wie die Bevorzugung von diversen Bronchitisbezeichnungen bei den Ärzten in Logans Statistik (s. 7.6).

8.5 Technik der Anpassung

Am besten beginnt der Arzt, der seine individuelle Nomenklatur der meinen anpassen will, damit, die früher abgebildete Tabelle 4 zu studieren. Geht er sie – mit seiner Praxiserfahrung vor Augen – mehrmals durch, so bekommt er langsam eine Ahnung davon, wie ich meine Fälle (im Unterschied zu seinen) benenne.

Das ist nur möglich, weil ich eine lückenlose Reihe der häufigsten Praxisvorkommnisse bis an die Grenze der regelmäßigen Häufigkeit herunter ausweise. Da fehlt also nichts, was wiederholt in meiner Praxis vorkam. Und da er wissen muß, daß er etwa dieselben Fälle in etwa derselben Häufigkeit sieht, kann er sich ein Bild davon machen, welche Beratungsergebnisse er während der Statistikdauer anders nennen muß.

In einiger Zeit werden meine Begriffe für die häufigsten Beratungsergebnisse definiert erhältlich sein. Aber noch ist es nicht soweit. Bis dahin müßte derjenige, der sich an eine so große Statistik wagt, die nähere begriffliche Abstimmung durch persönlichen Kontakt mit mir oder mit einem meiner engeren Mitarbeiter zu erreichen suchen. Erfahrungsgemäß läßt sich das nach einem ersten längeren persönlichen Kontakt auf die Dauer in enger brieflicher und gelegentlich fernmündlicher Verbindung recht gut bewerkstelligen.

Auch in das Arbeiten mit diagnostischen Programmen läßt sich auf diese Weise (im Kurzverfahren) einführen. Meine ausführliche Monographie zu diesem Thema ist leider vergriffen [111]. Es ist aber eine Mappe mit allen Programmen für den Praxisgebrauch erhältlich (s. 9.2).

8.6 Programmierte Diagnostik I

Die programmierte Diagnostik bedeutet etwas Neues an der ersten ärztlichen Linie. Vorher hatte es noch keinen spezifisch allgemeinärztlichen Behelf gegeben. Die Handlungsanweisungen bestätigen durch ihre Existenz, daß die Allgemeinmedizin eine eigenständige ärztliche Funktion darstellt. Die Programme konnten von keinem sonstigen Fach aus entwickelt werden. Spezialisten können sie – wie das für ein spezifisches Instrument bezeichnend ist – nicht gebrauchen. Es sei denn, sie betätigen sich auch wie Allgemeinärzte an unausgelesenen Fällen.

Ich kam dazu, meine Diagnostik zu standardisieren, weil ich mich nach meinen Beratungen, ganz besonders nach Hausbesuchen, nachträglich nicht ewig davon quälen lassen wollte, ob ich diese oder jene Frage bzw. Untersuchung vergessen hatte. Unser Gehirn ist nun einmal im raschen Reproduzieren von Erfahrungen nicht vollkommen. Daher kennt jeder niedergelassene Arzt diese späten, belastenden Signale. Sie sorgen für Streß, üble Laune und Schlaflosigkeit. Das wollte ich abstellen, und meine Lage wurde tatsächlich durch die Entwicklung und Verwendung optimierter Programme anders. Das wirkte sich gerade bei denjenigen Fällen am günstigsten aus, die mich vordem am meisten belastet hatten.

Fieber mit uncharakteristischen sonstigen Symptomen ist ein Beispiel dafür. Viele abwendbar gefährlichen Krankheitsverläufe vermögen sich hinter einer solchen, banal erscheinenden Symptomatik zu verbergen. Natürlich kann der Allgemeinarzt auch, wenn er sich einer Handlungsanleitung bedient, nicht *alles* Denkbare abfragen und untersuchen. Folgt er bei seiner Diagnostik aber den vorgesehenen Fragen und Untersuchungen, so hat er durch diesen ausgewogenen Behelf nichts Wichtiges vergessen.

Die für uncharakterisches Fieber vorgesehene Handlungsanweisung ist umfangreich genug. Aus jahrzehntelanger Erfahrung mit der programmierten Diagnostik weiß ich, daß es seit deren Einführung bei mir bei Fieberfällen die früher so lästigen mahnenden Signale nicht mehr gegeben hat. Ich war davon unabhängig geworden, ob mir die wichtigsten Elemente zur Diagnostik einfielen oder nicht. Das gedruckte Idealprogramm lag jeweils schwarz auf weiß vor mir. Im selben Arbeitsgang und ohne zusätzlichen Aufwand war zudem alles dokumentiert.

Ein nicht zu unterschätzender Vorteil des Arbeitens mit Handlungsanweisungen ist folgender: Die diagnostischen Standards sind Resultate der berufstheoretischen Praxisforschung. Sie wurden oft genug publiziert und damit vor der Ärzteschaft zur Diskussion gestellt. Von keiner Seite gab es dagegen einen ernstzunehmenden Einwand. Alternativen dazu existieren nicht. Damit gelten diese Behelfe als unwidersprochen. Man darf sie ruhig anwenden. Wer programmiert vorgeht, handelt lege artis. Ist irgend jemand der Meinung, dem Arzt wäre ein Versäumnis unterlaufen, so ist die durchgeführte programmierte Diagnostik auch im rechtlichen Sinne ein guter Schutz.

9 Methodische Details

Der statistikführende Arzt, der in puncto Häufigkeit seine Fälle mit meinen vergleichen will, kommt nicht darum herum, etwa beim uncharakteristischen Fieber programmiert zu arbeiten. Ich mache das nämlich obligat. Verzichtet er darauf, so stimmen unsere diagnostischen Methoden nicht überein. Folglich werden mit größter Wahrscheinlichkeit auch unsere Nomenklaturen bei diesen Fällen nicht ganz parallel gehen.

Arbeitet er programmiert, dann erfüllt er aber nicht nur bessere Voraussetzungen für den späteren Vergleich der Häufigkeiten. Durch Benützung der Handlungsanweisungen kommt er außerdem auf ein höheres persönliches Niveau in seiner Funktion. Dazu kann er beim uncharakteristischen Fieber – sonst eine stete Herausforderung – völlig entspannt tätig sein.

Der Allgemeinarzt ist in der Berufswelt rundum gezwungen, sich selbst einzurichten. Die Diagnostik betrifft nur eine von vielen Facetten. Nach wie vor läßt hier die Aus- und Weiterbildung viel zu wünschen übrig.

Das selbständige Modifizieren seiner Tätigkeit gewohnt, kann er natürlich auch versuchen, sich das programmierte Vorgehen beizubringen. Zahlreiche Kollegen haben das getan und schätzen das Arbeiten mit Standards als Bereicherung bei ihrer Berufsausübung.

Letzten Endes ist die programmierte Arbeit viel einfacher, als es den Anschein haben mag. Ein Respekt davor ist unnötig. Es perfektioniert ja nur, was die erfahrenen Kollegen tun. Insofern fühlen sich die meisten Ärzte dann, wenn sie die Programme anwenden – nach einer gewissen Zeit der Einarbeitung – ohnedies zu Hause.

Das Arbeiten mit Programmen läuft erfahrungsgemäß nicht langsamer ab als das rein intuitive Vorgehen [111, 162]. Die Vordrucke enthalten zwar mehr Fragen und Untersuchungen, dafür entfällt das zeitraubende Zermartern des Gehirns, ob man nicht wesentliche Fragen oder Untersuchungen vergessen hatte. Ebenso entfällt das sonst unvermeidliche Wiederholen von Fragen mit anderen Formulierungen. Das zu verhindern, ist unser Kurzzeitgedächtnis ja nicht imstande.

Der Allgemeinarzt sollte aber, z. B. bei uncharakteristischem Fieber, nicht nur während der Statistikzeit programmiert untersuchen, sondern auch später dabei bleiben.

Zuallermeist deckt die programmierte Diagnostik bei uncharakteristisch in Erscheinung tretenden Fieberfällen nichts Besonderes auf. Dann lautet das Beratungsergebnis uncharakteristisches Fieber bzw., wenn keine nennenswerte Temperaturerhöhung damit verknüpft war, afebrile Allgemeinreaktion. Sein früheres Spektrum der Bezeichnungen für solche Fälle kann der Kollege vergessen.

9.1 Andere Indikationen (Husten I, Bauchschmerz)

Das uncharakteristische Fieber stellt das häufigste Beratungsergebnis in der Allgemeinmedizin dar. Folglich ist der Fieberstandard das Programm, das in der Praxis am meisten angewendet werden sollte. Die restlichen 85 Programme benützte ich zusammengenommen nicht so oft.

Während jeder uncharakteristisch in Erscheinung tretende Fieberfall mit einer Handlungsanweisung geführt werden sollte, sind in anderen Indikationen die Grenzen für gewöhnlich weiter gesteckt. So kann der Allgemeinarzt etwa bei leichtem Husten ohne Allgemeinerscheinungen, der nur einige Tage gedauert hat und offenkundig keine schwere Gesundheitsstörung begleitet, zunächst individuell-intuitiv geführt werden. Normalerweise ist der Katarrh binnen einer Woche wieder verschwunden oder wesentlich besser geworden. Die wenigen Fälle, die unverändert geblieben sind oder sich verschlechtert haben, werden spätestens nach 7 Tagen programmiert untersucht, um nichts zu übersehen. Spätestens nach 2 Wochen wird eine Thoraxdurchleuchtung fällig. So sieht also das Vorgehen „Wenn ... dann" bei leicht erscheinendem Husten aus.

Was die Mehrzahl der übrigen Indikationen zur Diagnostik mit Hilfe von Handlungsanweisungen angeht, so existieren nur Ansätze einer „Wenn ... dann"-Vorschrift. Es sind dankbare Hoffnungsgebiete künftiger berufstheoretischer Forschungen.

Bis hier nähere Vorschriften verfügbar sein werden, muß der Allgemeinarzt seine Entscheidungen nach eigenem Ermessen treffen. Er wird um so eher zu einem Programm greifen, je länger die Symptomatik unverändert weiterbesteht und je weniger er Erfolg mit seinen therapeutischen Maßnahmen hat.

Ähnlich wie beim uncharakteristischen Fieber wiederum steht es bei abdominellen Beschwerden. Auch dabei geht es im Prinzip vielfach um Leben und Tod – auch wenn die Symptomatik anfangs gar nicht danach aussieht. Wurde nicht eingewiesen, so tut der Praktiker gut daran, programmiert zu beraten. Dafür gibt es eine Reihe problemorientierter Standards [111]. Die programmierte Diagnostik führt den Arzt weit genug weg von den herrschenden falschen Dogmen. Die Fälle bleiben meistens abwartend offen. Das drückt sich in entsprechenden Klassifizierungen aus. Auch bei diesen Fällen kommt der Praxisforscher damit meinen eigenen Beratungsergebnissen nahe.

Der Vollständigkeit halber sei hinzugefügt, daß das programmierte Untersuchen die Indikationen zum Einweisen und Überweisen nicht berührt. Es verbessert lediglich das, was der Allgemeinarzt sonst mit seiner intuitiven Erfahrungsheilkunde erreicht.

9.2 Patient und programmiertes Vorgehen

Der statistikführende Arzt, der sich entschlossen hat, programmiert zu arbeiten, um zu möglichst gleichen Beratungsergebnissen zu kommen, mag sich Sorgen machen: Was werden seine Patienten dazu sagen? Werden sie nicht enttäuscht sein, wenn er plötzlich mit einem Vordruck auf dem Schreibtisch berät? Ich kann alle beruhigen.

Erstens kennt heute jeder Laie das ärztliche Beraten mit Vordrucken von etwaigen Krankenhausaufenthalten her. Von da her ist das Arbeiten mit Vordrucken, bzw. das Ausfüllen von Listen während der Diagnostik nicht negativ besetzt. Zweitens hat mich selbst immer wieder überrascht, wie positiv die Patienten auf das problemorientierte, programmierte Arbeiten in der Allgemeinmedizin reagierten. Voraussetzungen dafür sind optimale Handlungsanweisungen – auch was die Praxispsychologie betrifft. Diese Voraussetzungen sind bei meinen Listen weitgehend erfüllt.

Summa summarum kann der Allgemeinarzt damit rechnen, daß ein programmiertes Vorgehen seitens der Klienten als besonders hohe Leistung empfunden und dankbar anerkannt wird. Spricht man die Untersuchten daraufhin an, so ist die übliche Antwort, daß sie noch nie so gut untersucht worden sind – selbst wenn dem allgemeinärztlichen programmierten Beraten eine oder mehrere Bemühungen im spezialistischen Bereich vorausgegangen waren.

9.3 Ein offenes Wort

Der Kollegin oder dem Kollegen, die daran gedacht haben, eine Statistik ihrer Praxisfälle zu machen, dürfte mittlerweile klar geworden sein: Sie projektieren etwas sehr Mühevolles. 3 Jahre sind eine lange Zeit. Kürzer dauernde Statistiken haben beim gegenwärtigen Stand der berufstheoretischen Forschung wenig Sinn. Kommen die Allgemeinärztin bzw. der Allgemeinarzt nach einigen Wochen oder Monaten zum Entschluß, die Erhebungen nicht weiter fortzusetzen, so ist das gewiß keine Schande.

Immerhin haben sie sich mit der wissenschaftlichen Problematik etwas vertraut gemacht. Eo ipso sind sie dadurch mit ihrer persönlichen Nomenklatur, aber auch mit den Strategien auf ein höheres Niveau gelangt. Ihren Nutzen haben sie also davon. Und sie sind in guter Gesellschaft mit vielen anderen, die die Lust zur Weiterarbeit vorzeitig verloren haben.

9.4 Methodik beim Teamwork

Wollen mehrere Ärzte gemeinsam Fällestatistiken machen, so geschieht das in der Absicht, die Lasten auf mehrere Schultern zu verteilen. In der Regel haben sie keine Ahnung, was es heißt, wissenschaftlich professionell zu arbeiten. Knappen sie etwas von ihrer eigenen Zeit ab, so überbewerten sie das für gewöhnlich.

Sind also Verteilungen auf die Schultern mehrerer Kollegen vorgesehen, so weiß niemand, bzw. bedenkt niemand, wie unterschiedlich die Namengebungen für die Fälle von Arzt zu Arzt sind. Stillschweigend wird vorausgesetzt, daß die anderen Kollegen dieselben „Diagnosen" stellen wie sie selbst. Aber im Grunde ahnt doch jeder, wie es damit bestellt ist. Das wird indessen ignoriert.

Durch derlei schwere Verstöße gegen die statistischen Regeln kommen seit 35 Jahren die kuriosesten Fällestatistiken aus der Praxis zustande: Gleiche Beratungsergebnisse werden von verschiedenen Kollegen unterschiedlich benannt. Verschiedene Fälle landen in gleichen, gleiche Fälle in verschiedenen Gruppen.

Impfungen, Gesundenuntersuchungen u. ä. werden den Gesundheitsstörungen zugeschlagen. Kurzzeitstatistiken umfassen sämtliche Inanspruchnahmen statt nur die Beratungsergebnisse u. a.

Erstaunlicherweise werden derartige, unzulänglich geplante, vielfach sehr große Projekte nicht nur durchgeführt, sondern auch in extenso veröffentlicht. Anfangen konnte aber noch niemand etwas mit dieser Legion von Publikationen.

Ihr Scheitern geht letzten Endes darauf zurück, daß die Beteiligten die bereits bekanntgegebenen Ergebnisse der berufstheoretischen Praxisforschung nicht kennen oder nicht begreifen, bzw. sich nicht von den gewohnten, falschen Dogmen (wie vom obligaten Diagnosestellen nach jeder Erstberatung) lösen können. Andererseits war noch niemand imstande, von sich aus eine meiner eigenen analoge berufstheoretische Forschung – oder Alternativen dazu – zu entwickeln. Ohne eine logische sichere Basis für die Praxisstatistiken mußte es so kommen, wie es kam.

Durch unzählige Diskussionen und durch die sonstigen Erfahrungen mit meinen bisherigen berufstheoretischen Veröffentlichungen weiß ich: Die Grundlagenforschung bezüglich der allgemeinärztlich angewandten Heilkunde ist die derzeit mit Abstand schwierigste wissenschaftliche Aufgabe in der Heilkunde.

Davon abgesehen dürfte diese Forschungsrichtung noch lange Zeit die am wenigsten verstandene in der Medizin sein.

10 Auswertung und Präsentation

Wer es geschafft und 3 Jahre hindurch Statistiken von seinen Praxisfällen gemacht hat, kann stolz darauf sein. Er leistete einen Beitrag zur berufstheoretischen Forschung. In seinem Denken und der Berufsarbeit ist er gewiß auf ein höheres Niveau gekommen. Unbewußt begann er ja, seine Tätigkeit auf eine wissenschaftliche Basis zu stellen. Es gibt einen mehr, der gelernt hat, seine Funktion als etwas Eigenständiges zu sehen, das sich erforschen läßt. Was die statistischen Unterlagen angeht, so wurden alle Eintragungen und Übertragungen, wie gefordert, durchgeführt. Ebenso hat er, je nach der diagnostischen Lage und seinen Möglichkeiten, seine Beratungsergebnisse realistisch benannt. In der DIN-A6-Patientenkartei ist das gesamte Material zusammengefaßt und damit zur Auswertung bereit. Wie geht es weiter?

10.1 Überlegungen vor der Auswertung

Ehe der Praxisforscher die Daten selbst in einen Computer eingibt, bzw. ehe er die Berechnungen von anderer Seite durchführen läßt, muß er sich darüber klar werden, was überhaupt errechnet werden soll. Das wiederum setzt voraus, daß er weiß, wofür es geschieht. Denkt der Kollege, der sich so viel Mühe gemacht hat, an eine breite Auswertung seiner Ziffern, will er Beziehungen zum Alter und zum Geschlecht herstellen, will er seine Fälle außerdem in Gruppen ausweisen, will er Ausmaß und Umfang seiner statistischen Variationen, anderen Publikationen gegenüber, in extenso diskutieren, so kommt er auf den Umfang eines etwa 350 Seiten starken Buches.

Er wird keinen Verleger finden, der sich für eine so umfangreiche statistische Abhandlung interessiert. Die Druckkosten dafür selbst aufzubringen, würde ich dem Kollegen nicht empfehlen. Dabei geht es um erhebliche Beträge. Aussichten darauf, einen nennenswerten Teil davon durch den Buchverkauf jemals wieder hereinzubringen, bestehen nicht.

Was sonst soll der allgemeinmedizinische Forscher mit seinen Daten anfangen?

10.2 Prioritäten

Mein Rat geht dahin, seine Fälle zunächst einmal nur in eine allgemeine Häufigkeitsreihung zu bringen. Sie kann über die in Tabelle 2 wiedergegebene Breite hinausgehen und auch enthalten, wie es mit Alter und Geschlecht der Patienten gestanden hatte und ob die Fälle alt oder neu gewesen waren. Eine entsprechende Tabelle wurde im neuen Lehrbuch der Allgemeinmedizin reproduziert [140] und kann dort eingesehen werden.

Wurde die Häufigkeitsreihung durchgeführt, so hat er zunächst einen guten Überblick über die eigenen Beratungsergebnisse. Wurde die Benennung der Fälle, wie angeraten, meinen diagnostischen Bezeichnungen angeglichen, dann kann er seine Häufigkeitsreihung den meinen vergleichend gegenüberstellen. Daraus werden sich ganz gewiß Unterschiede ergeben, die aufklärungsbedürftig sind und für gewöhnlich auch erklärt werden können. Zumeist geht es dabei weniger um unterschiedliche Materialien als um Benennungen, die einander nicht angenähert werden konnten. Die Häufigkeitsreihung und die Gegenüberstellung vergleichbarer Materialien haben also Priorität. Natürlich wäre es gut, könnte der statistikführende Arzt seine 3 geschlossenen Jahre auch in der Form ausweisen, daß die 3 Materialien nebeneinandergestellt werden. In einer Häufigkeitsreihung selbstverständlich. Aber das ginge schon wieder über die Möglichkeiten einer Publikation weit hinaus. Er könnte es also lediglich zum eigenen Gebrauch durchführen und hätte seinen Gewinn davon.

Hat die Kollegin oder der Kollege für die Fälleerhebung die Bezeichnungen für die Beratungsergebnisse nur konstant gehalten, aber nicht definiert, bzw. nicht den meinen angeglichen, so kann mit den Details niemand etwas anfangen. Unter dem Aspekt der Praxisforschung läßt sich nur feststellen, in welchem Ausmaß die Häufigkeits*ziffern* von Jahr zu Jahr gleich geblieben sind oder sich verändert hatten. Wird hingegen eine Jahresstatistik bei angeglichener Diagnostik und Namensgebung erstellt, so sind breite Vergleiche nach innen und außen möglich und verstehbar. Die Resultate tragen dann zur näheren Erforschung der Fälleverteilung in einer bereits gebräuchlichen Fachsprache bei.

10.3 Chancen für eine Veröffentlichung

Wiederholt sei, daß kaum eine Aussicht besteht, eine 3-Jahres-Fällestatistik aus der Praxis mitsamt allen detaillierten Aufschlüsselungen in Druck zu bekommen, ohne selbst die Kosten dafür zu übernehmen. Das gilt auch für den Fall, daß die berufstheoretische Arbeit allen wissenschaftlichen Ansprüchen gerecht wird.

Natürlich kann sich im Gesundheitsbereich oder außerhalb desselben ein Sponsor finden, der die Druckkosten übernimmt. Damit sollte ein Forscher aber nicht rechnen. Es ist unwahrscheinlich.

10.4 Teilpublikationen

Landolt-Theus konnte 1986 mit Mühe und Not einige wichtige Ergebnisse seiner Einjahresstatistik in einer namhaften Zeitschrift unterbringen [186]. Dabei hatte es im gleichen Fachblatt seit 26 Jahren keine einzige ähnliche Publikation gegeben. Außerdem durfte Landolt-Theus nur eine Tabelle mit seinen 50 häufigsten Beratungsergebnissen bringen. Nicht mehr.

Davon abgesehen soll der Praxisforscher seine Erwartungen in bezug auf das

Interesse der ärztlichen Öffentlichkeit an dergleichen Publikationen nicht allzu hoch ansetzen.

Ein empfehlenswertes Vorgehen, um mit den Ergebnissen der Arbeit an die Kollegenschaft heranzukommen, wäre folgendes: Nachdem der Allgemeinarzt sein Material ausgewertet und mit anderen verglichen hat, könnte er einen Vortrag in seinem örtlichen Ärzteverein anmelden. Die Organisatoren sind immer froh, wenn nicht nur Kliniker sprechen, sondern einmal auch einer aus den Kreisen der Allgemeinärzte. Trotzdem – und das liegt wiederum daran, daß die Ergebnisse der berufstheoretischen Forschung heute kaum verstanden werden – kann der Autor nicht damit rechnen, daß sein Angebot enthusiastisch begrüßt wird. Hört er das Thema, so runzelt sich die Stirne des Vereinsvorsitzenden. Nun sollte der oder die Vortragende in spe den Kampf aufnehmen.

Ohne Aggressionen muß er versuchen, für das Projekt einzutreten. Dabei sollte immer wieder betont werden, daß man im Vortrag keine andere Berufsgruppe angreifen will und schon gar nicht die bestehende Ordnung in der Medizin. Es ginge um Informationen, die ein wissenschaftlich vernachlässigtes Gebiet der Heilkunde betreffen.

Trotzdem wird von den Zuhörern für gewöhnlich die Aussage der Praxisforscher sowohl als Angriff auf die Fachärzte als auch als Angriff auf die bestehende Ordnung aufgefaßt. Das sind instinktive Reaktionen. Seit 4 Jahrzehnten erlebe ich sie immer wieder, und zwar auch durch die eigenen Berufskollegen. Damit muß also gerechnet werden. Sind die Wissenschaftler darauf vorbereitet, so werden sie überzeugende Gegenargumente vorzubringen wissen. Der Sinn der berufstheoretischen Praxisanalysen ist ja wirklich kein anderer, als der, die eigene Funktion zu durchleuchten und zu optimieren. Aber allein schon die Tatsache, daß ein Allgemeinarzt mit dem Anspruch auf eigenständige wissenschaftliche Resultate vor ein Auditorium tritt, statt wie üblich im Saal den Vorträgen der klinischen Lehrer zu folgen, erscheint heute manchen Kollegen als Provokation. Mit Beharrlichkeit lassen sich gleichwohl viele Hindernisse überwinden und einige Vorurteile ausräumen.

Schließlich bekommt er oder sie grünes Licht für eine wissenschaftliche Mitteilung in – sagen wir – 6 Monaten.

10.5 Erste Publikation

Der erste Vortrag ist eine Gelegenheit für den Neuling, Erfahrung darin zu erwerben, wie man in die Öffentlichkeit kommt und wie man sich dort am besten verhält.

Der Berufstheoretiker darf ja zunächst einmal nicht auf übermäßiges Interesse seitens der Kollegen hoffen. Er muß außerdem damit rechnen, daß ihm gemischte Gefühle entgegengebracht werden. Einerseits Neugier, aber andererseits Zweifel und Unglauben. Also sollte er sein Auditorium v. a. nicht durch vermeidbare Mängel enttäuschen.

Das tut er aber mit Sicherheit, wenn er kleingedruckte, mit Häufigkeitsziffern übersäte Diapositive in rascher Folge projizieren läßt und dazu im Eiltempo kaum verständliche Erläuterungen abgibt. Verfährt er dagegen richtig, dann stehen auf einem Diapositiv nicht mehr als 5 Zeilen untereinander. Sie sollen in der letzten Reihe des Vortragssaales auch dann leicht leserlich sein, wenn dort einer sitzt, der nicht mehr gut sehen kann. Sie müssen lange genug auf der Bildfläche erscheinen. Das Vorgetragene selbst muß in jeder Hinsicht verstanden werden können. Dazu gehört auch, daß kurze Sätze gesprochen werden. Sie sollen nicht mit Fremdwörtern überladen sein. Letzten Endes ist es erstaunlich, wie viele Informationen man aus einem so großen Material wie einer 3-Jahres-Fällestatistik in 30 min, nur durch wenige klare Diapositive unterstützt, vorbringen kann. Länger sollte eine Rede nicht sein, sie sollte in aller Ruhe ablaufen.

Der Tag des Vortrags naht. Nachdem der in diesen Dingen noch Ungeübte in den 6 Monaten sein Manuskript dutzende Male umgeschrieben – evtl. dem Vereinsvorsitzenden mehrfach zur kritischen Stellungnahme vorgelegt – hatte, tritt er nun am Tag X vor das Auditorium. Dort geht es ihm gar nicht gut. Er macht so ziemlich alle Fehler, die er vermeiden wollte: Er spricht zu leise, zu schnell, verwechselt Wörter, verliert den Faden. Dann kommen die Diapositive unter lebhafter Heiterkeit der Zuhörer und zur Verzweiflung des Vortragenden zumeist verkehrt auf die Leinwand etc.

Schließlich ist das Debut mitsamt der Diskussion vorbei. Er hatte sachliche Bemerkungen zu seinem Text erwartet. Stattdessen waren bei den Fragen an ihn Dinge aufs Tapet gekommen, die mit seinen Ausführungen nur wenig zu tun gehabt hatten. Ermattet läßt sich der Anfänger auf einen Sitz im Saal fallen. Er ist unzufrieden mit sich und der Welt.

Vielleicht gesellt sich aber im Fortgehen ein Zuhörer zu ihm und stellt vernünftige Fragen. Ein kurzes Gespräch entschädigt dann letzten Endes für alle Enttäuschungen. Und mit den Fehlern war es auch nicht so arg. Sie sind kaum aufgefallen. Die üblichen Redner sind ja auch nicht alle perfekt.

Im ganzen gesehen hat er – wenigstens bei einzelnen Zuhörern – einen positiven Eindruck von der anhebenden Praxisforschung hinterlassen.

10.6 . . . und Folgen

Vielleicht das Wichtigste an diesem ersten Schritt an die Öffentlichkeit ist, daß er gelernt hat, das eigene riesige Material so zu bändigen, daß er eine halbe Stunde lang locker darüber reden, einige wesentliche Details einer unbedarften Zuhörerschaft bekanntgeben kann.

Mit der Führung der Diskussion hatte er keine Probleme: Wozu er Stellung zu nehmen hatte, betraf ja die eigenen Erlebnisse und Rechnungen. Keine Frage vermochte ihn in Verlegenheit zu bringen. Gegen harte Daten kann man eben nur mit harten Daten ankämpfen. Die aber hatte keiner der anwesenden Zuhörer und Zuhörerinnen parat. Es gab nur oppositionelle Meinungen und Vermutungen.

Sicherlich hatte dann ein Anwesender bemängelt, daß der Kollege, entgegen der Vorschrift, nicht immer Diagnosen stellte. Aber auch dazu konnte der Redner treffende Begründungen äußern.

Nun kann er also ins Auge fassen, seine Resultate in komprimierter Form einer Fachzeitschrift zum Druck anzubieten. Und nach und nach wird es auch zu weiteren örtlichen Vorträgen kommen.

Das ist nicht gerade ein fürstlicher Lohn für die vielen Mühen, die hinter ihm liegen, aber doch die gewisse Genugtuung, etwas geschaffen zu haben, das in der Öffentlichkeit wenigstens bescheidene Beachtung und Anerkennung findet.

10.7 Abdruck

Der erste Abdruck in einem namhaften Fachblatt bedeutet für den Praxisforscher kein reines Vergnügen. In wissenschaftlichen Belangen unerfahren, zehrt schon das anfängliche Hin und Her mit der Schriftleitung an seinen Nerven.

Ich selbst habe jedoch unter den Schriftleitern der Fachblätter meine am meisten geschätzten Ratgeber und Förderer gefunden.

Im allgemeinen wird der Anfänger ebendieselben Erfahrungen machen und sollte über Ablehnungen weniger entrüstet sein, als sich vielmehr nach den Einwänden richten und den Schriftleitern seinerseits möglichst entgegenkommen. Schließlich meinen sie es gut mit ihm. Nach und nach rauft man sich zusammen.

10.8 Manuskript

Die Abfassung des Erstlings bedeutet eine komplikationsreiche, lange Schwangerschaft, der freilich eine glatte Geburt zu folgen pflegt.

Schon der erste Satz beschäftigt den Ungeübten wochenlang. Immer wieder wird ein neuer Einstieg versucht, verworfen, wieder versucht, wieder verworfen. Das gehört dazu. Ist man erst einmal bei der Erläuterung von Ziffern angelangt, so wurde das Schwerste überstanden.

Im ganzen betrachtet macht das Einbringen der Resultate in eine Arbeit aber nur ein Minimum der ganzen Anstrengung aus. Die weitaus überwiegende Mühe hat der Autor mit der stilistischen Ausfeilung und Abstimmung des übrigen Textes. Immer wieder wird entdeckt, daß man beispielsweise hintereinander in 3 Sätzen „ist" oder „war" oder „nun" oder „natürlich" geschrieben hat. Mit Geschick wird das erste „natürlich" gestrichen, das zweite durch „selbstverständlich" ersetzt. Nun klingt das Verfaßte schon besser. Aber unglücklicherweise steht im vierten Satz schon „selbstverständlich". So geht die Neuformulierung weiter. All das ist völlig normal.

Endlich hat man eine informative, sich gut lesende Arbeit beisammen. Der Stil hält der Kritik stand. Kein Wort ist überflüssig. Und kürzer geht es wirklich nicht. Prompt kommt das Manuskript zurück. Der Schriftleiter stellt fest, daß die Arbeit viel zu lang geraten ist; 2 Seiten, d.h. 66 Zeilen müssen gestrichen werden. Wütend macht sich der Arzt an die Arbeit. Das Unmögliche gelingt ihm. Nach 2–3 weiteren Wochen entspricht der Text im Umfang den Wünschen der Redaktion. Der Abdruck geht dann problemos über die Bühne.

10.9 Schatz

Der Praxisforscher, der eine Dreijahresstatistik durchgestanden hat und über deren Auswertung verfügt, besitzt – ob es nun zu einer Veröffentlichung der Werte gekommen ist oder nicht – einen Schatz. Mit seinen Ziffern unter dem Arm kann er auf kleineren wie größeren Tagungen, wenn es um die Häufigkeiten von Fällen in der Medizin geht, jederzeit das Wort ergreifen und sich kompetent äußern. Er wird staunen, wie alltäglich es ist, daß aus hochspezialisierten Kliniken stammende Zahlen als wirkliche Morbidität – d.h. als Krankheitsvorkommen in der Bevölkerung – genommen werden. Aber harte Daten sind harte Daten. Wissen ist Macht.

Gerade in den Tagen, da ich das schreibe, wollte mir ein Spezialist klarmachen, daß bei einem Drittel aller Fälle von Fazialislähmung operativ vorgegangen werden müsse. Ich konnte auf meine Ziffern aus 40jähriger Praxis zurückgreifen und wußte zudem, daß es während meiner ganzen Berufstätigkeit keinen solchen Fall in meiner Klientel gegeben hatte. Angesichts dieser fundierten Aussagen wurde sich mein Gesprächspartner dessen bewußt, daß er von den Verhältnissen bei einer extremen Auslese gesprochen hatte, ohne an die Stammasse aller einschlägigen Fälle gedacht zu haben.

Auch die Weiterbildungsassistenten und Famulanten in der Praxis eines Allgemeinarztes, der Fällestatistiken durchgeführt hat, beeindruckt es übrigens sehr, wenn ihr Lehrer mit Häufigkeitswerten bezüglich seiner Beratungsergebnisse aufwarten kann.

11 Andere Präsentationen

Eine allgemeine Häufigkeitsreihung habe ich außerhalb meines Einflußbereichs bisher unter den Veröffentlichungen von umfangreichen, ein- oder mehrjährigen Fälleerhebungen nur bei der „Virginia Study" gefunden [170]. Einzelnen Autoren dieser Studie sind meine Arbeiten übrigens nicht ganz unbekannt. Ansonsten gibt es in statistischen Publikationen wohl immer wieder Listen, etwa der 10 oder 20 häufigsten Praxisvorkommnisse. Da aber die Namensgebung nirgendwo auf definierten Begriffen beruhte, da sehr unterschiedliche Gruppenbildungen erfolgten, bzw. eine einheitlich angewandte allgemeinpraktische Diagnostik fehlte, sind in den Listen der häufigsten „Diagnosen" seitens der verschiedenen Autoren immer noch weitgehend differente Rangordnungen angegeben worden. Für gewöhnlich waren es einmalige Projekte, ohne wissenschaftliches Gespür angesichts offener Fragen, d. h. ohne den nötigen Tiefgang bei der Arbeit. Weitere berufstheoretische Forschungen konnten niemals darauf aufgebaut werden. Daß praktisch alle Autoren verschiedene Reihungen ihrer häufigsten statistischen Positionen publiziert haben, hätte als Argument gegen die Gültigkeit des Fälleverteilungsgesetzes verwendet werden können.

Solche Schlüsse wurden aber nicht gezogen. Wohl in erster Linie deshalb, weil die einzelnen Autoren gar nicht den wissenschaftlichen Überblick über die berufstheoretischen Veröffentlichungen bzw. sich mit den Regelmäßigkeiten der Fälleverteilung gar nicht intensiv genug beschäftigt hatten – wenn sie überhaupt wußten, daß es so etwas gibt. Ablehnungen des Fälleverteilungsgesetzes aus diesen Häufigkeitsangaben heraus wären jedenfalls leicht zu entkräften gewesen.

Die übliche Form der Darbietung von Praxisstatistiken ist die Aufgliederung in den Gruppen der Internationalen Statistischen Klassifikation (ICD):

Hauptgruppen der Internationalen Statistischen Klassifikation der Krankheiten etc.
Ausführliche 4stellige Systematik

---

1) Infektiöse und parasitäre Erkrankungen
2) Neubildungen
3) Endokrinopathien, Ernährungs- und Stoffwechselkrankheiten, Störungen im Immunsystem
4) Krankheiten des Blutes und der blutbildenden Organe
5) Psychiatrische Krankheiten
6) Krankheiten des Nervensystems und der Sinnesorgane
7) Krankheiten des Kreislaufsystems
8) Krankheiten der Atmungsorgane
9) Krankheiten der Verdauungsorgane
10) Krankheiten der Harn- und Geschlechtsorgane
11) Komplikationen der Schwangerschaft, bei Entbindungen und im Wochenbett

12) Krankheiten der Haut und des Unterhautzellgewebes
13) Krankheiten des Skeletts, der Muskeln und des Bindegewebes
14) Kongenitale Anomalien
15) Bestimmte Affektionen, die ihren Ursprung in der Perinatalzeit haben
16) Symptome und schlecht bezeichnete Affektionen
17) Verletzungen und Vergiftungen

Oder es werden von Allgemeinärzten erstellte Modifikationen des ICD verwendet, wie z.B. die des britischen Royal College of General Practitioners:

„Diagnosen"kategorien der Systematik des britischen Royal College of General Practitioners (RCGP)

1) Ansteckende Krankheiten
2) Neubildungen, einschließlich der Retikulosen
3) Allergien, endokrine, Stoffwechsel- und Ernährungskrankheiten
4) Erkrankungen des Blutes und der blutbildenden Organe
5) Geisteskrankheiten, Persönlichkeitsveränderungen, Psychoneurosen
6) Krankheiten des Nervensystems und der Sinnesorgane
7) Krankheiten des Kreislaufsystems
8) Krankheiten des Atmungssystems
9) Krankheiten des Verdauungssystems
10) Krankheiten des Urogenitalsystems
11) Schwangerschaft, Geburt und Puerperium
12) Krankheiten der Haut und des Unterhautzellgewebes
13) Krankheiten der Knochen und Bewegungsorgane
14) Angeborene Mißbildungen
15) Gewisse Krankheiten der frühen Kindheit
16) Beschwerden, Krankheitszeichen und schlecht bezeichnete Zustände
17) Unfälle, Vergiftungen, Gewaltanwendung
18) Prophylaktische Maßnahmen
19) Durchgeführte Untersuchungen (abnorme Ergebnisse)
20) Andere Probleme als spezifische Diagnostik bzw. Symptomatik
21) Familienanamnese bei ausgewählten Krankheiten
22) Ausgewählter therapeutischer Index

Solche Systematiken haben den Vorteil, daß man die aufgeteilten Fälle bequem – gleichsam automatisch – zusammenziehen und in den Großgruppen, denen sie zugeteilt wurden, ausweisen kann. So konzentriert, werden die Materialien für gewöhnlich publiziert. Das macht nicht viel Arbeit und braucht wenig Platz.

Es war hier schon verschiedentlich eingehend begründet worden, daß die auf diese Weise im Teamwork zustandegekommenen Ziffern fast wertlos sind. In diesen Arbeiten verwendet ja jeder Teilnehmer die von ihm bevorzugten Begriffe, ohne Rücksicht darauf, was die anderen Teilnehmer an der Studie tun. Die allgemeinärztlichen Initiatoren denken nicht darüber nach, was es mit den „Diagnosen" in der Praxis für eine Bewandtnis hat und wie man zu einheitlichen Benennungen kommen könnte. Das anerzogene Denken, insbesondere das permanente Schülerverhältnis zu den klinischen Lehrern, blockiert ja solche Überlegungen. Das Überlegen wird den Spezialisten überlassen: Wissenschaft ist Wissenschaft, und Praxis ist Praxis.

11.1 Nochmals Kritik

Nach den bisherigen Ausführungen erscheint es wohl überflüssig, die vorangegangenen Übersichten tiefschürfend zu kommentieren. Von der berufstheoretischen Praxisforschung aus beurteilt, sind es Systematiken, die den Grundforderungen der Statistik in bezug auf die Aufteilung von erfaßten Mengen wie in bezug auf die Einheitlichkeit der (in den einzelnen Positionen zusammengefaßten) Elemente in keiner Weise gerecht werden. Überhaupt mangelt es an Beziehungen zur ärztlichen Berufsausübung im allgemeinen wie zu den Ergebnissen der berufstheoretischen Praxisforschung im besonderen.

Dazu kommt noch eine Reihe weiterer, gravierender Argumente gegen die ICD bzw. gegen die Systematik des RCGP (s. Übersichten) sofern man eine wissenschaftlich zu nennende Erfassung der Praxisfälle im Auge hat. Man braucht ja nur an die identische Kategorie 16 in beiden Übersichten und an die wahrhaft abenteuerlichen Kategorien 18–22 in der britischen Systematik der „Diagnosen" zu denken.

Damit sei dieses Thema abgeschlossen.

Für einen Wissenschaftler, der auf den bisher erreichten Resultaten der berufstheoretischen Praxisforschung aufbauen will, kommen solche und modifizierte Systematiken (wie z.B. die Systematik der Internationalen Vereinigung der Gesellschaften, Akademien etc. für Allgemeinmedizin, WONCA) für ihre eigenen Arbeiten jedenfalls nicht in Frage. Es ist nicht Aufgabe der Wissenschaft, ihre Ergebnisse nur deswegen in einer unzulänglichen Systematik darzubieten, weil sie gerade allgemein anerkannt und teilweise gesetzlich verankert ist. Vielmehr müssen sich die Forscher für die Präsentation ihrer Resultate voll geeignete Systematiken selbst schaffen, wenn dergleichen noch nicht existieren. Ist das gelungen, so werden die anderen Wissenschaftler (und über kurz oder lang auch die Gesetzgeber) den Forschern hier folgen. Auf diese Weise wird die geeignete Systematik dann allgemein anerkannt und auch im Amtsbereich zur „offiziellen" Systematik.

11.2 Eigene Systematik

Wie steht es nun mit meiner in der Tabelle 1 reproduzierten, im Verlauf langjähriger wissenschaftlicher Arbeit gewachsenen Systematik?

Sie teilt die Menge der Praxisfälle in einigermaßen gleiche Teile auf. Sie räumt den Diagnosen von Krankheiten nicht die bevorzugte Stellung ein, die sie zum einzig richtigen Beratungsergebnis machen würde. Damit kann man vielmehr, ganz zwanglos, die Klassifizierungen von Symptomen, von Symptomgruppen und Krankheitsbildern, neben den Diagnosen, als einander völlig gleichwertig eintragen.

Ein Praxisforscher ordnete für seinen persönlichen Gebrauch meine Fälle 1977–1980 nach dieser Systematik. In der Aufeinanderfolge der Fälle innerhalb meiner 12 Hauptgruppen hielt er sich an die Nummern, mit denen ich den Buchtext in der Monographie „Diagnostische Programme in der Allgemeinmedizin" [111] unterteilt hatte.

Nun reihte der Kollege dankenswerterweise für dieses Buch meine Beratungsergebnisse innerhalb der Hauptgruppen auch noch nach der Häufigkeit. Aus Tabelle 5 ist ein Bruchteil seiner Arbeit ersichtlich. Es handelt sich um die erste Hauptgruppe meiner zweidimensionalen Systematik (uncharakteristisches Fieber, afebrile Allgemeinreaktion, fieberfreie Luftwegekatarrhe, Tonsillitis acuta). Eine Unterteilung der Fälle nach Symptom-, Symptomgruppen-, Krankheitsbildklassifizierungen und nach Diagnosen nahm er nicht vor. Sie wäre ohne weiteres möglich gewesen.

Zu seiner Bearbeitung wäre grundsätzlich zu sagen: Ich hatte niemals daran gedacht, die zweidimensionale Systematik für die statistische Aufbereitung meiner Praxisfälle zu verwenden. Sie wurde von mir zu anderen Zwecken entwickelt.

Die Unterteilungen des Buchtextes durch Ziffern war ebensowenig für die Auflistung meiner Beratungsergebnisse innerhalb der Hauptgruppen gedacht. Mir ging es dabei ausschließlich um übersichtliche Abgrenzungen innerhalb des zum Thema „Diagnostische Programme in der Allgemeinmedizin" Geschriebenen. Die Orientierung an den Beratungsergebnissen, einschließlich der Krankheitsbilder, ergab sich dabei von selbst.

11.3 Zur Tabelle 5

Tabelle 5 ist ein ausgezeichnetes Beispiel dafür, wie man erreichte wissenschaftliche Fortschritte, statt sie zu übernehmen und weiter zu entwickeln, wieder zunichte machen kann.

Ich habe für bestimmte Zwecke – nicht zuletzt für die Praxisdokumentation – eine Systematik geschaffen, die eine einigermaßen vernünftige Zusammenfassung der allgemeinpraktischen Beratungsergebnisse in 12 Gruppen gestattet.

Außerdem schrieb ich ein Buch zur Einführung in die programmierte Diagnostik in der Allgemeinmedizin. Diesen Text versah ich mit Ziffern, wie das heute bei Fachpublikationen zur Gliederung des Inhalts gang und gäbe ist.

Keiner von beiden Behelfen war für fällestatistische Zwecke gedacht. Mein Mitarbeiter funktionierte aber beides dafür um. Möglicherweise wollte er mit Hauptgruppen arbeiten, und die Leitziffern aus meinem Programmbuch kamen seinem in der Datentechnik geschulten Denken entgegen.

Das konnte nicht gut gehen. Entsprechend der statistischen Grundregel, eine Menge müsse durch eine Systematik in möglichst gleiche Teile geteilt werden, hatte ich das uncharakteristische Fieber als Gruppe Nummer 1 in die *Systematik* gestellt. Es war mehr als genug, daß die afebrile Allgemeinreaktion und die fieberfreien Luftwegekatarrhe dazugegeben werden mußten. Die Zerreißung dieses Materials wäre unnatürlich gewesen.

Das diagnostische Abgrenzen der mit Fieber verlaufenden Fälle in der *Praxis* dagegen ist etwas ganz anderes. Hier mußte ich im Programmbuch vieles diskutieren, als ich die Handlungsanweisung für die Fälle von uncharakteristischem Fieber besprach. Daher ging ich bei dieser Gelegenheit auf die Pneumonien, die epidemischen Kinderkrankheiten, die Nebenhöhlenentzündungen, den Zoster, die Lungentuberkulose u. a. ein. Diese Vorkommnisse bezifferte ich durch meine Daten.

Tabelle 5. Beispiel einer individuellen Fällehäufigkeitsstatistik innerhalb einer Hauptgruppe unter Benutzung meiner zweidimensionalen Systematik und der numerischen Textaufgliederung in meinem Buch der diagnostischen Programme

Ziffern aus dem Buch	Allgemeiner Häufigkeitsrang 1977/1980	Beratungsergebnisse	Häufigkeit 1977–1986 (absolut)	[‰]
1.1.8.1		Fieber, uncharakteristisch	418	52,7
1.2.5	6	Husten, uncharakteristisch	203	25,5
1.2.1	9	Afebrile Allgemeinreaktion	163	20,5
1.2.8	16	Luftwegekatarrh, regional kombiniert	92	11,5
1.1.5.3	19	Mesotitis acuta	82	10,3
1.2.3.1	23	Pharyngitis	72	9,2
1.1.1.1	33	Angina tonsillaris	53	6,6
1.2.2	35	Schnupfen ohne sonstigen Befund	47	5,9
1.2.3.2	53	Halsschmerz ohne sonstigen Befund	33	4,1
1.1.5.1	59	Sinusitis frontalis	29	3,5
1.2.5	68	Laryngitis, Heiserkeit	27	3,3
1.1.2.7	72	Stomatitis aphthosa, Solitäraphten	26	3,2
1.1.2.2	78	Masernbilder	25	3,1
1.1.8.3	96	Zustand nach uncharakteristischem Fieber	21	2,5
1.1.2.3	92	Rötelnbilder	21	2,6
1.1.5.5	99	Pneumoniebilder	19	2,3
1.2.7	140	Bronchitis	13	1,5
1.1.2.5	141	Varizellenbilder	13	1,6
1.1.5.2	182	Sinusitis maxillaris	10	1,2
1.1.3	203	Herpes zoster	7	0,8
1.1.4	218	Erysipelbilder	6	0,7
1.1.2.4	214	Mumpsbilder	6	0,7
1.1.8.2	273	Wochenlang erhöhte Temperaturen	3	0,3
1.1.2.6	260	Ringelrötelnbilder	3	0,3
1.1.8.5	330	Impffieber	1	0,1
1.1.6.1	328	Lungentuberkulose	1	0,1
1.1.2.6	320	Keuchhustenbilder	1	0,1

Bei der Buchgliederung hielt ich mich ansonsten im großen und ganzen an die 12 Hauptgruppen der zweidimensionalen Systematik, wie ich sie konzipiert hatte.

11.4 Undiszipliniertes Denken und Handeln

Die in Tabelle 5 angeführten Fälle sind in der Gruppe 1 meiner zweidimensionalen Systematik nur teilweise enthalten. Das Hinzugekommene bläht diese Hauptgruppe auf – jedenfalls was den Umfang angeht. Es macht die Systematik unverständlich. Oder wird die Gruppe *„uncharakteristisches* Fieber etc."* klarer, wenn man darin auch die *charakteristischen* Bilder der Kinderkrankheiten, der Pneumonien, der Lungentuberkulose aufnimmt?

Ich möchte also diejenigen, die in der Praxis forschen wollen, davor warnen, meine Einteilungen und Ordnungen einfach umzufunktionieren. Diese Werkzeuge wurden mühselig für ganz bestimmte Zwecke geschaffen. Es handelt sich um ausgereifte Früchte. Mit ihnen sollte man widmungsgemäß umgehen.

Es ist leider eine Berufskrankheit der Ärzte, voreilig gewagte Schlüsse zu ziehen und auch die geistigen Werkzeuge leichtfertig zu handhaben. Bleuler nannte dieses „Leiden" das autistisch-undisziplinierte Denken in der Medizin [3].

Mein Mitarbeiter hat mit der von ihm zusammengefügten Systematik die Basis der früher gemeinsamen Methodik bei der Auswertung allgemeinärztlicher Fälle Statistiken verlassen.

Auf längere Sicht gesehen, hat er sich selbst isoliert, und wir haben damit ein neues Glied in der Reihe der Praxisforscher, welche Ergebnisse produzieren, die kein anderer versteht und die unvergleichbar sind.

Ich darf die Gelegenheit dazu benützen, den Kollegen, die sich in der Praxisforschung versuchen werden, zur Disziplin zu raten. Sie mögen zunächst einmal die von mir erarbeiteten Begriffe und die sonstigen Methoden ruhig übernehmen. Änderungen können sie sich vormerken. Nach Jahren werden sie meistens erkennen, daß sie durch die ihnen vorschwebende Änderung das Forschungsfeld nicht verbessert, sondern verschlechtert hätten.

All das hat damit zu tun, daß die berufstheoretische Praxisforschung noch etwas Neues ist. Die Zeit war bisher zu kurz, um genügend befähigte Forscher auf dieses Gebiet zu locken, um Autoritäten aufzubauen, damit diese wissenschaftliche Richtung zur allgemeinen Anerkennung gebracht wird. Das wiederum liegt z. T. daran, daß Elemente auf allgemeinmedizinischem Gebiet agieren, die sich den Anschein von wissenschaftlichen Autoritäten geben, ohne welche zu sein. Das Schlimmste aber ist, daß sich die akademische Forschung im klinisch-wissenschaftlichen Bereich so sehr spezialisiert, sich so sehr von der Medizin schlechthin entfernt hat, daß es dort überhaupt niemanden mehr gibt, der die Notwendigkeit einer Praxisforschung erkennen, ihre guten Früchte beurteilen, also vom bloßen Daherreden unterscheiden und die saubere Berufstheoretik fördern könnte.

Aus diesen und anderen Gründen steht der Praxisforschung noch ein dornenvoller Weg bevor. Später einmal wird man das berufstheoretische Forschen professionell lernen können. Was an einschlägigen Methoden bewährt ist, wird man dann ebenso bemüht gebrauchen, wie sich das auf allen anderen Gebieten der medizinischen Wissenschaft schon längst von selbst versteht.

11.5 Nochmals die Gegenstände

Ohne mich näher darüber zu verbreiten, möchte ich nochmals meine Fällepräsentationen (in den reinen Häufigkeitsreihungen aller Ereignisse) den Auflistungen nach der ICD-Systematik u. ä. grundsätzlich gegenüberstellen.

Der *Gegenstand* der *berufstheoretischen* Praxisforschung ist das, was an Beratungsproblemen an die Medizin herangebracht wird. Das ist *eine* Sache.

Die *herkömmliche* Medizinforschung beschäftigt sich – und das ist etwas ganz *anderes* – auf der Basis der normalen und pathologischen Anatomie mit der Entwicklung des Wissens um die definierten Krankheiten und die Behandlungsmethoden. Ihr *Gegenstand* ist der menschliche Körper. Sie wird von den Spezialisten getragen. Diese sind aber selbstredend daran interessiert zu wissen, wie häufig die diversen Krankheiten in der Medizin vorkommen [124].

Noch vor relativ kurzer Zeit wurde ausschließlich die Häufigkeit der Diagnosen in den Krankenhäusern berücksichtigt. Dabei hatten Ausdrücke wie „häufig" oder „selten" vielfach nur den Wert persönlicher Schätzungen.

Als die Computerexperten seinerzeit daran gingen, Programme für eine maschinelle Diagnostik zu entwerfen, merkten sie sehr bald, daß man mit den in den Lehrbüchern bzw. in manchen klinischen Publikationen stehenden Häufigkeitsangaben nicht viel anfangen konnte.

11.6 Diagnosenhäufigkeit im Krankenhaus

Zu Ziffern über die Häufigkeit der Krankheiten im stationären Bereich zu kommen, ist derzeit unmöglich. Das liegt am Mangel an einer berufstheoretischen spezialistischen Forschung. Die routinemäßigen Krankenhausuntersuchungen fördern ja unzählige Abnormitäten zutage. Mangels Berufstheoretik können die Kliniker jedoch mit ihnen statistisch nicht richtig umgehen. In der Allgemeinmedizin dagegen ist das durch die Praxisforschung ohne weiteres möglich. Es sind ja Regeln dafür aufgestellt worden, was an Befunden bei der ärztlichen Betreuung und damit auch statistisch außer Betracht bleiben kann. Die Überschrift zum einschlägigen Kapitel lautet: „Die aufgedeckten, realisierbar behandlungsbedürftigen Affektionen" (Arba [76, 140]).

Nehmen nun die Kliniker all das in ihre Fällestatistiken auf, was sie uns als „Diagnosen" in den Arztbriefen mitteilen, bzw. im Zuge ihrer Diagnostik an Normabweichungen gefunden haben, dann müssen völlig verzerrte Häufigkeitswerte zustande kommen. Die eigentlichen Beratungsprobleme versinken ja dann gleichsam in einem Meer von anderen „Diagnosen". Auch diesbezüglich hat uns in der Allgemeinmedizin die Praxisforschung schon ein gutes Stück vorangebracht. Das war eine Folge der prinzipiellen Orientierung an den Beratungsursachen, die die Patienten zu den Ärzten bringen. Bloße Abnormitäten werden „gewogen" und in die Fällestatistik nur ausnahmsweise einbezogen (Näheres s. unter [20, 42, 76, 140]). Es dürfte nach dem bisher Gesagten übrigens keinerlei Zweifel mehr darüber geben, daß die Trennung zwischen Haupt- und Nebendiagnosen bzw. in erste, zweite, dritte etc. Diagnosen das Problem richtiger Häufigkeitswerte nicht löst, sondern nur willkürliche Präferenzen schafft [20, 22, 76, 140]. Manche aufgeschlossene Kliniker erhoffen von den Praxisforschern, daß sie ihnen Daten liefern, was in der Medizin häufig und was selten vorkommt. Vor allem interessiert sie, wie es um die Häufigkeit der Krankheiten steht, mit denen sie zu tun haben.

Auch wir wollen den Klinikern realistische Häufigkeitswerte liefern. Bei mir war dieser Wunsch ja eine der tragenden Veranlassungen dafür, Fällestatistiken zu machen. Nur stellte ich mir das zunächst viel zu einfach vor. Je länger ich darüber nachdachte und auf die Beratungsergebnisse mein Augenmerk richtete, um so mehr rückte die berufstheoretische Forschung bei mir in den Vordergrund. Die Erhebung der *Krankheitshäufigkeit* trat schon allein deshalb zurück, weil ja nicht zu übersehen war, wie selten wir bei unserem Material Präzises darüber aussagen können.

11.7 Krankheiten und Erkrankungen

Geht man dem auf den Grund, was eigentlich mit der Präsentation der Praxisfälle à la ICD u. ä. bezweckt wird, so stößt man unweigerlich auf die Tendenz, zu Aussagen über die Häufigkeit der *Krankheiten* zu kommen.

Damit dienen also, wenn wir die richtigen Schlüsse gezogen haben, diese Statistiken eher der traditionellen Krankheitenforschung, als daß wir dadurch mit der Berufstheorie der Allgemeinmedizin vorankommen würden. Nehmen wir es mit den Beratungsergebnissen ernst, dann können unsere Fälle weit überwiegend *nicht* als Krankheitserkennungen gelten.

Also stellt man eben „Diagnosen" und bringt sie in eine Krankheitensystematik. Aber damit ist schließlich auch nicht mehr erreicht als die Vorspiegelung falscher Tatsachen.

Der Kernpunkt ist hier der fehlende Beginn einer spezialistischen berufstheoretischen Forschung. Erst dadurch werden auch die Kliniker dahin kommen, das Problem der Krankheitshäufigkeit realistisch zu sehen. Erwarten sie von uns keine Dienste mehr, die wir nicht leisten können und gehen sie selbst davon ab, die *Krankheitserkennung* mitsamt der Häufigkeit als unabdingbare Aufgabe zentral in ihrer angewandten Medizin zu sehen, dann werden sie ihre und auch unsere Funktion besser verstehen.

Diesem künftigen Verständnis kommen die Benennungen meiner meisten Gruppen schon heute weit entgegen. In meiner Systematik gibt es ja nicht die Gruppen von diagnostizierten *Krankheiten,* sondern ganz bewußt das Wort *„Erkrankungen".* Darunter werden als gleichrangig ebenso alle unklaren Symptome und Beschwerden gezählt, wie die überzeugenden Zuordnungen zu wissenschaftlichen Krankheitsbegriffen. Der feine, aber grundlegend wichtige Unterschied zwischen Krankheiten und Erkrankungen fällt in der heutigen Zeit in der angewandten Medizin, in der unklare Ausdrucksweisen – und nicht nur dort – üblich sind, nicht weiter auf.

Im Überblick darf festgestellt werden: Bei den heute fast ausschließlich gebräuchlichen Systematiken von Krankheiten für die Praxisfälle werden *Symptom-* und *Symptomgruppen*klassifizierungen unter den verschiedensten Bezeichnungen den Krankheiten in ihren Gruppen bestenfalls wie Fremdkörper angeklebt. Das *Klassifizieren von Krankheitsbildern* – an sich eine klare Sache – kennt überhaupt fast niemand. Diese Krankheitensystematiken dienen den heute geltenden Fiktionen, insbesondere, daß man nach dem Beraten in der Medizin stets Diagnosen stellen kann. Erst wenn die Praxisforscher diese unguten Systematiken verworfen haben und ihre Beratungsergebnisse nicht mehr zu solchen Schreibtischprodukten degradieren werden, wird man davon sprechen können, daß die Berufstheoretik bzw. die angewandte Medizin überall auf ein höheres Niveau gekommen ist.

12 Andere umfassende Statistiken

Bezüglich der kompletten Fällestatistik über mindestens 3 volle Jahre hindurch
hatte ich gesagt, sie sei eine ewige Aufgabe der Praxisforschung. Auf Amateurba-
sis läßt sie sich aber nur schwer erstellen. Man kann nicht damit rechnen, sie in
extenso abgedruckt zu erhalten. Trotzdem muß es damit weitergehen. Schließlich
wird in der Anatomie längst nicht mehr das Ergebnis jeder Leicheneröffnung
publiziert. Trotzdem wird mit wissenschaftlicher Gründlichkeit weiter seziert.
Immerhin muß der heutige Praxisforscher nicht unbedingt komplette Fällestatistiken durchführen. Hat er seine Methodik der meinen weitestgehend angeglichen,
so kann er sich bei eigenen, weniger aufwendigen statistischen Untersuchungen
meiner Ergebnisse als Parameter so bedienen, als wären es die eigenen.

Natürlich wird es in den verschiedenen Ländern immer wieder Wissenschaftler
geben, die komplette Fällestatistiken in ihren Praxen durchführen, um der Frage
nachzugehen, ob sich an den bisher festgestellten Fällehäufigkeiten etwas geändert hat. Sie werden, genau genommen, mit Variationen rechnen und solche hier
und dort für gewöhnlich auch feststellen können, wenn die Materialien umfangreich genug sind. Auf diese Weise erfassen sie dann rechtzeitig, wenn etwas früher
Häufiges seltener geworden ist und umgekehrt – bis herunter zur Grenze des
regelmäßig häufigen. Daraus können sich sehr wohl – wenn es sich nicht gerade
um epidemische Wellen oder unverbundene Massenerscheinungen gehandelt
hatte – praktische Konsequenzen für den Durchschnittsallgemeinarzt ergeben. So
waren von den 40er bis in die 60er Jahre hinein z. B. Diabetesfälle relativ selten.
Die Gicht sahen wir kaum. Stellt nun ein Praxisforscher an seinem Material fest,
daß beider Zahl kontinuierlich von Jahr zu Jahr ansteigt, so kann er Alarm geben.
Für die informierten Berufskollegen, aber auch für die Kliniker bedeutet das, daß
sie die Zuckerkrankheit und die Arthritis urica nun viel öfter in ihre diagnostischen Überlegungen einbeziehen müssen. Sie werden es mit einschlägigen Fällen
über kurz oder lang auch viel öfter zu tun bekommen.

Was eine rechtzeitige Information wert ist, kann ich mit einem eigenen Erlebnis
belegen. Ein Patient von mir wurde seinerzeit wegen einer Phlegmone am Fuß auf
einer chirurgischen Station aufgenommen und dort auch operativ versorgt. Es war
ein Gichtanfall gewesen. In Unkenntnis der urischen Arthritis hatte man, weil es
damals so zahlreiche Phlegmonen gegeben hatte, den Fall einfach den pyogenen
Infekten zugeschlagen. Heute ist es eher umgekehrt, seit die Zahl der pyogenen
Infektionen drastisch abgenommen hat. Der Mensch mit einer Gelenkphlegmone
gerät eher in Gefahr, wegen Gicht anbehandelt zu werden.

12.1 Thema: Inzidenz

Wer allgemeine Häufigkeitsstatistiken machen will, die Erhebung der Prävalenz aber für zu aufwendig hält, mag sich auf die Erfassung der neuen Fälle (Inzidenz) beschränken. Damit erspart er es sich, jährlich alle Dauerpatienten zu erfassen. Das entlastet immerhin.

Trotzdem kommt er nicht darum herum, das sonst für Fällestatistiken Empfohlene einzuhalten: Er sollte die Fälle volle 3 Jahre hindurch zählen, mit der Zählung am 1. Oktober beginnen, die Beratungsergebnisse so rasch als möglich in ein DIN-A4-Heft eintragen und schließlich in eine DIN-A6-Patientenkartei überschreiben. Die Auswertung kann maschinell erfolgen. Die richtige Form der Präsentation ist die Häufigkeitsreihung. Am besten ist es, das Material von der Diagnostik und den Begriffen her dem meinen anzupassen. Anderenfalls können nur die eigenen Ziffern miteinander verglichen werden. Das ist etwas wenig. Wer viel Erfahrung in der Praxisstatistik hat, kann sogar seine Inzidenz- mit meinen Prävalenzziffern vergleichen. Er muß aber das Ausmaß und den Umfang der statistischen Variationen schon sehr gut beurteilen können.

Doch gibt es von mir auch eine Siebenjahresinzidenzstatistik. Sie wurde in einem längst vergriffenen Buch publiziert, aber bis heute noch nicht näher bearbeitet [111]. In Tabelle 6 findet sie sich hier reproduziert.

Der Praxisforscher kann sie als Vergleichsparameter bzw. als Muster einer Normalverteilung von Fällen im unausgelesenen Material benützen. Natürlich beziehen sie sich auf die 60er und 70er Jahre. Voraussetzung für die Benutzung ist wiederum, daß der Benutzer möglichst dieselbe Diagnostik und dieselben Begriffe gebraucht wie ich.

12.2 Inzidenz 1967–1973

Dazu einige Beispiele dafür, welche Fundgrube eine solche Erhebung darstellt. Die wesentlichsten Erkenntnisse ergeben sich natürlich aus dem Vergleich. In Tabelle 6 sind jeweils in den einzelnen Positionen die Summen aller Fälle von 7 Jahren angegeben. Aufschlüsselungen nach Jahren fehlen. Die linke Zahlenreihe in Tabelle 6 gibt die Prävalenz 1955–1959 in derselben Praxis an. Da diese Tabelle 1976 gedruckt wurde, konnten die Inzidenz- und Prävalenzwerte 1977–1980 verständlicherweise noch keine Berücksichtigung finden.

Beispiele für Folgerungen aus den Resultaten: Es fällt auf, daß, was 1955–1959 unter der Prävalenz öfter als 1:3000 Praxisfälle, also regelmäßig häufig, vorgekommen war, auch als Inzidenz 1967–1973 (unter schätzungsweise 15000 Neuzugängen) zumindest einmal gezählt wurde. Es gibt unter den 306 Positionen lediglich 20 Ausnahmen: Ulcus corneae, abnormer Plazentaabgang, perniziöse Anämie, Überfütterung, Rhinopharyngitis, Dammriß, dekompensierte Vitien, schmerzende Hautnarben, Impffieber, lokale Muskelschwäche, benigne Adnexgeschwülste, Myxödem, Lupus erythematodes, Thenaratrophie, Erysipeloid, Alopecia areata, chronisches Glaukom, iatrogener Abszeß, Extrauteringravidität und Endokarditis. Ohne näher darauf einzugehen, ist doch erstaunlich, wie viele Übereinstimmungen im Sinne des Fälleverteilungsgesetzes es zu verschiedenen Zeiten

Tabelle 6. Neue Fälle (Inzidenz) aus meiner Praxis Brunn an der Wild vom 1.1. 1967-31.12. 1973. Darstellung dieser Inzidenz in Bezug zur Prävalenzrangordnung in derselben Praxis 1955-1959. „In Anbetracht sämtlicher Streuungsmöglichkeiten bedeuten im Vergleich beider Häufigkeitskurven Differenzen um einige Dutzend Ränge nicht viel. Als normale Variationen bedürfen sie meistens keines Kommentars" [111]

Häufig-keitsrang 1955-1959 (Prävalenz)	Beratungsergebnisse	Häufigkeits-rang 1967-73 (Inzidenz)	Neue Fälle 1967-73 absolut (Inzidenz)
1	Uncharakteristisches Fieber	1	708
2	Myalgien	3	195
3	Husten	7	145
4	Hautwunden, isoliert	6	152
5	Erbrechen und/oder Durchfall	4	167
6	Kontusionen	17	78
7	Abszesse	14	97
8	Ekzem	8	139
9	Angina tonsillaris	13	108
10	Kopfschmerzen ohne sonstige Symptome	22	59
11	Mesotitis acuta	10	129
12	Arthropathie, Periarthropathie	12	112
13	Kreuzschmerzen	11	117
14	Konjunktivitis	16	92
15	Neuralgien	2	213
16	Sonstige Abdomenopathien	18	78
17	Polymorphe, wahrscheinlich funktionelle Beschwerden	23	56
18	Hypertonie	31	46
19	Odontogener Infekt, lokal	20	67
20	Pharyngitis	19	77
21	Obstipation	51	32
22	Impetigo contagiosa	5	154
23	Uncharakteristisches Fieber, Zustand nach	42	37
24	Afebrile Allgemeinreaktion	9	134
25	Leichte kombinierte Verletzungen (mit und ohne Wunden)	27	52
26	Vertigo	25	54
27	Präkordialschmerzen, uncharakteristisch	32	46
28	Oberbauchschmerzen, uncharakteristisch	52	31
29	Luftwegekatarrhe, kombiniert	15	97
30	Panaritium	30	44
31	Herzinsuffizienz, chronisch	65	28
32	Appendizitisbilder	28	52
33	Furunkel	39	39
34	Pertussisbilder	72	26
35	Verletzungen, infizierte	73	26
36	Säuglingsdyspepsie	130	13
37	Ulcus pepticum	76	24
38	Pneumoniebilder	34	43
39	Abdominelle Krämpfe, uncharakteristisch	47	34
40	Rippenbruchbilder	84	21
41	Zerumen	24	56
42	Frakturen, sonstige, multiple	21	61
43	Parästhetische Chirobrachialgien	94	18
44	Asthma bronchiale	160	10
45	Hernien, inguinale	66	28

Tabelle 6 (Fortsetzung)

Häufig-keitsrang 1955–1959 (Prävalenz)	Beratungsergebnisse	Häufigkeits-rang 1967–73 (Inzidenz)	Neue Fälle 1967–73 absolut (Inzidenz)
46	Thrombophlebitisbilder	33	44
47	Rhinitis	48	33
48	Furunkulose	122	14
49	Aphthosis, Solitäraphthen	38	40
50	Tubenkatarrhbilder	112	15
51	Cholezystopathie (ohne Lithiasis)	123	14
52	Hand- und Fußekzem	142	12
53	Distorsio-pedis-Bilder	26	53
54	Hordeolum	60	29
55	Polyarthritis, primär chronisch	184	8
56	Bronchitis (nichtasthmatisch, nicht fieberhaft)	61	24
57	Exkoriationen	49	33
58	Dermatitis, akut	53	31
59	Sinusitis-frontalis-Bilder	35	42
60	Subkonjunktivale Fremdkörper	85	21
61	Varizellenbilder	104	16
62	Zerebrale Insulte	98	17
63	Pyodermien	143	12
64	Muskelzerrung, Muskelriß	43	35
65	Insektenstichbilder	29	51
66	Ulcus cruris	105	16
67	Dyspnoe ohne sonstige Symptome	168	9
68	Bißverletzungen	81	22
69	Epistaxis	62	29
70	Struma, euthyreot	161	10
71	Arthrosis deformans	194	7
72	Strophulus (Lichen urticatus)	54	31
73	Varizen	63	29
74	Tinea (außer interdigitale und Soor)	86	21
75	Urtikaria	57	30
76	Dermatomykose, interdigital	77	24
77	Cholelithiasis, mit Krampfschmerzen	95	18
78	Halsschmerz ohne sonstige Symptome	50	33
79	Hämatome	40	39
80	Neuritisbilder	78	23
81	Rubeolenbilder	106	16
82	Descensus uteri, vaginae	124	14
83	Verbrennungen	44	35
84	Mumpsbilder	96	18
85	Laryngitis, Heiserkeit	87	21
86	Phlegmonen	205	6
87	Hornhautfremdkörper	41	38
88	Monarthropathie mit Erguß	147	11
89	Konjunktivitis, nach Fremdkörpern	67	28
90	Dysmenorrhö, andere menstruelle Anomalien	55	31
91	Masernbilder	68	27
92	Verrucae vulgares, planae juveniles	45	35
93	Otalgie ohne Befund	185	8
94	Kommotio mit leichten Nebenverletzungen	113	15
95	Neubildungen, sonstige gutartige	88	20
96	Parästhesien, uncharakteristische	69	27

Tabelle 6 (Fortsetzung)

Häufig-keitsrang 1955–1959 (Prävalenz)	Beratungsergebnisse	Häufigkeits-rang 1967–73 (Inzidenz)	Neue Fälle 1967–73 absolut (Inzidenz)
97	Sodbrennen, Hyperazidität	148	11
98	Polymenorrhö, Endometritis	82	22
99	Bronchitis asthmatica	169	9
100	Lymphomata ohne sonstige Befunde	186	8
101	Marasmus, allgemeine zerebrale Arteriosklerose	125	14
102	Stichverletzungen	56	31
103	Malignome (außer Haut)	187	8
104	Klavi	131	13
105	Herpes-zoster-Bilder	79	23
106	Hepatitis epidemica	–	2
107	Tachykardie, Herzjagen	89	20
108	Pernio	170	9
109	Herpes simplex	107	16
110	Pollakisurie, uncharakteristische	114	15
111	Senkfußbeschwerden	108	16
112	Anfälle, uncharakteristische, sonstige	132	13
113	Peritonsillarphlegmonen	115	15
114	Oxyuriasis	70	27
115	Epilepsiebilder	171	9
116	Abmagerung	–	1
117	Zystitisbilder	37	41
118	Paronychien	75	25
119	Distorsionen, sonstige	58	30
120	Fremdkörper unter Haut und Nägeln	92	19
121	Hernie, umbilikale	99	17
122	Oedema pedis, uncharakteristisch	162	10
123	Epicondylitis humeri	93	19
124	Otitis externa furunculosa	149	11
125	Frakturen, Finger/Zehen, isoliert	116	15
126	Schwangerschaft und Geburt	80	23
127	Fluor albus, uncharakteristisch	150	11
128	Schwäche, Mattigkeit, allgemein ohne sonstige Symptome	126	14
129	Hypomenorrhö, Amenorrhö	100	17
130	Ganglion	195	7
131	Klimakterische Beschwerden	101	17
132	Kardiopathien, polymorphe	102	17
133	Gewichtszunahme, Adipositas	133	13
134	Hämorrhoiden	117	15
135	Herzklopfen, ohne Tachykardie	224	5
136	Blut im Auswurf ohne sonstige Symptome	225	5
137	Erosio portionis, Zervizitis	36	42
138	Emphysem	–	1
139	Schwere, kombinierte Verletzungen mit/ohne Fraktur, Commotio cerebri	74	26
140	Distorsio genus	127	14
141	Dyshidrosis manus	109	16
142	Schlaflosigkeit ohne sonstige Symptome	71	27
143	Anorexie ohne sonstige Symptome	163	10
144	Diabetes mellitus	151	11
145	Nervositas ohne sonstige Symptome	59	30

Tabelle 6 (Fortsetzung)

Häufig-keitsrang 1955–1959 (Prävalenz)	Beratungsergebnisse	Häufigkeits-rang 1967–73 (Inzidenz)	Neue Fälle 1967–73 absolut (Inzidenz)
146	Alkoholabusus	134	13
147	Herzinsuffizienz, akut	240	4
148	Acne vulgaris	90	20
149	Hidrosadenitis axillaris	269	3
150	Commotio cerebri, isoliert	270	3
151	Lipombild	64	29
152	Cholezystektomie, Beschwerden nach	241	4
153	Bild einer rachitischen Kraniotabes	172	9
154	Abortus	103	17
155	Tendovaginitisbild	144	12
156	Venöse Hämorrhagien	206	6
157	Lymphadenitis, akut	118	15
158	Fraktur der Klavikula	135	13
159	Seborrhö	119	15
160	Plazentaabgang, abnormer	–	–
161	Atherombild	145	12
162	Fremdkörper der Aperturen, ohne Augen	152	11
163	Myodegeneratio cordis, komplette Arrhythmie	226	5
164	Gingivitis, uncharakteristisch	173	9
165	Angulus infectiosus	196	7
166	Dermatose, uncharakteristisch	197	7
167	Anämie, perniziös	–	–
168	Überfütterung, Folgen von	–	–
169	Mastitis, Milchstauung	128	14
170	Otitis externa	174	9
171	Polyarthritis acuta	271	3
172	Statische Beschwerden, sonstige	175	9
173	Pruritus, anogenital	129	14
174	Krämpfe, sonstige, uncharakteristisch	–	2
175	Stomatitis, uncharakteristisch	227	5
176	Bursitis, akut	242	4
177	Psychosen, akut	198	7
178	Cheilitis, aufgesprungene Lippen	228	5
179	Sehnendurchtrennung	207	6
180	Myokardinfarkt	243	4
181	Rhinopharyngitis	–	–
182	Intertrigo	91	20
183	Episkleritis	208	6
184	Dammriß	–	–
185	Brustneubildung, gutartig	272	3
186	Tuberkulose der Lunge	–	1
187	Hyperhidrosis, allgemein	209	6
188	Urolithiasisbild, mit Koliken	46	34
189	Ulcus corneae	–	–
190	Dysurie ohne sonstige Symptome	273	3
191	Sonstige Verletzungen, ohne Fraktur, ohne Kommotio	136	13
192	Luxationen, sonstige	188	8
193	Vomitus ohne sonstige Symptome	–	1
194	Hämangiom	176	9
195	Hernie, inkarzeriert	244	4
196	Pruritus, allgemein	199	7

Tabelle 6 (Fortsetzung)

Häufig-keitsrang 1955–1959 (Prävalenz)	Beratungsergebnisse	Häufigkeits-rang 1967–73 (Inzidenz)	Neue Fälle 1967–73 absolut (Inzidenz)
197	Erysipelbild	189	8
198	Beinkrämpfe, uncharakteristisch	210	6
199	Prostatahypertrophie, auch Bild	211	6
200	Vulvitis, Vaginitis	120	15
201	Ohrensausen, Ohrenklingen ohne sonstige Symptome	212	6
202	Fraktur, Radius	137	13
203	Zystopyelitisbild	153	11
204	Hernia epigastrica	274	3
205	Pityriasis versicolor	229	5
206	Basaliome	–	2
207	Hyperhidrosis, lokal	245	4
208	Vitium, kompensiert	–	1
209	Vitium, dekompensiert	–	–
210	Globus ohne sonstige Symptome	213	6
211	Frostschäden, sonstige	146	12
212	Wallungen, lange nach der Menopause	275	3
213	Parkinsonismusbilder	–	2
214	Keratitis, Keratokonjunktivitis	200	7
215	Enuresis nocturna	154	11
216	Psychosen, chronisch	246	4
217	Chalazion	–	2
218	Star, grauer	177	9
219	Meteorismus, ohne sonstige Symptome	217	6
220	Hyperkeratosen, sonstige	276	3
221	Myalgien, exogen	190	8
222	Unguis incarnatus	138	13
223	Follikulitis	230	5
224	Schwellungen und Infiltrate, uncharakteristisch	139	13
225	Myoma uteri	201	7
226	Tonsillarhypertrophie	155	11
227	Zungenbrennen, ohne sonstige Symptome	–	2
228	Ohnmacht, Synkope	140	13
229	Scharlachbilder	231	5
230	Anämien, hypochrom	232	5
231	Haltungsanomalien	277	3
232	Tic, besonders Tic facial	278	3
233	Schmerzende Hautnarben	–	–
234	Leberzirrhose	247	4
235	Impffieber	–	–
236	Ohrfluß, chronisch rezidivierend	214	6
237	Parametritis, Perimetritis	248	4
238	Muskelschwäche, lokal, ohne sonstige Symptome	–	–
239	Pseudokruppbild	–	1
240	Myalgien, fieberhaft	249	4
241	Karbunkel	215	6
242	Wangenabszeß, odontogen	–	1
243	Fisteleiterung	279	3
244	Hämarthros	250	4
245	Dermatitis anogenitalis, Windelausschlag	83	22
246	Migräne	216	6
247	Kreislaufinsuffizienz, akut	110	16

Tabelle 6 (Fortsetzung)

Häufig-keitsrang 1955–1959 (Prävalenz)	Beratungsergebnisse	Häufigkeits-rang 1967–73 (Inzidenz)	Neue Fälle 1967–73 absolut (Inzidenz)
248	Pyelitisbild	164	10
249	Tarsalgie ohne sonstige Symptome	191	8
250	Adnextumoren, benigne	–	–
251	Parageusien ohne sonstige Symptome	280	3
252	Adnexitis, chronisch	–	2
253	Otosklerose, Hypakusie ohne sonstige Symptome	156	11
254	Glossitis, uncharakteristisch	218	6
255	Hygrom, Bursitis chronica	281	3
256	Ganganomalien	233	5
257	Nervöse Erschöpfung	157	11
258	Myxödem	–	–
259	Soorbild	282	3
260	Quincke-Ödem	–	2
261	Embolien der Extremitäten	219	6
262	Achylia gastrica	202	7
263	Balanitisbild	251	4
264	Lupus erythematodes	–	–
265	Impotentia coeundi	–	1
266	Thenaratrophie	–	–
267	Kleinkindergesichtsekzem	165	10
268 A	Infektionen, pyogene, sonstige	193	8
268 B	Konjunktivitis durch chemische u. ä. Einflüsse	111	16
269	Asthma cardiale	283	3
270	Sinusitis maxillaris	178	9
271	Nausea, ohne sonstige Symptome	220	6
272	Nävus	179	9
273	Angstneurosen	284	3
274	Adnexitis acuta	234	5
275	Exanthem	–	2
276	Phimose	180	9
277	Fissura ani	166	10
278	Haarausfall, diffus	192	8
279	Heilmittelintoxikation	–	1
280	Fieberkrämpfe beim Kleinkind (Fraisen)	252	4
281	Erysipeloidbild	285	3
282	Alopecia areata	–	–
283	Hydrocele testis	–	2
284	Glaukom, chronisch	–	–
285	Nephritis, akut	–	1
286	Orchitis, Epididymitis	286	3
287	Polydipsie ohne sonstige Symptome	253	4
288	Füße, kalte	254	4
289	Hüftgelenksdysplasie	253	5
290	Uncharakteristisches Fieber, wochenlang	255	4
291	Abszeß, pyogener Infekt, iatrogen	–	–
292	Blepharitis	221	6
293	Extrauteringravidität	–	–
294	Wehen, falsche	–	1
295	Spreizfußbeschwerden	287	3
296	Zervixpolypbild	288	3
297	Tuberkulose, außer der Lunge	–	2

Tabelle 6 (Fortsetzung)

Häufig-keitsrang 1955–1959 (Prävalenz)	Beratungsergebnisse	Häufigkeits-rang 1967–73 (Inzidenz)	Neue Fälle 1967–73 absolut (Inzidenz)
298	Psoriasisbild	181	9
299	Inkontinenz, außer Enuresis nocturna	236	5
300	Nabelgranulom	289	3
301	Pityriasis rosea	158	11
302	Molluscum contagiosum	–	2
303	Urethritis non specifica	290	3
304	Pankreatopathien	–	2
305	Septumdeviation	–	2
306	Endokarditis	–	–

zwischen der Prävalenz und der Inzidenz gegeben hatte. Außerdem sind viele Ursachen für das Ausbleiben von Fällen für die 20 genannten Positionen erklärbar. So etwa gab es bei mir weder Dammrisse, noch abnorme Plazentaabgänge mehr, weil ich in den späten 50er Jahren meine Hausgeburtstätigkeit eingestellt hatte.

Was die Rhinopharyngitis angeht, so zählte ich sie später in der Position 28 (kombinierte Luftwegekatarrhe). Fraglos seltener sind die Fälle von Glaukom, Perniziosa, Vitien, Hornhautulzera und Folgen von Überfütterung geworden. Was die Adnexgeschwülste, den Lupus erythematodes und die Alopecia areata angeht, so kamen 1967–73 ebenso zufällig keine Fälle vor, wie es von anderen relativ seltenen Beratungsergebnissen zufällig Vorkommnisse gegeben hatte.

Ich kenne einige Dutzend solcher Probleme in der Häufigkeit von etwa 1:10000–1:20000 Fällen. Sie bleiben wohl jahrelang aus. Mit regelmäßiger Seltenheit sieht man sie doch immer wieder in der Praxis.

12.3 Hochdruck und Diabetes

Ohne statistische Unterlagen hätte man meinen können, bei einer Inzidenzstatistik würde das Außerachtlassen der Dauerpatienten, der chronischen Krankheiten also, schwer ins Gewicht fallen. Daß das nicht immer stimmt, lehren z. B. die Hypertoniewerte: Sie sind in der Inzidenzstatistik, gegenüber den Häufigkeitswerten in der Prävalenzstatistik nur von der Rangziffer 18 (1955–1958) auf die Rangziffer 46 (1967–1973) abgefallen.

Wenn man feststellt, daß es also gar nicht wenige *neue* Fälle mit Hochdruck gab, so darf freilich nicht vergessen werden: Binnen 7 Jahren versterben ja ganz normalerweise, durch Einrückung in die höheren Altersstufen, Hypertoniepatienten. Ein entsprechend großer Nachschub kommt in Behandlung. Trotzdem überrascht die hohe Zahl der Neuzugänge. Noch mehr gilt dies für die Zuckerkranken. Auch hier hätte man annehmen können, der Großteil der Fälle 1955–1959 wären Dauerpatienten gewesen und es hätte 1967–1973 nur wenige Neuzugänge gegeben. Tatsächlich blieb die Rangordnung (1955–59 Rang 144, 1967–73 Rang 151) aber gleich. Durch relativ zahlreiche Neuzugänge war ein Abrutschen in der Häufigkeitsreihe gar nicht zustande gekommen. Das wiederum erklärt sich damit, daß die Zuckerkrankheit damals wirklich häufiger vorzukommen begann.

1977–1980, als der absolute und relative Anstieg der Fälle von Zuckerkrankheit praktisch zu einem Ende gekommen war, hatte sich der Diabetes in der allgemeinen Häufigkeitsreihung (Prävalenz) von dem früheren Rang 144 (1955–1959) bereits auf Rang 15 (!!) vorgeschoben. Nunmehr verhielten sich die alten zu den neuen Fällen von Diabetes wie 1:4. Mit der Inzidenz allein hätte die Zuckerkrankheit 1977–1980 den Rang 15 also nicht halten können, sondern wäre in der Liste der neuen Fälle weit abgestürzt und etwa auf Rang 60 gelandet.

In scheinbar weniger eindrucksvoller Weise gilt dies auch für die Hypertonie. Deren Prävalenz war von Rang 18 (1955–1959) bis auf Rang 2 (1977–1980!!) geklettert. Auch bei den Blutdruckkranken machten aber jetzt die neuen Fälle nur mehr ein Viertel der alten aus. Mit den neuen Fällen allein hätte die Hypertonie etwa nur den Rang 25 eingenommen. Man sieht übrigens daraus, daß es im Bereich der wirklich häufigen Praxisvorkommnisse keinen statistischen Abfall ins Bodenlose geben kann. Ausgenommen davon sind selbstredend Epidemien und die unverbundenen Massenerscheinungen (s. 5.16). Aber i. allg. entspricht in einer Häufigkeitsreihung der Fälle – ob Prävalenz oder Inzidenz – ¼ des Materials einer Einzelposition im obersten Bereich der Liste noch immer dem Umfang eines sonst relativ häufigen Vorkommnisses.

13 Statistiken von Einzelpositionen

Da die Inzidenzstatistiken letztlich auch noch genug Arbeit mit sich bringen, wird
der an der Praxisforschung Interessierte, wenn er Fällestatistiken machen will, am
ehesten bei einem einzigen Problem landen. Das geschieht auch, und zwar unbe-
kümmert. Vielfach sucht also der Kollege bzw. die Kollegin aus ihrer Kartei nur
Fälle heraus, bei denen die entsprechende Krankheit notiert ist, und diese Karteikarten werden ausgewertet. Wer so arbeitet, befindet sich aber auf einem Irrweg.
Man muß sich dazu Abb. 3 ansehen. Dargestellt ist dort schematisch die Entwicklung der medizinischen Wissenschaft. Der obere Teil der Kugel symbolisiert mit
einem Punkt am Pol den Anfang der Krankheitenforschung durch die Verwissenschaftlichung der Anatomie. Die gesamte obere Halbkugel umfaßt, welche Ergebnisse daraus erwachsen sind, nämlich die Krankheitenlehre und die therapeutischen Mittel. Der Äquator markiert den Stand von heute. Der untere Teil der

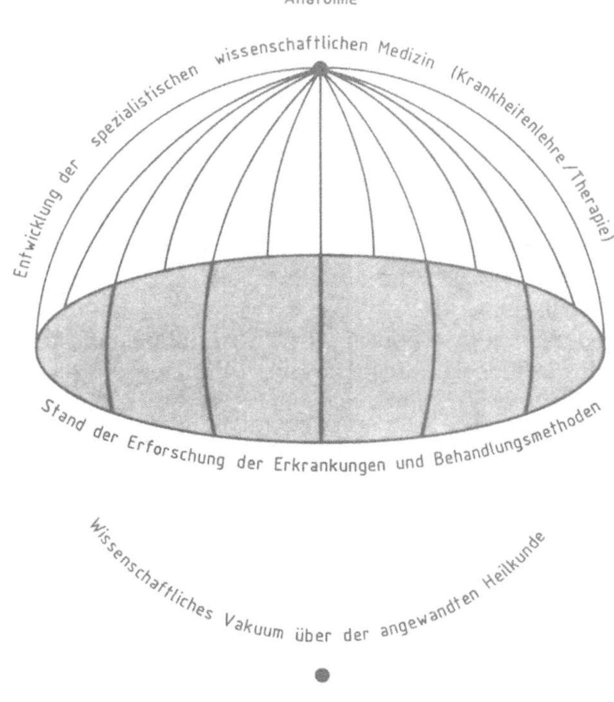

Abb. 3. Beginn der Erforschung der Angewandten
Heilkunde. Die Entwicklung
der Wissenschaftlichen Medizin wurde erst durch die Verwissenschaftlichung der Anatomie *(Punkt oben)* möglich.
Der Äquator markiert den
heutigen Wissensstand
(gesamte obere Hälfte). Die
untere (fehlende) Hälfte versinnbildlicht das weitgehende
Vakuum über der angewand-
ten Heilkunde sowie das sehr
bescheidene Ausmaß der
berufstheoretischen For-
schung. Der *Punkt auf der
unteren Halbkugel* soll die
grundlegende Position der
Fälleverteilung für die Theorie
der Angewandten Heilkunde
ausdrücken.
(Aus Braun 1986 [14])

Kugel sollte durch entsprechende berufstheoretische Forschungen ausgefüllt worden sein. Viel mehr als das Fälleverteilungsgesetz gibt es aber dort noch nicht. Was zählen die diagnostischen Programme, was die elementare Methodik, verglichen mit dem, was die Krankenhausärzte seit Jahrhunderten geschaffen haben? Und diese Forschungen gehen mit zehntausenden von professionellen Kräften weiter.

Das wissenschaftliche Potential in der berufstheoretischen Forschung ist dagegen minimal. Die wenigsten sind auf dem richtigen Weg.

13.1 Der magnetische Äquator

Tatsache ist, daß die Praxisforscher vom Äquator, d.h. vom aktuellen Stand der spezialistischen Forschung, angezogen werden. Dort möchten sie von ihrem Platz aus mitmachen. Dergleichen schwebt wohl dem Arzt vor, der seine Fälle von Ulcus duodeni, von Hypertonie oder von Gicht aus seiner Kartei heraussucht. Beispielsweise möchte er eine neue Behandlung ausprobieren und darüber etwas veröffentlichen.

Was er nun wirklich tut – und es gibt kaum Arbeiten, die nach einem solchen Start anders ablaufen – ist folgendes: Auf diese Weise kopiert der Allgemeinarzt unbefangen das Vorgehen gestandener Wissenschaftler. Wenn aber ein Forscher im Krankenhaus alle Fälle von Hypertonie, Ulcus, Gicht etc. aus dem Archiv heraussuchen läßt, dann gibt es in den Unterlagen keine Lücken.

Die Patienten wurden gründlich befragt und untersucht, die Diagnose verantwortungsbewußt gestellt. Bei der Hypertonie wurden ein nephrogener Hochdruck, ein Phäochromozytom usw. verläßlich ausgeschlossen. Der Druck war tatsächlich dauernd erhöht. Behandlungsversuche wurden an entsprechend ausgewählten Patientenkollektiven im einfachen oder doppelten Blindversuch durchgeführt.

Ich weiß, daß in der spezialistischen Medizin nicht alles Gold ist, was glänzt, und daß weder die Methoden noch die Materialien den hohen Anforderungen der Wissenschaft stets entsprechen. Im großen und ganzen liegen die Dinge aber doch so, wie das eben skizziert wurde.

Glaubt ein Praktiker daher, sich an den Äquator begeben und dort agieren zu können wie ein Spezialist, so ist das ein Trugschluß, dessen er sich freilich nicht bewußt ist.

Der erfahrene Forscher in der Klinik hat eine harte Schule hinter sich. Er kennt die traditionellen Techniken und die Fallstricke bei der wissenschaftlichen Tätigkeit aus langjährigem eigenem Engagement. Er studiert laufend das einschlägige Schrifttum, hat enge Kontakte mit anderen Forschern. Er publizierte schon oft. Er demonstriert hohes wissenschaftliches Niveau.

Der Allgemeinarzt, den es an den Äquator zieht, ahnt von all dem kaum etwas. Er hat nichts Entsprechendes zu bieten. Unabhängig davon, ob er allein arbeitet oder im Team, ob er kleinere oder größere Projekte realisiert, ob er publiziert oder nicht – sein Scheitern ist vorprogrammiert. Er scheitert daran, daß er das ganze Vakuum über der angewandten Medizin, vom Pol des Fälleverteilungsgesetzes bis hin zum hohen heutigen Niveau der spezialisierten Forschung in seiner Ahnungslosigkeit einfach überspringen will.

Tatsächlich kann er auf diese Weise berufstheoretisch noch gar nicht Praxisforschung betreiben. Dafür fehlen die meisten Voraussetzungen. Das dafür grundlegend wichtige Wissen existiert noch gar nicht.

Er verfügt auch nicht über die persönlichen und anderen Voraussetzungen, um von der *oberen* Seite der Kugel her an den Äquator heranzukommen: Seine Fälle sind vergleichsweise diagnostisch nur oberflächlich versorgt. Sie werden mit den Namen von wissenschaftlichen Krankheitsbegriffen bezeichnet, sind aber nicht genügend abgesichert. Aber das ist nur ein Bruchteil der Mängel, die Praxisfälle gegenüber denen von spezialisierten Kliniken aufzuweisen haben.

Bei aller Verlockung, einfach am Äquator mit unpräparierten Praxisfällen zu arbeiten, muß der Praxisforscher also begreifen, daß er dort nichts verloren hat. Seine Situation ist nun einmal die, daß er Generationen von Forschern davon entfernt ist, dergleichen wissenschaftliche Arbeiten mit Aussicht auf Erfolg durchführen zu können.

13.2 Ausnahmen

Er kann aber ausnahmsweise z. B. über Hautwunden arbeiten, über Umbilikalhernien, über die Distorsio pedis – wo es offenkundig keine unüberwindlichen diagnostischen und Benennungsprobleme gibt. Aber so ganz einfach ist das in berufstheoretisch annehmbarer Form auch nicht [187]. Im übrigen muß er sich dessen bewußt sein: Beschäftigt er sich ausschließlich mit Fällen, die verhältnismäßig leicht erkannt und benannt werden können, so weicht er den wesentlichen Grundproblemen der angewandten Allgemeinmedizin aus. Auf der anderen Seite verfügt er nicht über die umfassenden Kenntnisse und Möglichkeiten der klinischen Forscher, die sie bei ihren Publikationen unter Beweis stellen.

Wie die Dinge jedenfalls liegen, geht es bei den Arbeiten in der Allgemeinpraxis fast ausschließlich um die relativ (oder vermeintlich) leicht erkennbaren Fälle. Bevorzugt wird natürlich, was der Arzt an der ersten ärztlichen Linie häufig zu Gesicht bekommt. Das Projekt soll ja nicht allzu lange dauern. Dabei geraten die ambitionierten Kollegen allzu leicht in Regionen, in denen die Diagnostik gar nicht mehr so einfach ist. Aber darüber werden sie von ihren „Diagnosen" – von denen sie überzeugt sind – hinweggetäuscht.

13.3 Hypertonie

Unter den in der Praxisforschung bevorzugten wenigen Themen spielt die Hypertonie eine überragende Rolle. Gewiß kann der Allgemeinarzt auf dem Gebiet der Blutdruckerhöhung berufstheoretisch arbeiten. Die Kollegen glauben aber, daß es dazu genügt, die Kartei durchzumustern und die Fälle, bei denen Hypertonie als „Diagnose" vermerkt steht, herauszuziehen. Wie sie meinen, könnten die geplanten Untersuchungen, Beobachtungen etc. dann gleich anlaufen.

Es werden Aufgliederungen nach Alter und Geschlecht, nach dem sozialen Status, nach der Erkrankungsdauer, den eingenommenen Mitteln und selbstredend nach den diastolischen und systolischen Werten vorgenommen. Oder der Arzt beginnt ohne weiteres damit, ein neues Heilmittel zu testen.

All das ist verschiedentlich gemacht worden – und noch anderes mehr in dieser Richtung. Leider sind die Ergebnisse als Praxisforschung nicht akzeptabel.

13.4 Untersuchungsumfang

Die klinischen Forschungen auf dem Gebiet der Krankheiten sind legitim. Es ist die Domäne und zugleich das Monopol der Spezialisten. Im Falle wissenschaftlicher Bemühungen, wird die Krankengeschichte bei jedem Patienten besonders breit erhoben. Alle nötigen Untersuchungen werden durchgeführt. Die diagnostische Beurteilung stützt sich auf ein festes Fundament.

Wird aus der Allgemeinpraxis etwas über die Hypertonie publiziert, und bekommt der Kliniker ein solches Produkt zu Gesicht, so überprüft er klarerweise zuerst den Diagnostikumfang des Arztes bei seinen Fällen. Da findet er nun weder einen annehmbaren Umfang der Anamneseerhebung erwähnt, noch befriedigen ihn die vorgenommenen Untersuchungen. Auf diese Weise fehlen zahlreiche Voraussetzungen für das, was er von einer guten Arbeit über den Hochdruck – von seinem Standpunkt aus zu Recht – fordert.

Da die Arbeiten aus der Praxis, in denen es um Krankheiten geht, Forderungen des Spezialisten niemals gerecht werden, nimmt sie in den Kreisen der klinischen Forscher auch niemand ernst. Bestenfalls wirft der Spezialist einen prüfenden Blick darauf, um kopfschüttelnd über die Niveaulosigkeit der Praktiker zur Tagesordnung überzugehen. In seinen Augen disqualifizieren sich die Kollegen in der Praxis durch diese Publikationen laufend selbst.

13.5 Alles Nichtskönner?

Im Grunde sind die wissenschaftlichen Versuche dieser Art aber gar nicht so stümperhaft, wie sie dem hochqualifizierten klinischen Forscher vorkommen mögen. Er sieht ja alles nur von seiner Warte aus. Tatsache ist, daß gewisse Kollegen in der Praxis die nötige Neugier und Lust dazu haben, sich forschend zu betätigen. Auch die Themen sind keineswegs ganz abwegig. Das Problem ist nur, wie man so etwas richtig durchführt.

Mit den Mitteln der Spezialisten kommen sie jedenfalls nicht zum Ziel. Sie geraten aber immer wieder zum Äquator (s. oben, Abb. 3), weil sie eben unter Forschern das verstehen, was ihre klinischen Lehrer betreiben. Sie haben für gewöhnlich kein Organ dafür, daß sie etwas anderes in der Medizin tun und daß sie auch ihre Forschungen anders anpacken und durchführen müssen.

Finden sie freilich auf den Boden der eigenständigen Praxisforschung zurück – und dazu wurde dieses Buch ja geschrieben – dann verliert der Äquator der Krankheitenlehre bzw. der spezialisierten Forschung seine Anziehungskraft. Der Praxiswissenschaftler wird sich dessen bewußt, in welcher Region sein Arbeitsfeld liegt. Es befindet sich „südlich" des Äquators. Hat er den Unterschied zwischen der traditionellen und der berufstheoretischen Forschungswelt erfaßt, so kann er Erstklassiges leisten.

13.6 Beurteilung der Allgemeinmedizin

Eben war angedeutet worden, wie die Allgemeinmedizin seitens der Spezialisten beurteilt wird: diese legen die eigenen Maßstäbe an. Damit wird gemessen. Das hat gewiß dann seine Berechtigung, wenn sich Allgemeinärzte im Bereich der spezialistischen Kompetenz wissenschaftlich betätigen.

Ansonsten aber weiß man außerhalb der Allgemeinpraxis kaum, was es mit dieser Berufstätigkeit für eine Bewandtnis hat. Daß es diese große Unkenntnis gibt, kann man den anderen Ärzten nicht verübeln. Schließlich haben sie schon von der Ausbildung - und erst recht von der Weiterbildung her - völlig falsche Eindrücke erhalten. Auch die allermeisten Kollegen, die als Lehrbeauftragte für die Allgemeinmedizin an die Hochschulen gelangt sind, haben das Ihrige dazu beigetragen, um den Eindruck zu vertiefen: Was sich an der ersten ärztlichen Linie abspielt, ist de facto gar nichts Eigenes, sondern nur die Ausübung der Spezialmedizin im Querschnitt - verständlicherweise auf bescheidenem Niveau mit bescheidenen Kenntnissen.

Was wunder, wenn seinerzeit für die Analytic Study of North Carolina General Practice Internisten entsandt wurden, um die praktischen Ärzte bei ihrer Berufstätigkeit kritisch zu beobachten und Zensuren auszuteilen [199].

Die Fachärzte benoteten alle Praktiker gut, die eingehende Anamnesen erhoben, stets den Blutdruck gemessen hatten u. ä. Geschah dies bei einem Patienten nicht, gab es Minuspunkte.

Die Kriterien für die Beurteilungen waren also nicht etwa an den Zwängen orientiert, unter denen an der ersten ärztlichen Linie gearbeitet werden muß, sondern daran, wie sich die Internisten eine gute Allgemeinmedizin vorstellten.

Entscheidend für die Heilkunde ist aber nicht, wie sie nach Meinung dieser oder jener Experten sein *sollte,* sondern allein, wie sie sein *kann.* Das schrieb Richard Hermann Koch anno 1917 [182].

Würde ich die Allgemeinmedizin abzuprüfen haben und finge der Prüfling bei einem Patienten, der wegen einer simplen Warze oder eines Augenfremdkörpers gekommen war, mit einer breiten Anamneseerhebung und einer Blutdruckmessung an, dann würde es schlecht um ihn stehen. Hätte er in solchen Fällen nicht die spezifische direkte Diagnostik [76, 140] angewendet, so wüßte ich, daß er das Wesen der Allgemeinmedizin noch nicht erfaßt hat.

Das Festgestellte gilt natürlich auch umgekehrt. Es wäre verfehlt, die internistische Funktion an der allgemeinärztlichen zu messen und sie danach zu beurteilen. In diesem Sinne haben die Internisten, wenigstens im Krankenhaus, mit der direkten Diagnostik wenig zu tun.

13.7 Anamnese

In unzähligen, für die Fortbildung verfaßten Artikeln und Vorträgen heißt es immer wieder, die Allgemeinärzte müßten eine ausführliche Anamnese erheben. Dabei werden solche Monster, wenn der Anfänger im Krankenhaus eines produziert hat, von den Vorgesetzten kaum überflogen. Später kümmert sich niemand mehr darum. Für so etwas hat der tätige Allgemeinarzt aber ohnedies keine Zeit.

Leider wird die Realität ignoriert und weiter gepredigt, als gäbe es die Allgemeinmedizin als Beruf gar nicht.

In der Aus-, Weiter- und Fortbildung unserer Tage sollte für solche ins Leere gehenden Forderungen kein Platz mehr sein. Die angehenden Ärzte haben das Recht darauf, für ihre Funktionen so geschult zu werden, daß die theoretische Schulung mit der Praxis präzise zusammenpaßt.

13.8 Problemorientierte Befragung

Einiges Material für die akademische Bewältigung dieses Problems hat die Praxisforschung bereits zur Verfügung gestellt. Beispielsweise die diagnostischen Programme. Sie wurden durch Optimierung intuitiver Beratungen von Patienten geschaffen. In den Programmen stehen die Fragen und Untersuchungen so vorgedruckt, wie sie in der Praxis die besten Dienste leisten. Man braucht ihnen nur zu folgen. Sie lassen sich im Normalbetrieb mühelos anwenden. Es gibt zahlreiche Veröffentlichungen darüber [40, 46, 60, 94, 98, 162]. Viele Programme gehen von uncharakteristischen Symptomen aus, einige auch von Krankheitsbegriffen. Im letzteren Fall ist deren Aufgabe, den Fall der Krankheit zuzuordnen oder eine Zuordnung auszuschließen. Bei Forschungsvorhaben hält sich der Arzt soweit möglich an die programmierte Diagnostik. Sie läßt sich von anderer Seite nachvollziehen, und er hat bereits die Auswahl unter 86 verschiedenen Programmen [111].

13.9 Hypertoniestandard

Der Hypertoniestandard ist eine solche spezifisch allgemeinärztliche Handlungsanweisung. Sie wurde aus der Praxis für die Praxis entwickelt und hat sich bewährt. Möchte ein Allgemeinarzt also über die Hypertonie wissenschaftlich arbeiten, so fängt er am besten zunächst damit an, alle *neuen* Fälle programmiert zu untersuchen. Damit arbeitet er nach der wissenschaftlichen eigenständigen Vorschrift und braucht sich um die spezialistischen Ansichten nicht mehr zu kümmern. Allenfalls kann er die Fachärzte darüber aufklären, warum er so handelt und nicht anders. Folgt er der Handlungsanweisung, dann hat er das, worauf es bei der Spezialdiagnostik ankommt, im Prinzip berücksichtigt. Er kann auch beweisen, daß die Druckerhöhung konstant ist.

13.10 Bezüge zur allgemeinen Häufigkeit

Solche Bezüge muß der Praxisforscher, wie gesagt, nicht immer wieder selbst herstellen. Er kann also auf eine eigene komplette Dreijahresstatistik verzichten. Freilich muß er seine Diagnostik und Nomenklatur dann der meinen angeglichen haben und das Fälleverteilungsgesetz anerkennen. Unter solchen Umständen darf er zitieren, daß bei mir die Hypertonien 1944-1946 7‰ aller Fälle ausgemacht hatten, 1946-1947 16-11‰, 1955-1959 11‰ und 1977-1980 41‰. Prävalenz [20, 42, 140].

Zusätzlich könnte er meine Inzidenzziffern von 1967–1973 und von 1977–1980 anführen [111, 140]. Die Spezialisten haben dem nichts entgegenzusetzen. Sie zitierten höchstens Häufigkeiten, die bei Reihenuntersuchungen in der Bevölkerung festgestellt wurden. Mit diesem Material haben sie aber nichts zu tun.

13.11 Bezüge zur Routinediagnostik

Wie die Häufigkeitswerte erkennen lassen, behandelte ich Ende der 70er Jahre 4mal so viele Hypertoniker wie 20–30 Jahre zuvor. Zum Teil mag das daran liegen, daß ich öfter den Druck gemessen hatte als früher. Aus der „Virginia Study" ergibt sich übrigens eine ganz analoge Häufigkeitsziffer für die USA der 70er Jahre [140, 191]. Die Werte von Logan und mir aus den 50er Jahren dagegen waren wiederum gleich niedrig gewesen [20, 191, 214].

Wer also in der Allgemeinpraxis über die Hypertonie forschen will, der sollte angeben, wie oft er den Blutdruck bei allen seinen neuen Fällen gemessen hat. Dieses Problem kennt man in der Krankenhausmedizin nicht. Dort erfolgt die Druckmessung ja bei den Neuaufnahmen obligat.

Unter 13.6 hatte ich angemerkt, es gäbe für den Allgemeinarzt keinen Grund, bei simplen Warzen oder Augenfremdkörpern – über die direkte Diagnostik hinaus – den Blutdruck zu messen. Für die sonstigen „Prophylaxen" gilt dasselbe.

13.12 Orientierende Statistiken

Die Durchführung orientierender Statistiken ist einfach: Der Praxisforscher legt eine Liste an. Bei jedem *neuen* Fall, bei dem er den Blutdruck *nicht* mißt, macht er einen Punkt oder Strich in die Liste. Bei den anderen Fällen muß er differenzieren. Die Stichprobe sollte andauern, bis 200–1000 Praxisfälle erfaßt sind, bei denen eine Druckmessung erfolgte. Während dieser Statistik sollte der Arzt so weiterarbeiten, wie er es gewohnt ist. Die Indikationen dürften sich nicht ändern. Er müßte sie dokumentieren. Insgesamt sollte sich ergeben, wie oft bei einem unausgelesenen Material der Druck gemessen wurde und warum das geschah.

Alle Erhebungen erfolgen natürlich gleichzeitig.

13.13 Indikationen, Häufigkeit, Perspektiven

Über diese Dinge weiß man heute noch nichts Genaues, wie ja das meiste Eigenständige in der Allgemeinmedizin im Dunkeln liegt.

Aus den orientierenden Statistiken müßten sich jedenfalls gewisse Details über die Indikationen zur allgemeinärztlichen Blutdruckmessung ergeben. Besonders nützlich wäre es, würde der Untersucher 2mal 100 oder mehr Fälle, in denen der Druck gemessen wurde, einander vergleichend gegenüberstellen. Da müßten sich Erfahrungen herauskristallisieren, die zu Routinen geworden sind.

Wichtig ist, daß auf diese Weise Beziehungen zum *Gegenstand* d.h. zur Summe dessen, was an die Medizin herankommt, hergestellt werden. Niemand vermag ja heute zu sagen, bei wie vielen neuen Fällen er den Blutdruck mißt und warum dies geschieht.

Natürlich gehören zur berufstheoretischen Forschung Statistiken über die erhobenen Werte dazu. Dabei müßte auch beziffert werden, wie oft eine gefundene Erhöhung nur vorübergehend war und wie viele Hypertonien klassifiziert wurden.

Über solche Details können die Forscher in den spezialistischen Sparten keine genaue Auskunft geben. Zunächst sind sie an einer extremen Auslese von Fällen tätig. Davon abgesehen geht man in der klinischen Wissenschaft traditionellerweise von den diagnostizierten *Krankheiten* aus.

Die berufstheoretische Praxisforschung dagegen beginnt bei den präsentierten Beratungsursachen. Von dort aus arbeitet sie sich in die Terra incognita der angewandten Heilkunde hinein. Über kurz oder lang werden dann eines Tages auch die Krankheiten in Sicht kommen. Aber zu dieser Zeit wird der Praxisforscher auf seinem eigenen festen wissenschaftlichen Fundament stehen.

13.14 Wie man das Problem anpackt

Aus dem bisher Gesagten ergibt sich, wie der Praxisforscher vorgehen müßte. Hat er den erhöhten Blutdruck im Auge, dann erreicht er gar nichts, wenn er mit den in seiner Kartei enthaltenen Fällen arbeitet. Dieses Material genügt den berufstheoretischen Anforderungen nicht. Er muß ganz von vorne anfangen. Zunächst muß in einer Stichprobe festgestellt werden, wie oft er bei neuen Fällen die Druckmessung unterläßt. Hier braucht er nicht ins Detail zu gehen. Sehr wohl detaillieren müßte er aber bei den neuen Fällen, in denen er den Druck mißt. Hier sollte er 2 nicht zu kleine, gleich umfangreiche Kollektive einander gegenüberstellen, um zu sehen, ob sich aus seiner Erfahrung heraus Regelmäßigkeiten des Vorgehens abzeichnen, mit denen man in Forschung und Lehre etwas anfangen kann.

Ganz am Anfang freilich sollte er sich in Bibliotheken darüber informieren, was es an einschlägigen Publikationen bereits gibt, um nicht daran vorbei zu arbeiten. Im gegebenen Falle, wie meistens in der Praxisforschung, wenn er das richtige Arbeitsfeld gewählt hat, steht er vor einem unerforschten Gebiet. Der Kollege kann aber, unter den geschilderten Umständen, die von mir publizierten Häufigkeitswerte über die Hypertonie in der Allgemeinmedizin zitieren. Schließlich muß er angeben, wie oft er – das alles spielt sich noch ausschließlich im Bereich seiner Erfahrungsmedizin ab – eine Hypertonie festgestellt hat. Das Ergebnis dieser Stichprobe könnte in einer wenig umfangreichen Mitteilung veröffentlicht werden. Er darf sich die Durchführung dieses Projekts nicht zu einfach vorstellen. Um die Beratung durch einen Erfahrenen wird er kaum herumkommen. Es wäre aber eine lohnende Arbeit.

13.15 Wie es weitergeht

Die erste stichprobenartige Erhebung hat statistische Daten aus der Realität der heutigen Allgemeinmedizin geliefert. Als Fortsetzung bietet sich eine weitere prospektive Studie an, wobei alle Fälle, in denen erhöhter Blutdruck *neu* festgestellt wurde, nunmehr gleichartig, auf dem höchsten möglichen Niveau diagnostisch versorgt werden. Das gegebene Werkzeug dafür ist eine Handlungsanweisung, die aus der Praxis in Zusammenarbeit mit klinischen Wissenschaftlern entwickelt wurde (s. folgende Übersicht aus [111]):

Handlungsanweisung für die allgemeinmedizinische Erstuntersuchung, wenn der Blutdruck bei zweimaliger Vorausmessung deutlich erhöht war. (Aus Braun 1976 [111])

Erster Eindruck:						
Druckmessungen:	entspannt liegend					
	Kontrolle nach 1 min					
	Kontrolle sofort nach dem Aufstehen					
	Kontrolle nach 3 min raschen Gehens					
Subjektiv:	Hypertonie in der Familie					
	Schlaganfälle, Herzinfarkt in der Familie					
	zuckerkrank					
	Übergewicht, Bewegungsmangel					
	Hypertonie bekannt seit (Höhe)					
	Kopfschmerz, Schwindel, Augenschmerz seit					
	Anfälle von Schwitzen, Herzrasen					
	belastungsabhängiger Herzschmerz					
	kurzatmig durch Anstrengungen, Nykturie					
	Beinödeme symmetrisch seit					
	Harnzwang, Schmerzen beim Urinieren					
	Flankenschmerz					
	früher nierenkrank, Analgetikaabusus					
	Gravidität, Kontrazeptiva					
	sonstige Abnormitäten					
	Dauerstreß, Depressionen					
	Therapie bisher					
	sonst noch					
Objektiv:	Augenfundus (wenn diastolisch über 120)					
	Herzspitzenstoß, Karotisgeräusch					
	Aortensystolikum					
	Lungenauskultation					
	Nierenlager druckschmerzhaft					
	Femoralis-, Fußpulse tastbar					
	Beinödeme					
	EKG					
	Blutharnstoff (oder Kreatinin)					
	Blutkalium					
	Blutnatrium					
	Gesamteiweiß					
	Eiweiß, Zucker, Sediment von Frischharn					
	Thoraxröntgen					
	Röntgenurographie (bei jungen Patienten, Progredienz, Therapieresistenz)					
Therapie:						

Ich habe über das praktische Arbeiten mit diesem Programm viel Erfahrung erworben und kann sagen, daß es sich voll bewährt hat. Zu eingehenden Publikationen darüber bin ich freilich noch nicht gekommen. Jedenfalls ist der Behelf auf die Möglichkeiten der Allgemeinmedizin zugeschnitten und dort befriedigend anwendbar. Wie immer bei den allgemeinmedizinischen Programmen wird gleichzeitig, ohne *Mehraufwand,* die Diagnostik auch dokumentiert. Viele Ärzte haben große Scheu vor der programmierten Diagnostik. Sie fürchten, die Patienten könnten das negativ beurteilen. Ich kann den Kollegen versichern, daß das Gegenteil zutrifft. Die Kranken sind von der problemorientierten programmierten Diagnostik in Wirklichkeit sehr beeindruckt und im übrigen von der Krankenhausmedizin das Abfragen anhand von Vordrucken ohnedies gewohnt (vgl. 8.6).

Mindestens 50 Patienten sollten auf diese Weise beraten werden, ehe man die Ergebnisse auswertet und veröffentlicht. Zu beschreiben wären aber nicht nur die Effektivität der einzelnen Fragen und Untersuchungen, sondern auch die bei den Patienten mit Sicherheit zu erwartenden positiven psychologischen Effekte.

Das wären also wissenschaftliche nächste Schritte in der richtigen Richtung.

13.16 Blutdruckmessung

Im Zusammenhang mit der berufstheoretischen Bearbeitung der Hypertonie muß noch ein zentrales Problem besprochen werden, nämlich die Technik der Druckmessung.

Die früheren spezialistischen Forderungen waren selbst in der Kardiologie nicht erfüllbar. Die Vorschriften wurden also ignoriert. Wahrscheinlich unter dem Einfluß der Praxisforschung aus der Allgemeinmedizin sind die publizierten Vorschriften der Krankenhauswissenschaftler in der letzten Zeit etwas realistischer geworden. Auch diese wurden – wie gewöhnlich – nicht genug überprüft, und damit ist nicht bewiesen, daß nun nach Vorschrift gearbeitet werden kann. Dagegen konnte ich (1976) nach eingehenden Studien und aufgrund langjähriger Überprüfungen ein eigenes Programm für die Druckmessung in der Praxis angeben, das auch brauchbar ist (s. S. 97).

Wer also berufstheoretisch in der Praxis forscht, müßte sich bei seinen Druckmessungen an diese Vorschrift halten. Sie ist leicht zu realisieren. Tut er das nicht, sondern mißt er nach Gutdünken, bzw. nach seiner Gewohnheit, so verläßt er den Boden der Wissenschaft, weil seine Resultate nicht überprüfbar sind. Und zur Überprüfbarkeit gehört nun einmal eine völlig transparente Methodik. Das Programm ist als Nr. 30 in der Mappe der Handlungsanweisungen enthalten (s. 9.2).

Arbeitet er bei der Blutdruckmessung nach meiner Richtlinie, dann kann auch von spezialistischer Seite kein Einwand kommen, er hätte nicht gemessen, wie es sich gehört. D.h. der Einwand kann kommen, er ist aber unter Hinweis darauf, daß an der ersten Linie eben nur mein Programm realisierbar ist, leicht zu entkräften.

Handlungsanweisung für die allgemeinmedizinische Blutdruckmessung mit handbedienten
Geräten

Apparat intakt (geeicht)
Schlauchbreite ca. 13 cm (für Oberarme bis 40 cm Umfang)
Schlauchlänge in der Manschette etwa 22 cm
Manschette ausgepreßt („luftleer") anlegen
Messen im Sitzen oder Liegen
Vor dem Messen Patienten 1 min entspannen lassen
Immer am gleichen (linken oder rechten Arm) messen
Oberarm möglichst freimachen
Hochgeschobene Kleidung darf nicht komprimieren
Unterer Manschettenrand muß 2½ cm über der Ellenbeuge liegen
Unterarm im Ellenbogengelenk bis ca. 160° ausstrecken
Haltung der Ellenbeuge etwa in der Aortenklappenhöhe
Apparat ungefähr in derselben Höhe
Schlauch liegt über dem inneren Halbumfang des Oberarms
Manschette schließen, ohne gewaltsam zu komprimieren
Erstaufpumpen unter Radialispulskontrolle
Etwa 30 mmHg über Pulsverschwinden hinaus hochpumpen
Insgesamt in rund 5 s hochpumpen
A. brachialis (cubitalis) tasten
Stethoskop dort ohne Druck aufsetzen
Mit der Luftschraube rund 10 mm Hg/s ablassen
Bei Auftreten des ersten Geräusches abbremsen
Ablesen des systolischen Druckes, wenn 2 aufeinanderfolgende Pulsschläge hörbar waren
Meßwerte auf die nächste Zehnerstelle aufrunden
Zwischen systolischem und diastolischem Wert weitere Drucksenkung etwa je 10 mm Hg/s
Ablesung des diastolischen Drucks (Ende, evtl. Leiserwerden des Korotkow-Geräusches)
Wert auf die nächste Fünfer- (oder Zehner-)Stelle aufrunden
Druck auf Null ablassen
Bei überhöhten Werten Erstkontrolle nach einer Pause von 15–30 min

---

14 Ähnliche Forschungsprojekte

Auf den vorhergehenden Seiten hatte ich dargelegt, wie man das Hypertoniepro-
blem in der Allgemeinpraxis wissenschaftlich in den Griff bekommen kann. Man
erarbeitet zuerst, wie oft überhaupt gemessen wird und wie oft nicht. Als eines der
Ergebnisse müßte eine Liste zustandekommen, bei welchen Indikationen der Allgemeinarzt den Blutdruck zu messen hat.

Analoge Listen wurden schon vor vielen Jahren für die Vaginaluntersuchung
(Vorschlag von Brandt, in einer eigenen Modifikation [4–6, 54]; s. folgende Übersicht) und für die Vornahme einer EKG-Untersuchung (Vorschlag von Gossmann,
in einer eigenen Bearbeitung [12, 93, 174, 175]; s. Tabelle 7), erarbeitet. Sie können
als Modelle für ähnliche wissenschaftliche Analysen dienen.

Hier tut sich ein weites Feld für die Forschung auf, in dem sich interessierte
Ärzte betätigen können. Freilich sollten sie etwaige Projekte, bevor sie in Angriff

---

Indikationen zur allgemeinärztlichen Vaginaluntersuchung. (Nach H. Brandt, in einer Bearbeitung
von R. N. Braun [76, 140])

A) Bei der Erstberatung:
bei allen Patientinnen oder sonstiger erster Inanspruchnahme (auch bei rezidivierenden
Beschwerden, wenn seit der letzten Untersuchung über 6 Wochen vergangen waren),
1) wenn sie ausdrücklich gewünscht wird,
2) wenn Beschwerden und/oder Zeichen klar auf Krankheiten, Abnormitäten oder Veränderungen am weiblichen Genitale, evtl. im Zusammenhang mit einer Gravidität hinweisen,
3) wenn Beschwerden seitens der Harnorgane,
4) wenn andere abdominelle Beschwerden bestehen, die sich nicht überzeugend extragenital
   erklären lassen,
5) wenn nennenswerte Kreuzschmerzen, Ischialgien, Drüsen in inguine (u. ä. extraabdominelle
   Beschwerden und Zeichen mit eventuellen Beziehungen zum weiblichen Genitalorgan) oder
   wenn Fieberzustände in den ersten 6 Wochen post partum gegeben sind,
6) wenn Allgemeinerscheinungen existieren oder alarmierende Befunde anfallen, wofür die entsprechenden Routineuntersuchungen keine befriedigende Erklärung liefern.

B) Bei der Wiedervorstellung:
bei allen Patientinnen (oder baldmöglichst),
1) wenn eine Indikation unter A) nicht eingehalten wurde,
2) wenn sich das Bild einer offenbar extragenitalen Krankheit in Richtung auf eine Indikation
   unter A) wandelt oder wenn sich ein solches Bild nicht erwartungsgemäß bessert und daher
   schließlich u. a. doch eine Genitalkrankheit ausgeschlossen werden muß,
3) wenn allgemeine, anfangs banal erschienene Krankheitszeichen ungeklärt weiterbestehen,
4) wenn (evtl. nicht zureichend geklärte) allgemeine oder örtliche Erscheinungen weiterbestehen
   und seit der ersten oder seit der letzten (negativen) Exploration mehr als 6 Wochen vergangen
   sind.

Tabelle 7. Indikationen zur EKG-Untersuchung in der Allgemeinpraxis. Eigene Bearbeitung einer Liste von Gossmann [76, 92, 140]. Ergebnisse meiner ersten 300 Untersuchungen nach der Anschaffung eines Gerätes. Die Zählung erfolgte in Blöcken zu je 100 unausgelesen aufeinanderfolgenden Schreibungen

Indikationen	1–100 X/1970–III/71		101–200 VI/71–VIII/71		201–300 IX/71–III/72	
	Erstuntersuchungen	Kontrollen	Erstuntersuchungen	Kontrollen	Erstuntersuchungen	Kontrollen
1a Typischer Infarktverdacht	1	1	1	3	–	2
1b Infarktexklusion bei wahrscheinlich funktioneller Dyskardie	1	1	–	–	1	1
1c Infarktverdacht bei atypischen Bildern	1	1	2	–	–	–
2a Verdacht auf Myokarditis	–	–	–	–	2	6
2b Exklusion einer Myokarditis	2	–	3	–	10	2
3a Dysrhythmie, subjektiv empfunden	3	–	2	–	7	1
3b Dysrhythmie, ärztlich festgestellt	3	1	1	1	2	6
4 Routine bei Hypertonie	8	4	13	3	8	7
5 Routine bei Herzinsuffizienz	19	2	8	5	1	9
6 Routine bei peripherer Kreislaufinsuffizienz	–	1	3	1	3	1
7 Routine bei Vitien und Verdacht	2	2	–	1	–	–
8 Verdacht auf Dysmetabolien	–	–	–	–	–	–
9a Routine, gezielt, somatisch	11	2	17	1	7	8
9b Routine, gezielt, psychisch	23	3	12	2	3	1
10 Routine bei Digitalisierten	–	–	–	8	–	1
11 Kontrollen nach aufgedeckten Abnormitäten u. ä.	–	–	–	7	–	3
12 Nachuntersuchungen nach Infarkten etc.	–	1	–	1	–	2
13 Vorsorge-, Gesundenuntersuchung	6	–	5	–	6	–
14 Wunsch nach einer EKG-Untersuchung	–	–	–	–	–	–
Gesamt	80	19	67	33	50	50

genommen werden, mit einem Berufstheoretiker durchsprechen. Es gilt ja, von Anfang an in die richtige Spur zu kommen. Da kann guter Rat nur nützen. Der häufigste Fehler ist, daß sich die Kollegen zuviel vornehmen. Erfolge sind aber nur mit kleinsten Schritten erreichbar.

Wiederholt sei: Die *Krankheiten* können – bei aller Bedeutung für die Kliniker – keine Ausgangspunkte für die Praxisforschung sein. Solche Arbeiten sind wohl in ferner Zukunft denkbar, aber unter besonderen Voraussetzungen und auf eigenen Wegen – zu besonderen Zwecken [124].

Der wissenschaftlich interessierte Arzt läßt also Themen wie Diabetes, Pneumonie, Masern etc. lieber aus dem Spiel. Wie er berufstheoretisch zu diesen Themen jetzt schon beitragen kann, wurde auf den vergangenen Seiten am Thema Hypertonie erläutert.

Erinnern wir uns: Wir dürfen in der derzeitigen ersten Phase der Praxisforschung nicht die Tuchfühlung mit dem *Gegenstand* der angewandten Medizin verlieren. Wir müssen stets im Auge behalten, was an die Ärzte an diagnostischen Problemenen herankommt. Bei der Bewältigung dieser Aufgaben hilft es dem heutigen Allgemeinarzt, daß er durch die unerwarteten Beanspruchungen in der Praxis unbewußt zu einer passablen intuitiven Diagnostik und zu einigermaßen brauchbaren, individuellen Begriffen für die Fälle gekommen ist. Die Begriffe entlehnt er der klinischen Medizin, seine Beratungsergebnisse meinen aber zumeist etwas anderes. Das muß sich ändern. Der *Gegenstand* muß in seinen Einzelteilen begrifflich klar werden wie der Weg, auf dem wir zu unseren Beratungsergebnissen gelangen. In bezug auf die Verwendung einheitlicher Grundbegriffe sprach Kant hier von der elementaren Methodik.

14.1 Thema und Variationen

Am Beispiel der Blutdruckmessung war in mehrfacher Hinsicht erläutert worden, wie man zu berufstheoretisch fruchtbaren Fragestellungen und Forschungsplanungen kommt. Im gegebenen Falle resultierte zunächst zweierlei: Ein Programm für das diagnostische Vorgehen bei erhöhtem Blutdruck und ein zweites Programm für die Technik der Blutdruckmessung mit handbedienten Geräten.

Bei dieser Gelegenheit sei nachgetragen: Bei wissenschaftlichen Arbeiten kann die Verwendung von Automaten zur Feststellung des Blutdrucks noch nicht empfohlen werden. Doch könnte beispielsweise an einem größeren Patientenkollektiv der Druck vergleichend automatisch und manuell gemessen und das Ergebnis publiziert werden. Es wäre ein dankbares Thema, wenn man die Aufgabe ernst nimmt, genügend lange fortsetzt und die Ergebnisse kritisch bewertet.

Davon abgesehen, ließe sich in der Praxis, analog den Modellen Blutdruckmessung, EKG- und Vaginaluntersuchung, z. B. auch die Indikation zur Rektalexploration unter die Lupe nehmen.

Berufstheoretisch unbearbeitete Gebiete sind ferner die Anzeigen zur Racheninspektion, zu Lymphdrüsenuntersuchungen, zur Auskultation und Perkussion von Lunge und Herzen, zur Palpation des Abdomens, der Leistenregion etc.

Klarerweise beziehen sich diese Feststellungen auf die Funktion von Allgemeinärzten. Bei den stationären Patienten auf den internen und pädiatrischen Abteilungen laufen diese Aktivitäten ja alle obligat ab. Gleichwohl wird, womit man sich nun in der Allgemeinmedizin wissenschaftlich zu beschäftigen beginnt, den spezialistischen Fächern auf die Dauer auch nicht erspart bleiben. Sie werden ihre diagnostischen Automatismen einzeln in Frage stellen und begründen müssen. Das wird schon aus Kostengründen notwendig werden.

14.2 Schemata bei Untersuchungsmethoden

Die berufstheoretische Erforschung der in der Allgemeinmedizin angewandten Untersuchungsmethoden kann immer nach demselben Schema ablaufen:

1) Am unausgelesenen Fällematerial wird erhoben, wie oft ein erfahrener Arzt diese oder jene Methode anwendet und wie oft er darauf verzichtet.
2) Die mit der Methode untersuchten Fälle werden unter die Lupe genommen. Damit bemüht sich der Wissenschaftler darum, aus den Routinen der Erfahrenen Listen von Vorschriften zu entwickeln, deren Anwendung bindend sein sollte.

Die Vorschriften für die Anwendung der Untersuchungsmethode werden weitgehend dem entsprechen, was den gewissenhaften, erfahrenen Ärzten angesichts der Patienten im Idealfall einfallen würde. Die Liste hat aber den großen Vorteil, daß sie auch dem ärztlichen Anfänger zugute kommt. Der Anfänger kann also mit Hilfe der Indikationsliste so arbeiten wie ein Routinier.

Im übrigen gibt es den eben genannten Idealfall gar nicht. Auch der sehr Erfahrene vergißt regelmäßig und unweigerlich eine Reihe von wichtigen Fragen und Untersuchungen. Sein Glück ist nur, daß sich meistens daraus keine schlimmen Folgen für die Betreuten ergeben.

Wie es diesbezüglich um ihn steht, merkt der erfahrene Arzt, wenn er einige Zeit programmiert gearbeitet hat. Kehrt er dann wieder zu der von früher gewohnten intuitiv-individuellen Diagnostik zurück, so wird er sich schnell der Beiläufigkeit seiner selbstgestrickten Routinen bewußt werden. Er muß schon sehr gleichgültig sein, wenn er seine Problemfälle nicht schleunigst wieder programmiert untersucht.

14.3 Neue Handlungsanweisungen

Wurde eine neue Handlungsanweisung geschaffen - und es spielt dabei keine Rolle, ob das ein komplettes Programm (wie beim erhöhten Blutdruck) oder eine Indikationsliste für die Vaginaluntersuchung ist -, so muß sie zunächst lange genug im Berufsalltag praktisch erprobt werden. Nur daraus kann sich ihre Brauchbarkeit oder Unbrauchbarkeit ergeben. Aus den Überprüfungen resultieren üblicherweise Modifikationen der Handlungsanweisungen. Diese werden wieder überprüft usw. Befriedigt das Ergebnis endlich, so sollte es publiziert und damit in der Fachwelt zur Diskussion gestellt werden. Das bedeutet, daß die Veröffentlichung in einem vielgelesenen Blatt erfolgen müßte, in dem es kritische Diskussionsbeiträge gibt.

Bei den bisherigen Publikationen berufstheoretischer Art ist die Reihenfolge - erst Punkt 1 und dann Punkt 2 - nicht immer eingehalten worden. Mitunter wurden die Indikationslisten auch „freischwebend" aus der Erfahrung erstellt. Die Überprüfung erfolgte aber vorschriftsmäßig. Ebenso wurde das spezialistische Schrifttum durchgesehen.

In der Forschung kommt man eben auf vielen Wegen zu Fortschritten. Entscheidend ist, daß die Resultate ihrem Zweck gerecht werden und harten Überprüfungen standhalten.

Dem Anfänger möchte ich dennoch ans Herz legen, den von mir skizzierten Weg von 1 nach 2 einzuschlagen.

14.4 Forschungen vom Symptom aus

Berufstheoretische Forschungen vom Symptom aus ereigneten sich etwa zur gleichen Zeit, als einige Untersuchungsmethoden - wie früher dargelegt - auf den Prüfstand gekommen waren.

Beides geschah aus der Not der Allgemeinärzte heraus.

So hatte man uns in den 50er Jahren den Vorwurf gemacht, in der Allgemeinpraxis würden zu viele Fälle von Portiokarzinom verschleppt. Zu oft würde die Vaginaluntersuchung, beispielsweise bei Ausfluß aus der Scheide, unterlassen und einfach therapiert, als wäre klar, daß kein Malignom vorliegen könne. Das wollten wir natürlich nicht auf uns sitzen lassen. So setzten Brandt und danach ich den Hebel der berufstheoretischen Forschung an.

Aufgrund von Forschungen aus dem spezialistischen Bereich kam später heraus, daß die Gynäkologen nicht weniger solche Fälle verschleppten als wir. Daraus lernte man, die Dinge etwas anders zu sehen. Für uns kam es damals darauf an, die Tiefen unserer diagnostischen Möglichkeiten auszuloten. Wir wollten herausbekommen, ob es aus der Praxis heraus möglich war, zu Vorschriften über die Durchführung der Vaginaluntersuchungen zu kommen, die sich einhalten ließen.

Am Ende der Arbeit erwies es sich, daß die Indikationen für die Genitaluntersuchung in der Durchschnittsallgemeinpraxis ohne weiteres eingehalten werden konnten. Es ging letztlich um die Größenordnung von 1-2 Eingriffen pro Praxistag.

Daß früher nicht einmal in diesem geringen Ausmaß - immer, wenn nötig - vaginal exploriert worden war, ist ein Ergebnis sehr komplexer Ursachen. Um sie zu verstehen, muß man wieder einmal darauf zurückkommen, daß der Allgemeinarzt ungenügend vorbereitet in den Beruf kommt. Unter den unabänderlichen Umständen muß er sich dort - noch dazu unbewußt - erst einrichten.

Prägend für sein Vorgehen sind die Häufigkeiten der Probleme. Er erfährt sie gleichfalls unbewußt: Die an sich seltenen Malignome an der Portio sind in der Mehrzahl - wenn Beschwerden geäußert werden - nicht zu verkennen. Der minimale Rest, bei dem Vaginaluntersuchungen unterlassen werden, fällt kaum ins Gewicht. So ist verständlich, daß bei anscheinend simplem Scheidenausfluß unter besonders unglücklichen Umständen auch schon einmal die Genitaluntersuchung unterbleibt. Hier rächt sich außerdem, daß die Hausärzte ihre Patientinnen kennen und z.T. eine Scheu davor haben, die Intimsphäre zum Untersuchungsgegenstand zu machen. Ich kenne auch Allgemeinärzte, die dort grundsätzlich nicht untersuchen. Das halte ich übrigens für einen schweren Mangel, da man von unserer Funktion keine Körperregion einfach abkoppeln kann, weil sie einen nicht interessiert, weil man sich dafür zu wenig geschult fühlt oder aus welchen Gründen immer.

Sinn des neuen Programms war jedenfalls, das Risiko, Malignome in der Region zu übersehen, bei zum Genitale weisenden Beschwerden und Symptomen auf ein Minimum herabzudrücken.

14.5 Wegbereitung

Die Wegbereitung zur Beschäftigung mit Symptomen ergab sich für mich dadurch, daß es nach der Versorgung der Patienten, besonders bei Hausbesuchen, immer wieder sehr unangenehme Folgen gab. Da wurde mir beispielsweise signalisiert, ich hätte diese oder jene Frage, diese oder jene Untersuchung vergessen, und Phantasien stellten sich ein, die die Folgen ausmalten: Da hatte ich eine Meningitis übersehen, obschon die Nackensteife ausgeprägt gewesen war, dort auf eine Thoraxuntersuchung verzichtet, wodurch eine Pneumonie sehr leicht zu erheben gewesen wäre, oder es war die abdominelle Palpation nicht durchgeführt worden, die mit Sicherheit auf eine schwere Wurmfortsatzentzündung hingewiesen hätte.

Diese schlimmen Folgen von ärztlichen Unterlassungen gab es in der Wirklichkeit nur extrem selten. Die intuitive Diagnostik wird ja durch vielerlei Faktoren, nicht zuletzt durch die Körpersprache, gesteuert. Irgendwie denkt der Erfahrene also zumeist doch rechtzeitig an die Meningitis, die Pneumonie, die Appendizitis. Aber es ist belastend genug, die Qualen, die gar nicht selten schlaflose Nächte verursachen – weil man die Patienten durch eigene Schuld gefährdet sieht –, immer aufs neue durchmachen zu müssen.

Ich spreche jetzt vom uncharakteristischen Fieber, das einen Großteil der Hausbesuche bedingt und die häufigste Beratungsursache überhaupt darstellt. Da man erfahrungsgemäß, wenn einem eine Unterlassung bewußt wird, nicht sofort ins Auto springt, um das Versäumte nachzuholen, war es naheliegend, darüber nachzudenken, wie man den Qualen sonst ein Ende setzen könnte.

Ich nahm also Dutzende eigener Beratungen beim uncharakteristischen Fieber auf Band auf. Aus diesem dokumentierten Beratungen schuf ich ein Netz von Fragen und Untersuchungen. Daraus erwuchs nach langem Modifizieren und Prüfen der seit 3 Jahrzehnten bewährte Fieberstandard (s. S. 104).

Dabei war das Verhältnis der Fälle zum *Gegenstand* der angewandten Medizin stets klar gewesen. Gleichzeitig machte ich ja in der Praxis allgemeine Fällestatistiken. Ich wußte also jederzeit, um welche Größenordnungen von Praxisfällen es ging.

14.6 Urteil des Spezialisten

Vor über 15 Jahren (damals versorgte ich meine Fieberfälle also schon seit 15 Jahren programmiert) kam ich mit einem jungen Kliniker ins Gespräch, der als Experte auf dem Gebiet der Infektionskrankheiten galt und auf diesem Sektor später auch Karriere gemacht hat. Ich versuchte, ihn in die Problematik einzuführen, hatte aber keine Hoffnung, daß er den Standpunkt des Berufstheoretikers aus der Praxis verstehen würde. So übergab ich ihm ein Exemplar des Fieberstandards, und wir vereinbarten ein Treffen nach 14 Tagen. Ich ging zu dem Termin in der Erwartung, er würde mir eine lange Liste vonFragen und Untersuchungen vorlegen, die ich dem Programm hätte hinzufügen müssen, denn was ich programmiert hätte, wäre noch keine vertretbare Medizin.

Wir kamen zusammen, er gab mir das Blatt und sagte bloß „Wenn das nur alle

Standard für den mit uncharakteristischem Fieber anscheinend leicht erkrankten Patienten. (Aus Braun et al. 1964 [151])

Erster Eindruck:	schwerkrank				
Subjektiv:	Beratungsursache				
	vermutete Krankheitsursache				
	Furcht vor				
	subjektive Klassifizierung				
	sonst noch				
	Bettruhe seit				
	Fieberhöhe und Dauer				
	Mattigkeit				
	Appetitlosigkeit				
	Schlafstörung				
	Frösteln, Schweiße				
	Ausschlag				
	andere Allgemeinerscheinungen				
	Schnupfen, anfangs Niesen				
	Husten				
	Halsschmerz				
	Kopf-, Ohr-, Stamm-,				
	Glieder-				
	sonstige Schmerzen				
	Erbrechen				
	Durchfall				
	Pollakisurie				
	menstruelle Anomalien				
	sonstiges				
	Eigentherapie				
Objektiv:	Inspektion Oberkörper				
	Nasensekretion				
	Kopfbeugung frei				
	Halsdrüsen				
	Mund, Rachen				
	Otoskopie (Kleinkind)				
	Lungenperkussion				
	Basenverschieblichkeit				
	Auskultation				
	Herziktus				
	Auskultation				
	Abdomen palpatorisch				
	Nieren klopfempfindlich				
	sonst auffällig				

Klassifizierung: ____

Therapie: ____

machen würden"! Und es war ihm ernst damit. Offenbar hatte er durch viele Einweisungen erfahren, wie wenig beim durchschnittlichen Fieberfall außerhalb des Krankenhauses geschehen war. Wahrscheinlich waren häufig Abnormitäten übersehen worden, die sich aufgrund der Handlungsanweisung leicht hätten erfassen lassen. Man mußte nur daran denken bzw. darauf gestoßen werden.

Wie sich zeigt, kann man mit den Resultaten der berufstheoretischen Forschung seitens aufgeschlossener Kliniker durchaus Anerkennung ernten, wenn gute Arbeit geleistet wurde.

14.7 Anwendung

Die Indikation zur Anwendung des Fieberprogramms war deshalb einfach anzugeben, weil sich bald herausstellte, daß *jeder Fall* programmiert untersucht gehört. Zu viele „abwendbar gefährliche Verläufe" können da mit im Spiel sein. Gewiß sind sie selten - wie ganz atypische Appendizitiden u.a. Die Seltenheit trifft aber auch für die Malignome im Bereich des weiblichen Genitales zu und ist kein Grund dafür, nicht stets sorgfältig darauf zu achten.

Typischerweise für die angewandte Allgemeinmedizin gilt es also - gegen die Wahrscheinlichkeit, die immer für eine Bagatelle spricht -, das diagnostische Schwergewicht auf die bestmögliche Exklusion der seltenen bedrohlichen Gesundheitsstörungen zu legen. Den Patienten gefällt unsere Gründlichkeit und die Chance erhöht sich, atypisches Gefährliches früh aufzudecken.

In gewisser Weise dienen die Programme auch der Fortbildung, indem sie (durch die bloße Betätigung damit) die gefährlichen Seltenheiten immer wieder in Erinnerung rufen.

Natürlich wird es trotz der besten Programme stets einen kleinen Rest von Fällen geben, in denen Abwendbares durch eine Verkettung unglücklicher Umstände nicht abgewendet werden kann. Das gehört sowohl zur allgemeinärztlichen wie zur spezialistischen Medizin dazu.

Jedenfalls werden sich alle Kollegen daran gewöhnen müssen, soweit Handlungsanweisungen erarbeitet wurden, damit überall dort zu arbeiten, wo es sinnvoll ist. Unsere Effektivität muß maximal erhöht werden. Nur dann können wir künftig die schwere Verantwortung, die uns unser Beruf auferlegt, auch tragen, ohne dauernd frustriert zu sein.

14.8 Husten

Früher war schon die Rede davon gewesen: Es wäre dilettantisch, ein Kleinkind, das weder Fieber hat, noch sonstige Allgemeinerscheinungen aufweist und durchaus gesund wirkt, nur weil es seit einigen Tagen hustet, sofort mit der großen Handlungsanweisung zu untersuchen (s. S. 106).

Dazu wurde der Standard nicht geschaffen. Er tritt dann in Aktion, wenn der kleine Patient in einer Woche - nach welcher Spanne die meisten Kranken überhaupt nicht mehr oder deutlich weniger husten - wegen unveränderter Beschwerden wiederkommt, oder wenn der Husten sogar schlechter wurde. In diesen Aus-

Allgemeinmedizinischer Standard für den anscheinend leichtkranken, fieberfreien Patienten mit uncharakteristischem Husten als Leitsymptom. (Nach Braun 1973 [94]; mod. von Aitken u. Braun 1976)

Erster Eindruck:

Subjektiv:

Wann begann er				
Beginn mit Erkältung, Halsschmerz				
plötzlich/schleichend				
fieberhaft				
zeitweilig Fieber				
Husten in Umwelt				
gleich/besser/schlechter				
schlechter tags/nachts				
Auswurf grün/gelb				
Sputummenge geschätzt				
pfeifender Atem				
Hustenanfälle (Dauer)				
ähnlich Keuchhusten				
Keuchhustenimpfung/durchgemacht				
Brust-, Bauchschmerzen				
unter 10, 10–20, über 20 Zigaretten				
Nachtschweiße				
Appetitverlust				
Husten jahreszeitlich				
schlechter bei Hitze/Kälte				
Rauch, Staub, stickiger Zimmerluft				
Anstrengung/Aufregung				
Miktion, Stuhl, Menses unverändert				
Furcht vor				
sonst noch				

Objektiv:

Konjunktiven				
Nase				
Ohr (Kleinkinder)				
Hals				
örtliche Drüsen				
Thorax: Lungen				
(Kleinkinder: Tachypnoe, interkostale				
Einziehung bei der Inspiration)				
Sputum: Leukozyten				
neoplastische Zellen				
Kultur				
BSG				
Thoraxröntgen				
Körpergewicht				

Beratungsergebnis:

Therapie:

nahmefällen, oder wenn der Patient schon zum Arzt mit der Angabe kommt, der Husten halte seit 8 bis 14 Tagen unverändert an, wird unter Benutzung der in der Übersicht wiedergegebenen Handlungsanweisung vorgegangen.

14.9 Methodik der Programmentwicklung

Eben war von 2 Programmen die Rede: Das erste dient zur obligaten Diagnostik bei jedem Fall von uncharakteristischem Fieber. Das zweite kommt zur Anwendung, wenn simpler Husten, sei es unverändert 1 Woche angedauert, sei es sich verschlechtert hat. Der Praxisforscher kann nun unter 2 Möglichkeiten auswählen, sich auf diesem berufstheoretisch bereits erschlossenen Gebiet zu betätigen: Er kann sich mit publizierten Handlungsanweisungen beschäftigen. Er kann aber auch versuchen, neue in entsprechenden Indikationen zu entwickeln.

Das Entwickeln von neuen Handlungsanweisungen darf er sich nicht zu leicht vorstellen. Habe ich doch in meinen letzten 30 Praxisjahren bereits für alle einigermaßen häufigen diagnostischen Problemsituationen (spezifischer Art) Standards geschaffen. Will der Praxisforscher zu den 86 veröffentlichten einen neuen hinzufügen, so wird er sich mit der Themenwahl schwer tun. Die Handlungsanweisung soll ja einen Bedarf decken. Noch schwerer wird es für ihn sein, von diesen doch seltenen Vorkommnissen genügend Fälle zu Gesicht zu bekommen.

Zwei Möglichkeiten sehe ich auf Anhieb: Richtlinien für die problemorientierte allgemeinmedizinische Diagnostik bei uncharakteristischen Parästhesien und bei uncharakteristischen Parageusien. Von den erstgenannten werden ihm noch eher Fälle präsentiert werden. Klagen über Geschmacksstörungen (Parageusien) kamen mir oft jahrelang nicht unter.

14.10 Vorgehen bei uncharakteristischen Symptomen

Die Methodik des wissenschaftlichen Vorgehens zum Entwickeln von Programmen ist unkompliziert. Zuerst werden von einschlägigen Beratungen Tonbandaufnahmen gemacht. Diese Aufnahmen geht man später in Ruhe durch und notiert sich die Fragen und Untersuchungen, die es im Verlauf der Konsultation gegeben hatte. Mit aufzunehmen sind im künftigen Programm auch vernünftige spontane Angaben, die seitens der Patienten vorgebracht wurden. Hat man mehrere Bandaufnahmen in dieser Weise analysiert, dann kommt man durch Ordnung der relevanten Fragen und Untersuchungen zum Vorstadium einer problemorientierten Handlungsanweisung für den Allgemeinarzt.

Anhand eines solchen, zunächst schriftlichen Entwurfes werden die in der Folge dem Arzt vorgestellten Fälle beraten. Parallel zu den Analysen der realen Beratungen muß sich der Praxisforscher in der einschlägigen, wissenschaftlichen spezialistischen Literatur umsehen. Es geht dabei um die Schilderung der Krankheiten, mit denen seine Diagnostik zu tun hat. In der Regel kommt er beim Lesen der Bücher auf einzelne Fragen, die sich in die entstehende Handlungsanweisung vorteilhaft einfügen.

Unter ständiger Beschäftigung mit dem werdenden Standard, insbesondere durch die Überprüfung an neuen Fällen, entwickelt sich schließlich ein immer besser brauchbares Programm. Sieht man sich die erarbeitete Richtlinie als Ganzes an, so zeigt sich: Da das Programm aus der Wirklichkeit ärztlicher Beratungstätigkeit geschaffen wurde, ist es nolens volens auf das wahrscheinlichste diagnostische Ereignis ausgerichtet. Dahin zielt es gewissermaßen. Andererseits liegt der diagnostische Schwerpunkt eindeutig auf der möglichst umfassenden Berücksichtigung von abwendbar gefährlichen Verläufen, die ebenso wie eine Bagatelle in Erscheinung treten können.

Demgegenüber ist das häufigste Vorkommnis in der Allgemeinpraxis für gewöhnlich eine harmlose Gesundheitsstörung.

Befriedigt die Entwicklungsarbeit endlich voll (und dazu kann sich der Praxiswissenschaftler auch einmal mit erfahrenen Spezialisten zusammensetzen, die sich auf dem Gebiet fachärztlich betätigen), so sollte er seine Resultate in Form einer wissenschaftlichen Arbeit zu veröffentlichen trachten. Sinnvoll ist das nur in einem angesehenen Fachblatt, in dem schon die Schriftleiter eine rigorose Auswahl treffen und zudem in Diskussionen Kritik geübt wird, wenn die Leser mit Darstellungen nicht einverstanden sind. Erfolgt keine Ablehnung, bzw. vermag er Einwände zu entkräften, dann kann er für sich in Anspruch nehmen, gesichertes Wissen geschaffen zu haben.

14.11 Vorgang beim Messen an Krankheiten

Unter anderen habe ich eine Reihe von Programmen für Beratungsursachen entwickelt, in welchen der typische Fall einer bestimmten Krankheit vorliegen könnte. Es geht dabei besonders um Seltenheiten, sowohl was die sich aufdrängende Krankheit, als auch was die konkurrierenden Affektionen angeht. Unter solchen Umständen hat der Allgemeinarzt nicht das nötige Wissen bereit, um den ersten Eindruck genügend in Frage zu stellen bzw. abzusichern.

Hier geht es also um das „Schlag zu, oder schließ aus" („confirm or rule out").

Unter den gegebenen Umständen muß man a priori nicht unbedingt Tonbandaufnahmen vom eigenen Vorgehen machen. Man kann mit der Konstruktion, besser gesagt mit der Vorarbeit dazu, auch am Schreibtisch beginnen. Man sucht also aus einschlägigen Lehrbüchern – möglichst nicht nur aus einem einzigen – die dort angegebenen typischen und die am wichtigsten erscheinenden atypischen Krankheitszeichen und Beschwerden heraus. Nach dem Muster bereits veröffentlichter Handlungsanweisungen wird daraus ein vorläufiges Programm zusammengestellt. Ebenso verfährt man mit der „Konkurrenz", mit den Krankheiten also, die auch einmal täuschend ähnlich in Erscheinung treten können, wie das Problem, worum es im Programm eigentlich geht.

Ist das letztere Leiden relativ gutartig, drohen dagegen von der „Konkurrenz" Lebensgefahren, dann muß das Programm dementsprechende Gewichtungen enthalten. Die Exklusion eines gefährlichen Verlaufs, ganz besonders natürlich, wenn er abwendbar ist, erhält im Programm den absoluten Vorrang.

Was den Umfang angeht, so sollten die Handlungsanweisungen etwa 30 Fragen und 20 Untersuchungen umfassen. Das ist ohne weiteres machbar. Wesentlich breiter gehaltene Richtlinien sind für die Tätigkeit an der ersten ärztlichen Linie nicht brauchbar. Auch für die Programme, die typische Krankheitsbilder bestätigen oder falsifizieren sollen, gilt, daß die letzte Entscheidung über Wert oder Unwert nur durch die lange praktische Erprobung fallen kann. Da es bei neuen Richtlinien, wie beim Vorgehen angesichts uncharakteristischen Kribbelns und ähnlicher Fehlempfindungen, um Seltenheiten in der Praxis geht, muß der Arzt Geduld haben, er muß monatelang - und länger - warten können, ehe er einen Fall sieht. Hat der Praxisforscher schließlich gute Arbeit geleistet, dann wird sich seine Konstruktion bei der praktischen Überprüfung bewähren. Er wird nur wenige Einzelheiten hinzufügen müssen.

Die Hinzufügungen betreffen nicht selten die psychologischen Facetten des Problems. Sie mögen diagnostisch irrelevant sein, um so mehr Bedeutung haben sie jedoch für die menschliche Führung des Falles. Gerade sie - erkundigt sich etwa der Doktor des langen und breiten nach Details über die durchgemachten Schmerzen - geben dem Patienten das beruhigende Gefühl, daß sein Doktor das Problem gut im Griff hat. Das verstärkt das Vertrauen in den Arzt.

14.12 Intuitive Kurzprogramme

Der wiederholt erwähnte Fall eines ansonsten munteren Kindes, das seit einigen Tagen als einziges Symptom Husten bietet, bringt die Praxisforschung an ein weiteres, riesiges, wissenschaftlich noch gänzlich unberührtes Gebiet heran. Zwar handelt es sich dabei ganz überwiegend um offensichtlich minimale Beeinträchtigungen der Gesundheit. Die Erkrankungen klingen in der Regel auch rasch von selbst wieder ab. Nichtsdestoweniger kann es sich im Extremfall als Rarität auch um den Beginn eines gefährlichen Leidens handeln. Daran müssen wir also stets denken. Tritt die Möglichkeit ein, so darf sie uns nicht unvorbereitet treffen.

14.13 Nur ein Rezept

Hustenfälle wie die genannten werden oft in völlig anderer Form präsentiert: Eine Mutter kommt mit ihrer kleinen Tochter. Sie mußte - nehmen wir an wegen verstärkter Regelblutungen - zu ihrem Hausarzt gehen. Daheim konnte aber niemand auf ihr Kleinkind aufpassen. Unbeaufsichtigt sollte es nicht allein in der Wohnung gelassen werden. So kommt sie also mit der kleinen Tochter in die Sprechstunde. Nachdem sie selbst beraten wurde und schon die Ordination verläßt, bittet sie - zwischen Tür und Angel - noch um einen Hustensaft für das Kind. Ohne merkbar krank zu sein, besteht bei der Kleinen seit einigen Tagen ein leichter Husten. Das hatte sie öfter. Es ist nicht der Rede wert. Die Mutter hat auch eine geringe Erkältung oder sonst eine plausible Erklärung dafür parat. Sie strebt tatsächlich nichts anderes an als die Erfüllung des geäußerten Wunsches.

Manche Kollegen pflegen solchen Bitten nachzukommen. Sie greifen zum Kugelschreiber. Mein Verhalten war stets anders. Mit der bloßen Rezeptur übernimmt der Arzt ja trotzdem die volle Verantwortung für sein Vorgehen. Er muß also davor zittern, daß sein Vorgehen ein übles Nachspiel hat.

Meine Ablehnung des Wunsches war jedoch stets gekoppelt mit dem Offert, den Patienten vorher zu untersuchen. Ich kann mich an keinen einzigen Fall erinnern, bei dem das nicht dankbar angenommen wurde. Was tat ich nun in solchen Fällen, wenn tatsächlich etwas ganz Banales vorzuliegen schien? Ich beschränkte mich auf eine intuitive Kurzdiagnostik. Dazu gehören ausgewählte, problemorientierte Fragen und Untersuchungen. Natürlich kein „großes" Programm. Durch die Fragen vergewissere ich mich, daß tatsächlich weder Allgemeinerscheinungen noch sonstige nennenswerte Symptome vorliegen und daß das Kind weniger als eine Woche lang hustet. Untersucht wird ebenfalls gezielt. Nach einem Blick in den Rachen – so sehr sich auch manche der Kleinen davor fürchten mögen – auskultiere ich in Ruhe die Lunge. Es stört mich nicht, wenn das Kind dabei schreit. Perkutiert wird nur aufgrund besonderer Auskultationsbefunde. Fiel bei der intuitiven Diagnostik nichts weiter auf, so kann rezeptiert werden. Zugleich wird der Begleitperson, oder wer immer nur eine Verschreibung haben wollte, eingeschärft wiederzukommen, wenn der Husten binnen 1 Woche nicht auffällig besser geworden ist oder aufgehört hat. Weil der Praxisanfänger keine Ahnung hat, wie man ein derartiges Problem am besten anpackt, läßt er sich recht leicht dazu bestimmen, den Rezeptwünschen nachzukommen. Der Verantwortung, die er auf sich lädt, ist er sich nicht bewußt. Auch ahnt er nicht, daß intuitive Kurzuntersuchungen durchaus legitim sind. Die Erziehung jedenfalls läßt ihn diesbezüglich im Stich. Natürlich könnte er dazu heute schon viel theoretisch und auch praktisch seitens der Allgemeinmedizin lernen. Soweit sind die Hochschulen aber noch nicht.

Übrigens hat das Problem auch einen statistischen Aspekt: Wer Rezeptabgaben ohne Untersuchungen ablehnt und sich mit all diesen Störungen diagnostisch abgibt, registriert in seinen Fällestatistiken verständlicherweise eine gewisse Anzahl von Fällen mehr. Bloße Rezeptverschreibungen dagegen gehören nicht in eine Statistik der Beratungsergebnisse hinein. Wer also Rezeptwünsche erfüllt und Statistik macht, wird etwas weniger Fälle zählen, wenn er richtig vorgeht.

14.14 Größenordnungen

Um welche Größenordnungen es sich bei den extrem problemorientierten Kurzroutinen handelt, ist schwer abzuschätzen. Große Programme, von denen es bereits 86 gibt, werden wir in der Allgemeinmedizin kaum mehr als 200–300 benötigen. Die Zahl der erforderlichen Kurzroutinen dagegen dürfte in die Tausende gehen. Außer dem skizzierten Vorgehen beim simplen Husten habe ich mich mit keinem weiteren Kurzprogramm befaßt. Im sonstigen Schrifttum hat noch niemand dieses Forschungsfeld bearbeitet.

Es ist mir aber klar: Ein diagnostisches Kurzprogramm für den leichten, kurzdauernden Husten beim Säugling wird etwas anders aussehen als das beim Kleinkind. Dieses wiederum wird etwas anders beschaffen sein als die Vorschrift beim jungen Erwachsenen. Das Vorgehen bei den alten und ältesten Patienten wird von den übrigen in Details gleichfalls etwas abweichen.

Da man 2000 oder 3000 Kurzprogramme in der Praxis schwer – etwa in einer Mappe – zur Hand haben kann, stelle ich mir als Lösung einen entsprechend programmierten Computer vor. Dort tippt man die Symptome, das Alter und was sonst von Belang ist, ein. Auf einer Leuchttafel erscheint dann, was in dem Fall diagnostisch zu machen wäre.

Ausgedruckt zu werden brauchten die Vorschriften nicht. Das wäre überflüssiger Luxus, weil man die Programme mitsamt den Ergebnissen nicht aufzubewahren brauchte. Man benötigt sie nie mehr. Es kommt nur auf die optimale Erstberatung an.

Die Möglichkeit, sich optimierte Kurzprogramme erstellen zu lassen, die einen Fortschritt bedeuten, statt aus der eigenen Erfahrung heraus Intuitives, immer Unvollständiges zu produzieren, wäre ein großer Gewinn für die Allgemeinmedizin. Der Fortschritt würde besonders den Praxisanfängern voll zugute kommen. Aber wie erarbeitet man optimale Daten für die Computer? Das werden Aufgaben für viele Generationen von Praxisforschern werden. Die Heilkunde wird auf einen kompletten Satz von Behelfen also noch lange warten müssen.

Immerhin könnte mit der nötigen Geduld und Beharrlichkeit mit den Arbeiten sofort begonnen werden. Wenig sinnvoll wäre es, Kurzprogramme oberflächlich, gewissermaßen am laufenden Band zu produzieren. Solche Programme müssen über lange Zeit ausgefeilt und an Dutzenden von Fällen immer wieder erprobt werden. Würden in den nächsten 20 Jahren auch nur 100 derartige Handlungsanweisungen geschaffen, so wäre das ein vielversprechender Beginn. Dann gäbe es Werkzeuge für das rasche Umgehen bei 100 häufigen, einfachen Problemen. Die reine Intuition hätte dort ausgespielt. Die ersten Kurzprogramme würden häufige Probleme betreffen, weil sie die Ärzte relativ oft zu Gesicht bekommen, wodurch die Entwicklungsarbeit rasch vonstatten gehen könnte.

Niemals darf übersehen werden: Kurzprogramme müssen voll ausgereifte Ergebnisse wissenschaftlicher Bemühungen und wirklich kurz sein. Die intuitiven Routinen erfahrener Ärzte dürften sie im Umfang nicht wesentlich überschreiten.

14.15 Weitere Definitionen (Husten II)

Wer berufstheoretisch mit Symptomen, Symptomgruppen und mit Krankheitsbildern arbeitet, der sollte sich beim heutigen Stand der Forschung zuerst klar machen, was unter dem jeweils bearbeiteten Thema zu verstehen ist. Der Wissenschaftler in der Praxis dürfte also nicht über Kurzprogramme bei Symptomen, Symptomgruppen oder Krankheitsbildern publizieren, ohne sich entsprechend festzulegen. Was den „Husten" angeht, so hatte ich das Verhältnis zu den Allgemeinerscheinungen und die Dauer der Beschwerden erwähnt. Dabei muß angegeben werden, unter welchen Umständen ein intuitives Kurzprogramm, unter welchen das volle Programm indiziert wäre. Kommt ein brauchbares Kurzprogramm zustande, so würden dafür dieselben Indikationen gelten wie für das frühere, rein intuitive.

Die *Symptomklassifizierung „Husten"* hat nach einer, noch sehr oberflächlichen Sicht auf die Problematik derzeit folgenden Inhalt:

Husten als einzige Beschwerde, ganz überwiegend seit wenigen Tagen bestehend, ohne sichtbare Erscheinungen an den oberen Luftwegen, kein Raucherkatarrh, Fehlen bronchitischer Geräusche über den Lungen. Maßnahmen: Racheninspektion, Thoraxauskultation, evtl. Perkussion. Nach einer Woche ist programmiert zu untersuchen. Nach 2 Wochen muß eine Röntgenuntersuchung des Thorax erfolgen. Läßt sich kein nennenswerter Befund aufdecken, wird „Husten" klassifiziert. Das gilt auch bei wochenlanger Dauer, falls die vorgeschriebene erweiterte Diagnostik ohne Ergebnis geblieben war.

14.16 Problem uncharakteristisches Fieber

Was bedeutet die Beratungs*ursache* uncharakteristisches Fieber? Die programmierte Diagnostik setzt automatisch ein, wenn außer uncharakteristischen Allgemeinerscheinungen wie Fieber, Abgeschlagenheit, Schweiß etc. keine charakteristischen Symptome wie ein typischer Ausschlag, ein typischer Rachenaspekt, typische abdominelle Beschwerden rechts unten, oder ein für Zystopyelitis typisches Beschwerdebild gegeben sind.

Die Breite der Symptomatik bei einer Erkrankung, die als uncharakteristisches Fieber in Erscheinung tritt, ist sehr groß. Sie reicht vom Fall, der ausschließlich Fieber bietet und sonst nichts, bis zum äußerst bunten, aber ebenso uncharakteristischen Symptomenbild. Große Verschiedenheiten weisen auch offensichtliche Epidemien durch dasselbe Virus auf. Auch innerhalb derselben Welle gibt es also keine Einheitlichkeit, wie etwa bei Varizellen oder Mumps.

Daher läßt sich mit den in der Laienwelt verwendeten Bezeichnungen wie Kopfgrippe oder Bauchgrippe berufstheoretisch nichts anfangen.

In diesem Sinne könnte ein wissenschaftlich interessierter Allgemeinarzt wohl einige Jahre hindurch alle seine Fälle von uncharakteristischem Fieber (als Beratungs*ergebnis*) nach den Symptomen bzw. Symptomkombinationen aufschlüsseln und die Resultate veröffentlichen. Das würde aber weder von diagnostischem noch von therapeutischem Wert sein. Damit wäre er außerdem auf das Gebiet der Krankheitenforschung geraten.

Zu Recht nämlich würden die Spezialisten bemängeln, daß zwischen den Erkrankungen und den möglichen Erregern kein Zusammenhang hergestellt worden war. Viren direkt oder indirekt nachzuweisen, wäre aber ein allzu kostspieliges Unternehmen. Viel herauskommen würde dabei nicht. Wir wissen ja einerseits, daß sich bei jedem zweiten Fall eine Virusinfektion weder direkt noch indirekt nachweisen läßt. Wir wissen andererseits ebensogut, daß die für solche Erscheinungsbilder in Frage kommenden mehr als 160 Virusarten de facto alle dieselben klinischen Bilder produzieren können.

Das sind bekannte Tatsachen, die eine berufstheoretische Forschung nur bestätigen könnte. Es dürfte sich aber kaum jemand finden, der das dafür nötige Geld zur Verfügung stellt.

14.17 Klassifizierung uncharakteristisches Fieber

Die Klassifizierung eines Falles als uncharakteristisches Fieber – bzw. als afebrile Allgemeinreaktion, die analoge, fieberfrei ablaufende Erkrankungen umfaßt – haben wir folgendermaßen umrissen (noch unveröffentlicht):

1) *Fakultative Allgemeinerscheinungen (Sichkrankfühlen):* Fieber, Hitzegefühl, Schauer   ohne/mit   Temperaturerhöhung,   Abgeschlagenheit,   Mattigkeit

(Arbeitsunfähigkeit), Appetitlosigkeit, Schlafstörungen, Schweiß, besonders an Thorax und Kopf.

2) *Fakultative örtliche Erscheinungen:* Konjunktivitis, Luftwegekatarrhe (Schnupfen = Rhinitis anterior und/oder posterior, Pharyngitis, Tonsillitis, Laryngitis, Tracheitis, Bronchitis, Bronchiolitis), Begleitsinusitiden, Begleitotitis.

3) *Fakultative Erscheinungen seitens des Verdauungstraktes:* Brechreiz bzw. Erbrechen (außer zentral und vom Rachen aus), weiche Stühle bis Durchfall.

4) *Fakultative Erscheinungen seitens des Harntraktes:* Pollakisurie bei sonst normalem, dunkler gefärbtem Urin.

5) *Fakultative Schmerzzustände:* im Kopfbereich, in der Nackengegend, am Brustkorb, abdominell, Kreuzschmerzen, Gliederschmerzen, besonders an den unteren Extremitäten.

6) *Fakultative Erscheinungen an der Haut:* morbilliforme, rubeoliforme, scarlatiniforme u. a. Exantheme.

7) *Sonstige örtliche fakultative Erscheinungen:* Lymphadenitiden, Nasenbluten.

Diese Liste erhebt keinen Anspruch auf Vollständigkeit. Sie dokumentiert ein erstes Heranwagen an das Problem aus der Erfahrung heraus.

14.18 *Bildklassifizierungen Rubeolen und Masern*

Als Beispiele für „Definitionen" von Bildklassifizierungen will ich aus unserer laufenden unveröffentlichten Arbeit noch 2 Beispiele anführen.

1) *Rubeolenbild:* Allgemeinerkrankung, besonders im Kindesalter. Auftreten epidemisch. Verlauf in der Regel flüchtig. Fieber kurzdauernd, gering. Kaum wesentliche Beeinträchtigung des Allgemeinbefindens. Der typische Ausschlag ist blaß, kleinfleckig, livide, flüchtig. Drüsen am Hinterkopf und Nacken vergrößert und etwas druckschmerzhaft (auch bei Masern möglich). Rheumatische u. a. Komplikationen selten. Klassifizierung durch Eindrücke von früher versorgten Fällen (= Kennerschaft).

2) *Masernbild:* Die schweren Prodrome (tagelanges hohes Fieber, quälende Luftwegekatarrhe) sind selten geworden. Gegenwärtig dominiert ein uncharakteristisches kurzes Vorstadium mit geringem Fieber, wenig eindrucksvollen Schleimhautreizungen, Koplik-Flecken sind nur selten feststellbar. Die Abgrenzung des Masern - z. B. gegenüber dem Rubeolenexanthem - kann schwierig, selbst unmöglich sein. Die Erkrankungsdauer ist kurz. Komplikationen kommen selten vor. Die häufig nachweisbaren (Begleit-)Mesotitiden haben keinen besonderen Krankheitswert. In dieser vorläufigen Weise wurden außer den 4 hier bereits genannten noch weitere 302 Begriffe für allgemeinärztliche Beratungsergebnisse umrissen. Es handelt sich um die Begriffe, welche in Tabelle 4 (S. 36) links der Häufigkeit nach angeführt sind.

Auch die Klassifizierung als Masernbild geschieht aufgrund der Kennerschaft, d. h. durch Eindrücke von bereits früher erlebten Erkrankungsfällen.

14.19 Andere Forschungen mit Symptomen

Bei Praxisforschungen über die präsentierten Symptome muß man durchaus nicht immer Programme für eine bessere Diagnostik verwenden. Die wissenschaftlichen Arbeiten müssen nur sinnvoll sein. Den besten Start ermöglicht die Überprüfung einer eindrucksvollen Beobachtung. Das Ziel muß von allgemeiner Bedeutung und erreichbar sein. Nur uneingeschränkt zu arbeiten, um zu sehen, was dabei herauskommt, führt in der Regel ins Leere.

Eine Beobachtung, die zu einer fruchtbaren berufstheoretischen Fragestellung führte, ergab sich in meiner Praxis. Ich stellte ein krasses Mißverhältnis zwischen den vielen Fällen fest, in denen ich den Harn und das Blut auf erhöhte Zuckerwerte untersucht hatte (weil ein Diabetes möglich war) und den ganz wenigen, in denen ich positive Befunde erhielt.

Im Grunde ist die Situation ganz analog den Indikationen für die Vaginal-, die Rektalexploration oder etwa für die Lungendurchleuchtung bei längerem Fieber und bei Husten. Auch hier ist das positive Untersuchungsergebnis (also die Aufdeckung eines Portiokarzinoms, eines analnahen Malignoms oder einer zentralen Pneumonie, einer Lungentuberkulose oder eines Bronchuskarzinoms) die seltene Ausnahme. In der Regel ergibt die zusätzliche Untersuchung keinen charakteristischen Befund.

Auf die enorme Bedeutung dieser Diskrepanzen, die Ausbildung, Weiterbildung, Fortbildung und Praxis angeht, ist in früheren Texten verschiedentlich hingewiesen worden.

Was fand nun Krause, als er dem Symptom „Durst" im Rahmen anderer, auf eine Zuckerkrankheit weisenden Zeichen nachging? „Die klassischen Diabetessymptome kommen in der Praxis ebenso erstaunlich häufig vor, wie sie erstaunlich selten auf diabetischer Grundlage entstanden sind" [185].

Das sind reife Früchte für einen späteren allgemeinmedizinischen Unterricht auf hohem Niveau. Derzeit muß man u. a. bemüht sein, sie vor der Vergessenheit zu bewahren.

Eine einschlägige Arbeit zum Thema Schnupfen publizierte unlängst Landolt-Theus [189].

Eine eigene Bearbeitung des Themas „Uncharakteristischer Präkordialschmerz" steht vor der Publikation [141].

14.20 Wie es kam

Studiert man Arbeiten wie die von Krause über die Diabetessymptome, erhält man eine Ahnung davon, warum ältere Ärzte gewisse Untersuchungen mehr und mehr einschränken. Es sind Resultate der Erfahrung bezüglich der Seltenheit, mit der die Methoden zu Aufdeckungen führen. Freilich wissen wir andererseits schon, daß die Häufigkeit, mit der die Untersuchungen fündig werden, nicht der Gradmesser dafür sein kann, ob sie obligat durchzuführen sind oder nicht. In der Praxis muß man also dort, wo es noch keine programmierte Diagnostik gibt, bei den intuitiven Routinen sehr darauf achten, nicht die Suche nach einzelnen abwendbar gefährlichen Verläufen zu eliminieren. Rettet der Arzt, indem er die

Suche fortsetzt, in seinem ganzen Berufsleben nur einem einzigen Menschen das Leben, so kommt eine Hochrechnung für das ganze Land damit schon auf respektable Zahlen. Daran muß jeder Niedergelassene denken und im Rahmen seiner Möglichkeiten bis zum letzten Praxistag gründlich bleiben.

14.21 Andere Häufigkeitspräsentationen

Interessenten können alle beliebigen Beratungsergebnisse in ihrer Praxis hinsichtlich der Häufigkeit untersuchen. Zum Vergleich können sie sich meiner Ziffern als Parameter bedienen.

Beim Umgang mit *Krankheitsbildern* müssen sie vermeiden, aufs glatte Parkett der Krankheitenforschung zu geraten. Das gilt auch für die sog. Kinderkrankheiten. Pickles publizierte anno 1939 Daten aus seiner Landpraxis zu diesem Thema [200]. Natürlich war er der Meinung, stets Diagnosen gestellt zu haben. Ihm kam es darauf an, das Auftreten und die Verbreitung von solchen Epidemien aufzuzeigen.

Wer freilich die eigenen „nosologischen" Umreißungen der Bilder von Röteln und Masern durchsieht (s. 14.18), dem wird nicht entgehen, wie es um solche „Diagnosen" steht. Ich habe eine Epidemie erlebt, bei der ich bis heute nicht sagen kann, ob es sich um Masern oder Röteln gehandelt hatte. Freilich waren die Fälle in den 40er und 50er Jahren, wenn ich mich richtig erinnere, noch typischer ausgeprägt. Das freilich nützt dem Arzt der Gegenwart wenig. Beim heutigen Stand der berufstheoretischen Forschung genügt es jedenfalls nicht, bei Mitteilungen über die Häufigkeit von Kinderkrankheiten so zu tun, als ob alle Fälle wissenschaftlichen Krankheitsbegriffen überzeugend hätten zugeordnet werden können. Die verwendeten Begriffe sind vielmehr zu definieren, wenn es zu Veröffentlichungen kommt, damit der Leser zu beurteilen vermag, um welche Fälle es sich handelt.

14.22 Schablonen

Mit den Schablonen kommen wir an ein Gebiet heran, zu dessen Bewältigung seitens der forschenden Allgemeinärzte noch gewaltige Anstrengungen erforderlich sein werden. Bisher geschah dafür so gut wie nichts. Folgen wir beispielsweise bei einem Erkrankungsfall, der so wirkt wie uncharakteristisches Fieber, dem Untersuchungsprogramm (s. Übersicht S. 104), dann prüfen wir zunächst die Beweglichkeit der Nackenregion, indem wir den Patienten auffordern seinen Kopf so tief als möglich auf die Brust zu drücken. Ist diese Bewegung unbehindert, so nehmen wir an, daß keine Meningitis vorliegt. Tatsächlich wissen wir aber nur: Der Patient vermochte sein Kinn dem Brustbein maximal anzunähern. Eine meningitische Reizung kann bekanntlich trotzdem vorliegen oder im Anzug sein. Eine Beugungsbehinderung wiederum muß nicht durch eine Hirnhautentzündung hervorgerufen worden sein.

Die von uns verwendete *Schablone* lautet trotzdem: Kopfbeugung beim uncharakteristischen Fieber frei = keine Meningitis. Kopfbeugung schmerzhaft beeinträchtigt = Meningitis möglich. Natürlich darf es dabei keinen Anhalt für ein akutes „rheumatisches" Geschehen oder für eine Verletzung in der Region geben.

Danach blicken wir in den Rachen. Ist die Tonsillengegend unauffällig, dann sagt eine andere *Schablone* aus: Eine akute Tonsillitis liegt nicht vor. Sind die Mandeln eitrig belegt, so ist die Aussage der Schablone: Akute Tonsillitis.

Viele Kollegen nehmen im letzteren Falle darüber hinaus an – so deren Schablone – daß es sich um eine Streptokokkentonsillitis handelt. Tatsächlich können aber Viruserkrankungen dieselben Bilder produzieren, von mehr oder weniger charakteristischen anderen Krankheiten abgesehen.

Die Schablone berücksichtigt nicht, wie der Rachen gestern ausgesehen hatte und zieht auch nicht ins Kalkül, wie der Rachen morgen aussehen könnte. Mehr braucht man wohl nicht darüber zu sagen, um zu demonstrieren, daß die mit Sicherheit am häufigsten benützten diagnostischen Werkzeuge des tätigen Allgemeinarztes gründlichst analysiert und optimal für die Lehre und für die Praxis gestaltet werden müßten.

14.23 Schablone Appendizitis

In der Heilkunde besonders häufig benützt wird die Schablone Appendizitis. Geht es doch dabei um einen der wichtigsten abwendbar gefährlichen Verläufe überhaupt. Wir wissen zur Genüge: Eine Wurmfortsatzentzündung kann („maskiert") ganz so in Erscheinung treten wie eine Pneumonie, wie eine Gastritis, wie eine Urolithiasis etc. Trotzdem gibt es in der Diagnostik beim uncharakteristischen Fieber – im Rahmen der abdominellen Palpation – nicht viel mehr als den gezielten Griff auf den McBurney-Punkt.

Die *Schablone* lautet: Region des McBurney-Punktes unauffällig = keine Appendizitis. Region deutlich druckschmerzhaft = Appendizitis wahrscheinlich. Heutzutage wird dann üblicherweise, evtl. nach wenigen weiteren Griffen, bereits die „Diagnose" gestellt.

Gute Allgemeinmedizin sieht anders aus.

Das Niveau ist schon höher, untersucht der Arzt bei einer Unterbauchsymptomatik auch rektal. Ob er mit dem Finger in die Nähe des Wurmfortsatzes kommt, hängt von seiner Technik, der Dicke der Bauchdecken und der Lage der Appendix ab.

Im Laufe der Praxisjahre bin ich selbst zu der folgenden Schablone gekommen: McBurney-Punkt druckschmerzhaft und/oder diffuse Empfindlichkeit im (rechten) Unterbauch und/oder Erbrechen bzw. Brechreiz = akuter Unterbauchprozeß möglich.

Sich bei der Arbeit mit dieser Schablone in bezug auf das Beratungsergebnis genauer festzulegen, halte ich nicht für vertretbar.

Die „Diagnosen" der vor-wissenschaftlich arbeitenden Kollegen stützen sich jedenfalls nicht auf Tatsachen, wenn sie nach ihrer Erstuntersuchung eine Wurmfortsatzentzündung diagnostizieren, sondern bringen damit lediglich ihre Vorstellungen bzw. Vermutungen zum Ausdruck. Mit ihren „Diagnosen" unterliegen sie nicht zuletzt der Rollenerwartung d.h. dem allgemeinen moralischen Zwang, eine Krankheit zu erkennen und zu benennen.

Hier, sagte Richard Koch sinngemäß anno 1917 [182], wird fest behauptet, etwas sei vorhanden, das in Wirklichkeit erst gefunden werden soll.

14.24 Lehren daraus

Der McBurney-Punkt kann bei der Palpation unauffällig sein, ebenso die Rektalexploration. Es braucht kein Fieber zu bestehen und kein Erbrechen. Trotzdem kann eine akute, perforierende Appendizitis vorliegen.

Daß beim klassischen Bild in mindestens 30% der Fälle keine Wurmfortsatzentzündung nachweisbar ist, sei erneut betont.

Andererseits wies ich einmal einen jungen Patienten mit einer typischen Appendizitissymptomatik, freilich im linken Unterbauch lokalisiert, „zur Exklusion einer Wurmfortsatzentzündung" auf eine chirurgische Abteilung ein. Tatsächlich ergab die Laparotomie eine akute Appendizitis bei spiegelbildlicher Verlagerung aller Eingeweide (Situs viscerum inversus, Heterotaxie).

Im ganzen gesehen, wollte ich sagen: Aus dem Wissen über die Krankheiten und aus unserer Erfahrung heraus entwickeln sich bei uns unbewußt Schablonen für das rasche Beurteilen von Fällen in der Praxis. Es wird Zeit, diese individuellen Produkte zum Thema berufstheoretischer Praxisforschungen zu machen. Von anderer Seite ist wissenschaftlich an diese Problematik nicht heranzukommen. Wir müssen also eruieren, wie der Praktiker zu seinen Schablonen kommt, müssen deren einzelne Elemente identifizieren, um sie überprüfen, evtl. austauschen und ergänzen zu können. Das Ziel ist, sie auf der Stufe höchster Effektivität lehrbar zu machen.

Im voraus läßt sich dazu nur sagen, daß die optimierten Schablonen demselben Zweck dienen müßten wie die jetzt unbewußt entwickelten. Dem werdenden Arzt müßten sie genügend fest eingeprägt werden, damit er sich der wichtigsten auf Berufsdauer bedienen kann, ohne bei häufigen Vorkommnissen jedesmal in einem Buch nachschlagen zu müssen, welche Gestalt nun diese oder jene Schablone hat. Mit Sicherheit wird er aber nicht jede einzelne Schablone im Kopf behalten können. Im Rahmen seltenerer Probleme wird er sich also ausnahmsweise und ungeniert dieser speziellen Behelfe bedienen können, indem er nachschlägt.

Möglicherweise wird man sogar – je nach dem Stadium einer Gesundheitsstörung – mehrere Schablonen zur Exklusion – bzw. Bestätigung – desselben Leidens benötigen.

15 Andere Themen

Es gilt unzählige weitere Probleme der angewandten Heilkunde im allgemeinen und der Allgemeinmedizin im besonderen zu erforschen. Müssen wir doch wissenschaftliche Versäumnisse von Jahrhunderten nachholen.

In Bezug auf die Methodik geht es gewiß nicht um die Breite, sondern um die Tiefe. Daher ist stets der Ausgangspunkt für die Forschungen sorgfältig zu prüfen. Steht man mit seinen Ansatzpunkten auf festem Grund? Für gewöhnlich wird das nicht zutreffen.

In diesem Sinne bedeutet ein Großteil der gegenwärtigen berufstheoretischen Grundlagenforschung einfach die Anwendung der Logik in der Medizin. Dem Forscher darf dabei nichts heilig sein. Alle Grundsätze sind leidenschaftslos auf ihre Gültigkeit zu überprüfen. Der Praxisforscher muß umdenken, will er auf den richtigen Weg gelangen. Axiome wie „Man muß in jedem Fall eine Diagnose stellen" (s. Abb. 4) sollten aus eigenem besseren Wissen heraus überwunden werden. 9 von 10 Praxisfällen beweisen ja, wie selten überzeugende Zuordnungen zu wissenschaftlichen Krankheitsbegriffen möglich sind.

In diesem Sinne steht dem Forscher in der Allgemeinpraxis die Trennung von vielen, bisher geglaubten Leitsätzen bevor. An ihre Stelle müssen die von den Praxiswissenschaftlern neu errichteten Fundamente treten. Darauf kann man sich sowohl beim Denken im Berufsalltag wie auch bei weiteren berufstheoretischen Arbeiten getrost stützen.

Der Einstieg in die Praxisforschung erfolgt mitunter so, daß der Wissenschaftler zunächst die Unhaltbarkeit eines Dogmas erlebt und daß er es dann in Frage stellt. Dem Falsifizieren hält das Dogma zuallermeist nicht stand. Die schwierige Aufgabe, das als unbrauchbar Erkannte durch etwas Brauchbares zu ersetzen, steht dann aber noch vor ihm. Er tut gut daran, es sich hier nicht zu leicht zu machen. Mit Ideen allein kommt man nicht vom Fleck.

Tiefschürfend erreichte Ergebnisse muß er selbstverständlich lange genug selbst immer wieder angegriffen haben. Die neuen Grundsätze sollten auch unter den Bedingungen der Berufsausübung gültig bleiben. Es muß jedenfalls so sein, daß man den vielleicht bestechenden, aber falschen Dogmen nicht nachzutrauern braucht. „Es kommt selten etwas Besseres nach", darf hier nicht gelten.

Schließlich wurden auf diesem Gebiet schon einige Fortschritte erzielt und sie haben auch in das Denken in der Heilkunde Eingang gefunden [216, 217].

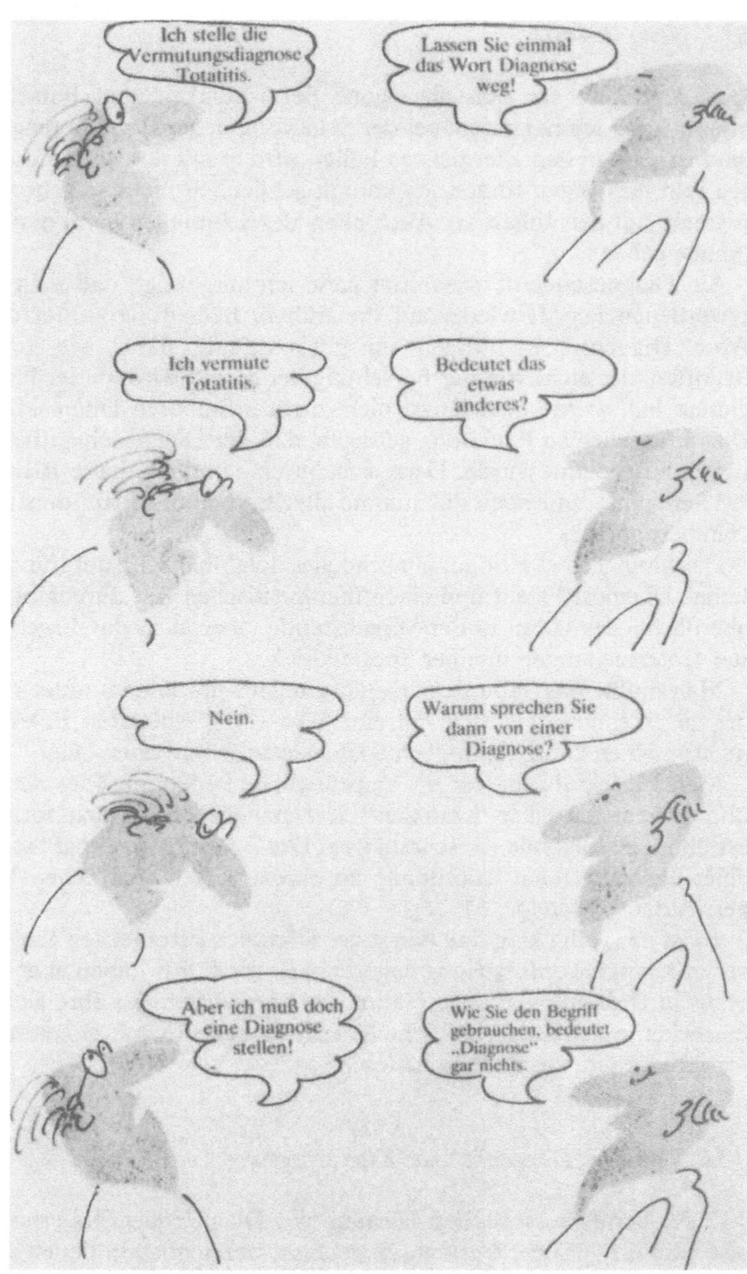

Abb. 4. Gespräch über den Begriff „Diagnose". (Aus Braun 1982 [124])

15.1 Neue Begriffe

Dem Kollegen, der sich die eigene Berufstätigkeit zum Forschungsgegenstand nimmt, kann ich nur raten, bei der Schaffung neuer Begriffe möglichst zurückhaltend zu sein. In den allermeisten Fällen wird er mit den vorhandenen Bezeichnungen sein Auslangen finden. Es kommt schließlich nicht so sehr auf das Wort als vielmehr auf den Inhalt an. Auch alten Bezeichnungen kann man zusätzlich neue Inhalte geben.

Am Diagnosebegriff wiederum hatte ich aufgezeigt, daß man einen inhaltslos gewordenen Begriff wieder auf die frühere Bedeutung zurückführen kann. Das Wort „Diagnose" ist übrigens ein gutes Beispiel dafür, wie sich ein Bedarf an Begriffen, der nicht von der Forschung her gestillt wird, in der Praxis auswirkt: In diesem Fall wurde dem längst nicht mehr erfüllbaren Dogma vom stets nötigen Diagnosestellen so Rechnung getragen, daß der Diagnosebegriff bis zur Inhaltslosigkeit ausgedehnt wurde. Derzeit meint er – und das hatte Richard Koch schon 1917 erkannt – nur noch die Summe aller Erkenntnisse, auf denen ärztliches Handeln beruht [182].

Das kann also ebensogut ein schnelles Telefonat sein, aufgrund dessen der Arzt seine „Diagnose" stellt und einen therapeutischen Rat durchgibt, wie ein rasches, oberflächliches Urteil in der Sprechstunde, aber auch das Ergebnis kompliziertester Untersuchungen in einer Spezialklinik.

Man mußte das Tabu des Diagnosestellens nur einmal unter die Lupe nehmen um zu erkennen, daß sich mit einem so völlig entleerten Begriff, der alles und nichts meinen kann, unmöglich wissenschaftlich arbeiten läßt.

Meine Rückführung auf die ursprüngliche Bedeutung (des richtigen Erkennens und Benennens einer Krankheit) war naheliegend. Dazu formulierte ich, wie erwähnt, die folgende Einschränkung: Der Begriff „Diagnose" sollte nur mehr bei einer überzeugenden Zuordnung zu einem wissenschaftlichen Krankheitsbegriff verwendet werden [42, 51, 76].

Es ist mir völlig klar, daß damit der Schwarze Peter letzten Endes der spezialistischen Krankheitenforschung zugeschoben wird. Wir haben aber wenigstens unser Haus in Ordnung gebracht. Hätten die Spezialisten das Ihre getan, so wäre auch erarbeitet, wie wissenschaftliche Krankheitsbegriffe, mit denen man in der Praxis umgehen kann, auszusehen hätten.

15.2 Von der „Diagnose" zur Klassifizierung

Mit der berufstheoretischen Härtung des Diagnosebegriffs erhob sich die Frage, wie man die 90% der Beratungsergebnisse bezeichnet, in denen solche Zuordnungen unmöglich sind. Hier entschied ich mich für den Begriff „Klassifizierung". Ich weiß selbstredend: Er wird schon in mehreren anderen Bedeutungen verwendet. Ebenso weiß ich, daß man damit bei Übersetzungen in fremde Sprachen Schwierigkeiten hat. Ich fand aber kein besseres Wort, und eine Wortneuschöpfung ergab sich mir nicht. Inzwischen beginnt sich „Klassifizierung" in der Forschung und in der Allgemeinmedizin in der neuen Bedeutung langsam einzubürgern.

So hielt ich es stets mit den Begriffen des Bedarfs. Man benötigt sie nun einmal.

Ebenso wie die Gesetzmäßigkeiten (z. B. Fälleverteilungsgesetz), kennzeichnen sie die Erschließung eines wissenschaftlichen Neulands.

Im allgemeinen wartete ich ab und versuchte um Wortneubildungen herumzukommen. Neue Begriffe überprüfte ich sehr lange auf ihre Tauglichkeit. Sie sollten den neuen Tatbestand charakterisieren und sich gut in die Sprache einfügen.

15.3 Fälleverteilungsgesetz II etc.

Ein Beispiel für das vorher Gesagte ist der Ausdruck „Fälleverteilungsgesetz": Hier war beispielsweise vorher zu klären, ob ich den Begriff „Gesetz" in diesem Zusammenhang überhaupt anwenden durfte. Auch der Ausdruck „Fälle" mußte optimal charakterisieren, was sich da mit nachweisbaren Regelmäßigkeiten verteilte. Schließlich sollte sich das zusammengesetzte Wort auch flüssig aussprechen lassen.

Bei „Respektanda" [76, 140] wiederum mußten die Form des Zeitwortes und dessen lateinische Bedeutung treffend bezeichnen, was ich ausdrücken wollte.

Die meisten neuen Begriffe meines Bedarfs haben sich aber bei meinem „Immer-daran-Denken" sozusagen von selbst eingestellt. Vielfach weiß ich selbst nicht, wann ich auf einen Ausdruck kam, wann ich beispielsweise zuerst von einem „abwendbar gefährlichen Verlauf", wann zuerst vom „abwartenden Offenlassen" gesprochen hatte. Diese beiden Begriffe bürgerten sich übrigens sehr rasch im medizinischen Sprachgebrauch ein. Sie sind ein guter Beweis dafür, wie groß der Bedarf an wissenschaftlich erarbeiteten Begriffen in der angewandten Medizin ist.

15.4 Symptome – Krankheitsbilder

Wann immer mir das möglich war, habe ich versucht, für die Charakterisierung neuer Sachverhalte mit bereits existierenden Wörtern der Umgangssprache auszukommen. Ähnliches gilt für die medizinische Fachsprache und für die Begriffswelt der Laien.

So blieb ich beim Symptombegriff „Husten" und führte dafür kein neues Wort ein. Ebenso verhielt ich mich bei den Symptomklassifizierungen „Kopfschmerz", „Obstipation", „Schwindel" usw. Man darf unsere mit Begriffen ohnedies überladenen Sprachen nicht auch noch dort zusätzlich belasten, wo das nicht unbedingt erforderlich ist.

Unter den *Symptomgruppenklassifizierungen* war vom uncharakteristischen Fieber und der afebrilen Allgemeinreaktion schon oft die Rede gewesen. Hier kam ich um Wortneubildungen nicht herum. Was das Fieber angeht, so war ich erst im Verlauf der 60er Jahre vom früher verwendeten Begriff „Status febrilis" abgegangen. Es gab damit zu viele Mißverständnisse. Die „afebrile Allgemeinreaktion" zählte ich - nicht gerade logisch - anfangs zu den Status-febrilis-Fällen dazu. Später führte ich sie in einer Rubrik „Polymorphe Beschwerden, kurze Führung". Diese Lösung war auch nicht glücklich. Bis ich schließlich den Begriff „uncharakteristisches Fieber" schuf, wodurch sich eine eigene Bezeichnung für die fieberfreien derartigen Fälle von selbst ergab.

Diese Entwicklung zu 2 befriedigenden Begriffen dauerte bei mir also etwa 25 Jahre lang.

Für die *Krankheitsbilder* hätte ich gleichfalls neue Namen vorschlagen können. Es ist ja gedanklich nicht ganz leicht, auf einmal zwischen der *Diagnose* „Masern" (die ja den Erregernachweis voraussetzt) und der *Klassifizierung des Bildes* (aufgrund der Symptomatik und der Kennerschaft) zu unterscheiden. Auch hier wollte ich keine neuen Namen einführen, sondern versuchte durch meine Publikationen, die Kollegen zu veranlassen, selbst zwischen den Diagnosen und den Bildern von Krankheiten unterscheiden zu lernen – ohne neue Bezeichnungen einzuführen.

In diesem Sinne sollten neue Begriffe in der Praxisforschung die Ausnahme von der Regel sein. Sie sollten vom Standpunkt der Sprache wie von der effektiven Bedeutung der verwendeten Fremdwörter her mit Bedacht ausgewählt werden.

Eine besondere Mißgeburt ist der Begriff „Multimorbidität", der sich so rasch eingebürgert hat. Was damit gemeint ist, versteht sich. Ebenso klar ist aber auch, daß Morbidität das Maß für die Häufigkeit von Krankheit (d.h. die in einem bestimmten Zeitraum gezählten Fälle bezogen auf die Gesamtbevölkerung) meint. Das nun mit „multi" zu verknüpfen, um auszudrücken, daß ein Patient mit mehreren Problemen kommt oder an mehreren Leiden laboriert, dazu gehört schon eine tüchtige Portion Oberflächlichkeit. Ich spreche hier z.T. von „multiplen Beratungsursachen". Rössle – wenn ich richtig informiert wurde – prägte den Begriff „Polypathie" für das gleichzeitige Vorkommen mehrerer Krankheiten. Näher habe ich mich mit der Problematik bisher nicht beschäftigt.

Bedacht werden sollte, daß ein neuer Begriff in der englischen Sprache, die ja in der Medizin gegenwärtig eine führende Rolle einnimmt, nicht schon anders besetzt ist.

Ein gelungener neuer Begriff muß also sehr verschiedenen Anforderungen gerecht werden.

15.5 Existierende Statistiken

Die wenigen weitgehend detaillierten Veröffentlichungen, d.h. Logans Statistiken, die Virginia Study und die eigenen Publikationen sind wissenschaftlich noch lange nicht voll ausgeschöpft. Der Praxisforscher kann sich damit – und nicht nur zur Einübung – sehr wohl abgeben.

So berechnete Sonnleitner [214] für seine Dissertation die ersten Statistiken von Logan neu, nachdem ihm klar geworden war, daß Logan den Einzelfällen bei multiplen Beratungen nur einen Bruchteil des vollen statistischen Gewichtes gegeben hatte. Die dadurch meinen Werten gegenüber bestehenden Differenzen waren von mir seinerzeit – wegen Geringfügigkeit – vernachlässigt worden. Nun sind die Ziffern Logans mit den meinen einwandfrei vergleichbar geworden. Daß ich meine Inzidenzstatistiken von 1967–1973 und von 1977–1980 einander noch überhaupt nicht gegenübergestellt hatte – und hier gibt es gewiß viel zu diskutieren –, war von mir schon erwähnt worden.

Das wären also weitere Themen für den an Praxisforschungen interessierten Kollegen.

Aber auch die Häufigkeit der einzelnen Klassifizierungen in den eigenen und

anderen Materialien gibt noch genügend Stoff für wertvolle wissenschaftliche Beiträge ab. Man muß nur auf die lohnenden Fragestellungen kommen und die früheren Publikationen zur Hand haben.

Diese Problematik wurde ja von mir und neuerdings von Sonnleitner eben erst
angerissen.

15.6 Beispiel uncharakteristisches Fieber

Was Sonnleitner angeht, so hat er ein weiteres Exempel für wissenschaftliche
Bearbeitungen in seiner bereits genannten Dissertation angeführt [214]. Er wertete
aus dem Urmaterial für meine Praxisstatistik 1977–1980 aus, wieviele Fälle von
uncharakteristischem Fieber es bei mir pro Woche gegeben hatte. Die Wochenzif-
fern stellte er auf einem Blatt in Kolonnen nebeneinander. Die Graphik (Abb. 5)
beweist eindrucksvoll, warum die Fällestatistiken über Jahre hindurch fortgesetzt
werden müssen: Bei Erhebungen über kurze Zeiträume gibt es beim Anfall der
Beratungsergebnisse allzuviele „normale" Schwankungen. Um so mehr gilt das für
weniger häufige, bzw. seltene Praxisvorkommnisse.

Für Darstellungen, wie für die von Sonnleitner, muß man freilich gut geführte
Listen mit genauen Daten zur Verfügung haben.

15.7 Zufall

Das „uncharakteristische Fieber" lieferte mir des weiteren auch ein Beispiel dafür,
wie man ganz zufällig hochinteressante Daten erhalten kann.

Bekanntlich hatte ich von 1944 an alle meine Fälle ununterbrochen statistisch
ausgewertet. Als nun im Jahre 1958 die sog. asiatische Grippe über Eurpa zog,
ergab sich die Auswirkung auf die Praxis in meiner entlegenen Region in nicht zu
übersehender Weise (Tabelle 8): Aus der Tabelle geht hervor, daß mein Jahreswert
für 1958 mit 123‰ weit über dem Durchschnitt der früheren Jahre und des nach-
folgenden lag (66‰, 64‰, 70‰ und 80‰). Letzten Endes wurden aber die früheren Jahresmittelwerte nur um etwa die Hälfte übertroffen [42].

Damit konnte ich zufällig die Auswirkung der großen Epidemie auf eine kleine
Praxis detailliert darstellen und hatte auch ein großes Vergleichsmaterial zur Verfügung.

Das eigentlich berufstheoretisch wichtige Ergebnis ist jedoch: Während einer
solchen Epidemie muß es ja das uncharakteristische Fieber, wie es üblicherweise
durch andere Erreger und Ursachen hervorgerufen wird, auch geben. Die asiatische Grippe konnte ja nicht alle anderen Ursachen für uncharakteristisches Fieber
schlagartig ausgelöscht haben. Vielmehr pfropfte sie sich durch die Virulenz ihrer
Erreger mit ihren zusätzlichen Fällen nur den ungefähr voraussehbaren einschlägigen Erkrankungen auf.

Es geht also bei derlei Epidemien nicht an, nun in einem gewissen Zeitraum alle
Praxisfälle einfach für den neuen Erregerstamm zu reklamieren. In diesem Sinne
gab es bei mir im Material damals selbstredend nicht 123‰ Fälle von asiatischem
Fieber (das sind 178 Einzelerkrankungen), sondern schätzungsweise lediglich ein

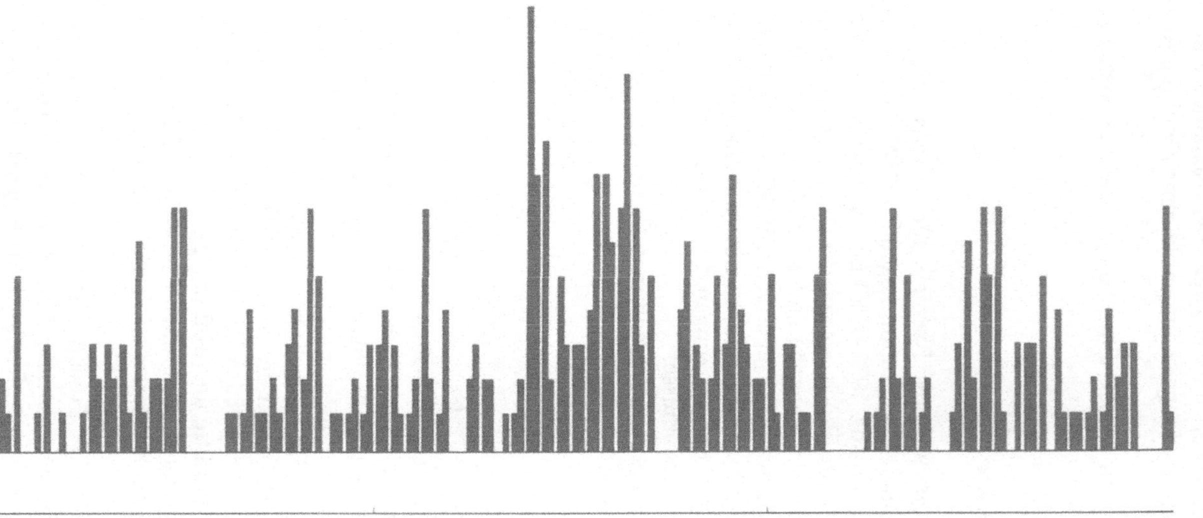

Abb. 5. Sonnleitners Darstellung der Fälle von uncharakteristischem Fieber in meiner Landpraxis vom 1. 10. 1977 bis zum 1. 10. 1980 *(1 Säule = 1 Woche).* Die *leeren Stellen* entsprechen Urlaubszeiten und sonstigen Abwesenheiten von der Praxis. Daraus ergibt sich übrigens, daß der von mir optimal angesehene Statistikstart mit 1. Oktober (um die saisonalen „Erkältungskrankheiten" nicht zu zerreißen) in Wirklichkeit gar nicht auffallend günstig ist

Tabelle 8. Fälle von uncharakteristischem Fieber 1955, 1956, 1957, 1958, 1959. Der erhöhte Abfall von 1958 geht teilweise höchstwahrscheinlich auf die asiatische Grippe zurück. Auf die „Statuspost-Fälle" hatte sich diese Epidemie nicht ausgewirkt. Wochenlang anhaltende Temperaturerhöhungen, wofür es keine Erklärung gab, registrierte ich 1958 nicht [42]

Uncharakteristisches Fieber etc., Abschnitt des Anfalls	1955		1956		1957		1958		1959		1955–1959	
	n	[‰]	n	[‰]	n	[‰]	n	[‰]	n	[‰]	n	[‰]
Uncharakteristisches Fieber	111	66,51	106	64,48	113	70,71	178	122,95	138	80,51	131,0	80,41
Zustand nach uncharakteristischem Fieber	20	11,98	14	8,51	9	5,63	12	7,89	11	6,42	13,2	8,10
Uncharakteristisches Fieber, wochenlange Dauer	1	0,60	2	1,22	–	–	–	–	–	–	0,6	0,37

Drittel bis höchstens die Hälfte davon. Mehr läßt sich dazu ohne virologische Untersuchungen nicht aussagen.

15.8 Standards auf dem Prüfstand

Ein dankbares Gebiet für die berufstheoretische Forschung in der Allgemeinmedizin stellt die Überprüfung der Brauchbarkeit von diagnostischen Standards in der Praxis dar. Es geht dabei immerhin - sieht man vom begrifflichen Werkzeug für das Umdenken in der Allgemeinmedizin ab - um das einzige spezifische diagnostische Hilfsmittel an der ersten ärztlichen Linie. Derlei Überprüfungen gibt es bisher nur spärlich.) So haben sich Chung in ihrer Praxis mit dem Fieberstandard [162] und Matlak et al. [198] mit dem Programm für den uncharakteristischen Schmerz in der Herzgegend beschäftigt. Dabei kamen so subtile Probleme wie der Zeitaufwand für eine programmierte Untersuchung vor und nach der Einarbeitung, aber auch die Beurteilung des programmierten Vorgehens seitens der Patienten aufs Tapet. Im großen und ganzen fielen die kritischen Beurteilungen sehr günstig für den neuen Praxisbehelf aus.

15.9 Methodik der Überprüfung

Das Procedere ist einfach genug: Man wählt sich eine Handlungsanweisung aus und führt damit - je nach der Häufigkeit des Vorkommens von Fällen - die Beratungen an 20-50 Patienten durch. Bei seltenen Problemen muß man sich u. U. auch mit einigen wenigen Beratungen begnügen.

Ideal wäre, würde der Arzt vorher seine eigenen intuitiven Beratungen bei 5-10 Patienten auf Band festhalten. Wenn er anschließend programmiert untersucht, dann kann er später den Unterschied zwischen seinem individuell-intuitivem Vorgehen im Vergleich mit dem programmierten darlegen.

Es ist leicht vorherzusagen, daß ein Vergleich überzeugend zu Gunsten des Beratens mit Richtlinien ausfallen wird (vgl. 15.17).

Die Reaktion der Patienten auf die programmierte Diagnostik sollte nicht der Arzt selbst abfragen. Das bleibt besser seinem Personal überlassen. Den Angestellten gegenüber haben die Kranken weniger Hemmungen, sowohl was das Lob als auch was etwaige Einwände angeht.

Die Einholung des Urteils der Patienten ist auch für den Arzt selbst wichtig. Viele Kollegen haben nämlich große Scheu davor, mit Handlungsanweisungen zu arbeiten. Sie wissen noch nicht, wie gut das programmierte Vorgehen bei den Kranken ankommt und haben Angst, das Gegenteil könnte zutreffen [114, 119, 140].

Gut wäre, wenn der Praxisforscher stoppte, wieviel Zeit das programmierte Beraten erfordert. Manche Mediziner glauben, das Arbeiten mit Richtlinien dauere zu lange, um in der Praxis durchführbar zu sein.

Chung hatte dieselbe Befürchtung [162]. Sie konnte sich davon überzeugen, daß das programmierte Untersuchen – nach einer kurzen Anlaufzeit – ganz im Gegenteil rascher vor sich geht als das rein intuitive. Dazu kommen dann noch die angenehme Entspannung und die automatische Dokumentation der Ergebnisse.

15.10 Bearbeitung des Materials

Zu Beginn der Bearbeitung kann der Kollege diejenigen Beratungen unter die Lupe nehmen, die er vor dem Test mit den Programmen auf Band aufgenommen hatte. Als Parameter wird das Programm verwendet. Man trägt nun alle auf der Handlungsanweisung vorgedruckten Fragen und Untersuchungen links von oben nach unten auf einem großen Blatt ein. Sie werden durch Linien voneinander abgetrennt. Die Linien werden über das ganze Blatt waagerecht verlängert und etwa alle 15 mm durch senkrechte Linien unterbrochen. In diesem Raster markiert man nun, während man die Bänder von den einzelnen Beratungen abhört, durch ein Kreuz oder ein anderes Symbol alle Fragen und Untersuchungen, auf die man spontan bzw. intuitiv gekommen war.

Elemente, die im Programm nicht enthalten sind, werden am Ende der Liste beim einschlägigen Fall dazugeschrieben. Es folgt die Diskussion der Ergebnisse. Herauskommen wird mit an Sicherheit grenzender Wahrscheinlichkeit, daß die intuitive Diagnostik höchst lückenhaft war, daß einige Fragen wiederholt wurden und die Zeit – im Vergleich zum Standard – nicht optimal genützt worden war. Die in der Liste fehlenden Fragen und Untersuchungen werden i.allg. nicht als diagnostischer Gewinn, sondern eher als überflüssig verbucht werden (vgl. 15.17).

Die Bearbeitung der Protokolle von den Untersuchungen mittels Programmen muß verschiedene Aspekte umfassen. Wurden die zeitlichen Aufwendungen gestoppt, so werden diese Resultate natürlich in die Arbeit aufgenommen. Dasselbe gilt für die Meinungen der Patienten. Daß die Analysen sinnvoll durchgeführt werden müssen, braucht wohl nicht eigens betont zu werden.

Wichtig ist festzustellen, wieweit die Programme komplett eingehalten wurden. In der Regel werden sich Auslassungen, selten Hinzufügungen, finden. Beides sollte bei der Gestaltung für eine Veröffentlichung begründet werden. Die Resultate müßten mit Ziffern belegt werden.

Wenn möglich, wäre ferner anzuführen, ob und wie oft sich durch das programmierte Arbeiten Weichenstellungen ergaben, bzw. Befunde aufgedeckt wurden, die dem Behandler ansonsten voraussichtlich entgangen wären. Außerdem sollte es eine Tabelle geben, zu welchen Beratungsergebnissen der Arzt gekommen war (vgl. 15.17).

15.11 Worum es geht

Man weiß im voraus: Beim programmierten Vorgehen ereignen sich nur selten diagnostische Überraschungen. Bei Stichproben dürfen sie daher nicht erwartet werden. Es kommt aber darauf an, die Richtlinien einzuhalten, um die Seltenheiten, die nun einmal vorkommen werden, nicht zu übersehen. Das kann an jedem beliebigen Praxistag erfolgen (meistens, wenn man überhaupt nicht daran denkt) - oder auch niemals im ganzen Berufsleben. Man weiß das nicht im voraus. Die Seltenheit des Vorkommens - besonders natürlich von abwendbar gefählichen Verläufen - darf für die Allgemeinärzte kein Grund sein, eine minderwertige Medizin zu betreiben. Es kann nicht oft genug gesagt werden, daß wir im Rahmen unserer Möglichkeiten optimales leisten und uns nicht den stets verlockenden Erfahrungen hingeben dürfen. Die sprechen ja fast immer für eine Banalität und nie für das seltene Bedrohliche. Und schläfern daher unsere Wachsamkeit ein.

So zu tun, als gäbe es bei einem unauffälligen Aspekt eines Kranken keine gefährliche Rarität zu befürchten, stellt uns auf eine Stufe mit dem Pfuscher. Der freilich hat keine Ahnung davon, was es alles gibt, während unsere Lage ganz anders ist.

Insgesamt müßte der Arzt beim programmierten Beraten ein besseres Gefühl haben als beim intuitiven, stets riskanten Vorgehen. Auch das sollte, wenn der Praxisforscher dem zustimmen kann, in seiner Publikation zum Ausdruck kommen.

15.12 Nochmals die Auswertung

Die Beratungsergebnisse müßten nach der wirklichen Lage in der zweidimensionalen Systematik (Tabelle 1, S.23) aufgeschlüsselt werden, zumindest nach der Art (der Klassifizierung). Diagnosen wird es als Ergebnis des programmierten Beratens nur ganz ausnahmsweise geben. Diese Aufschlüsselungen würden also das Überwiegen der Klassifizierungen betonen, wie das ja für die allgemeinpraktische Diagnostik auch sonst gilt. Es wäre also völlig verfehlt, würde der Praxisforscher erwarten - oder welcher Kollege immer -, das Vorgehen mittels Handlungsanweisungen würde ihn öfter an ein exaktes Krankheitserkennen heranführen. Wer das glaubt, hat noch nicht gut genug erfaßt, was in der angewandten Heilkunde möglich ist und was ungute Dogmen sind.

Noch ein Wort zur Auswertung des Materials: Wenn sich dabei bemerkenswerte sonstige Beobachtungen ergeben, so sollte in einer Veröffentlichung darauf hingewiesen werden. In der jetzigen Situation sind alle beeindruckenden Erfahrungen von allgemeinem Interesse.

15.13 Somatisch – psychisch

Ein Problem, das zu berufstheoretischen Untersuchungen einlädt, sind die divergenten Äußerungen zur Häufigkeit psychogener Erkrankungen. Die Verfechter der überragenden Bedeutung psychogener Erkrankungen publizieren ja mit großer Beharrlichkeit Ziffern, die bei weit über einem Drittel aller an die Ärzte herangebrachten Probleme liegen [76, 124]. Sie sind aber jeden stichhaltigen Beweis dafür schuldig geblieben, daß ihre Angaben *den* Anspruch auf Allgemeingültigkeit haben, den sie selbst erheben. Solche Beweise wird es auch in Zukunft nicht geben. Es ist unmöglich, dergleichen Zahlen zum *Gegenstand* der angewandten Medizin in vernünftige Beziehungen zu bringen.

Dagegen habe ich viele Jahresfolgen meiner aufgeschlüsselten Praxisstatistiken veröffentlicht. In diesem offenen Buch kann jeder lesen, der wirklich wissen will. Er kann dort Jahr für Jahr zusammenzählen, wieviel klar Psychogenes es unter den Fällen eines Durchschnittsarztes gibt. Freilich darf er nicht nach exakten Diagnosen suchen, d. h. er muß schon etwas von den Möglichkeiten bei der Erfüllung der allgemeinärztlichen Funktion verstehen [124, 140]. Was machen nun die Kollegen wirklich, die behaupten, 40, 50 und mehr Prozent aller Fälle in der Medizin beträfen psychogene Störungen? Sie nehmen sich einfach aus dem großen Topf der 90% nicht exakt diagnostizierbaren Beratungsergebnisse heraus, was ihnen gefällt.

Das können aber auch andere Spezialisten mit demselben Recht (besser Unrecht machen): Ebensogut kann der Kinderarzt 25% der Fälle für die Pädiatrie beanspruchen, weil die Patienten im Kindesalter sind. Der Orthopäde kann dies für weitere 25% tun, weil die Beratungsursachen mit dem Bewegungsapparat zu tun haben, der Hals-, Nasen-, Ohrenarzt für weitere 25%, weil die Region in Mitleidenschaft gezogen wird, der Internist für 80%, weil sich die Störungen im Inneren des Organismus abspielen, der Hautarzt für 30%, weil sie Symptome an der Haut verursachen, der Chirurg für 30%, weil sie den „direkten Zugriff" angehen, usw. Addiert man alle möglichen derartigen Besitzansprüche, so kommt man leicht auf mehrere Hundert „Prozent" [124, 140].

So geht das also nicht.

Derlei Berechnungen sind auf Trugschlüssen aufgebaut. Die Ziffern werden dadurch nicht beweiskräftig, daß man sie immer wieder aufs Tapet bringt, als wäre daran nicht zu rütteln.

Tatsächlich aber ist der Gegenstand der Medizin nicht nach Fächern aufteilbar. Die Besitzergreifungen sind ferner schon allein deshalb illusorisch, weil der Allgemeinarzt mit über 90% des Gesamtmaterials ohne jede kollegiale Hilfe zu einem guten Ende kommt. Die Fachärzte wären bei diesen Durchschnittsfällen auch gar nicht nützlich. Müssen die meisten Probleme doch über alle Fächergrenzen hinweg zusammenschauend bewältigt werden. Dabei gelangt man zu guter Letzt bei jedem zweiten Praxisfall nicht einmal in die Nähe einer Krankheit.

Dieser typisch allgemeinmedizinischen Situation kommt man mit der Krankheitenlehre nicht bei. Gerade das aber wird vorgetäuscht, wenn man – von welcher Seite immer – Ansprüche auf Teile des allgemeinärztlichen Materials erhebt.

Wie läßt sich nun das Problem der psychogenen und der somatischen Erkrankungen berufstheoretisch anpacken?

15.14 Gleitende Skala

Instruktiv war eine Untersuchung, die seinerzeit Crombie im Teamwork mit Allgemeinärzten aus mehreren Ländern durchführte [163]. Die Aufgabe war einfach: 100 unausgelesene neue Praxisfälle sollten danach beurteilt werden, ob ein Beratungsergebnis als rein somatisch, als überwiegend somatisch, als etwa ausgewogen somatisch und psychisch, als überwiegend psychisch oder als rein psychisch zu bezeichnen war. Die Teilnehmer waren Allgemeinmediziner in „Durchschnittspraxen". Eine besondere Schulung gab es dafür nicht. Obwohl die einzelnen Kollegen ansonsten zu sehr verschiedenen Diagnostikformen und Bezeichnungen für ihre Fälle gekommen sein mußten, gab es auf diese Frage eine überraschend einheitliche Antwort. Die Werte schwankten – in der Reihenfolge, wie die Kriterien eben aufgezählt wurden – um 52, 21, 13, 6 und 8%.

Was den *Gegenstand* der Allgemeinmedizin, d.h. das betrifft, was mit dem unausgelesenen Krankengut an die Heilkunde herankommt, so errechneten alle Ärzte ziemlich gleichartig: Etwa jeder 7. Praxisfall betraf eine teils überwiegend, teils rein psychische Gesundheitsstörung. Das sind rund 15% – aber nicht 40, 50 oder 60.

Wie kommen nun manche Ärzte, die sich als Allgemeinmediziner bezeichnen, dazu, so hohe Prozentzahlen zu nennen?

Die ungerechtfertigten Zuzählungen der diagnostisch offenen Klassifizierungen hatte ich im Abschn. 15.11 bereits erwähnt. Dazu kommt, daß diese Autoren von Praxisstatistiken offenbar nicht viel verstehen. Statt Jahreszählungen konnten sie nur kurzzeitige Erhebungen gemacht haben. Wir wissen, daß auf diese Weise nicht die Fälle, sondern die Inanspruchnahmen registriert werden (s. 2.14). Das fällt ins Gewicht, weil die Ärzte die von ihnen geschätzten Fälle erfahrungsgemäß auch öfter wiederbestellen. Verwechselt man die Inanspruchnahmen mit Fällen, so hat man dann eben viel mehr „Fälle" aufzuweisen als den Tatsachen entspricht.

Eine weitere Verzerrung ergibt sich daraus, daß (aus denselben Interessen) an den eigenen Patienten öfter psychogene Störungen aufgedeckt und behandelt werden, um die sich andere Ärzte gar nicht kümmern.Schließlich hat der an psychischen Erkrankungen Interessierte erfahrungsgemäß nicht nur einen größeren einschlägigen Zulauf. Er drosselt auch die übrige Praxis, um mehr Zeit für die von ihm bevorzugten Patienten zur Verfügung zu haben.

Einen Teil dieser Schlüsse können wir aufgrund der Arbeiten von Prosénc ziehen, in denen er die Auswirkungen von Sonderinteressen auf das Fällespektrum in einer Einzelpraxis beschrieben hatte [204-206]. Davon abgesehen, hätte doch wenigstens *ein* Mitglied im Team von Crombie den behaupteten hohen Werten seinerseits nahekommen müssen, handelte es sich um etwas Allgemeingültiges. Das traf aber nicht zu.

Im Überblick betrachtet, scheint es den über psychogene Erkrankungen publizierenden Kollegen nicht darauf anzukommen hieb- und stichfeste Häufigkeitsziffern zu liefern. Vielmehr blähen sie die Werte maximal auf, als ob sich die Wichtigkeit eines Gebietes durch unseriöse Daten bekräftigen ließe.

Jedenfalls müssen wir damit rechnen, daß diese falschen Prozentziffern im Schrifttum und bei Vorträgen noch lange kolportiert werden. Ebensolange dürfen wir daher nicht müde werden, sie richtigzustellen. Die wissenschaftliche, leidenschaftslose Überprüfung der einschlägigen Werte ist methodisch problemlos, leicht gemacht und dient diesem guten Zweck.

15.15 Spezialistische Fälle

Das Fehlen einer berufstheoretischen Forschung hat in bezug auf die Begriffe in der Medizin viele seltsame Blüten getrieben. Die bereits diskutierte Entleerung des Diagnosebegriffs ist eine davon. Eine andere ist die Inbesitznahme von Fällen seitens der Spezialisten. Da wird über urologische, neurologische, kardiologische u. a. Krankheiten geschrieben, als wären die Krankheiten nicht Allgemeingut sämtlicher tätigen Ärzte. Die Inbesitznahme von Krankheiten durch Fächer ist schon deshalb unsinnig, weil die unterschiedlichen Prinzipien, nach denen die Spezialisierungen geschaffen wurden, solche Abtrennungen gar nicht zulassen [76, 124, 140]. Einzig im Krankenhaus können Patienten Fachabteilungen zugeordnet werden, und zwar solange der Kranke dort versorgt wird. Es sei daran erinnert, daß es ganz von der inneren Organisation der Krankenhäuser abhängt, wer dort was behandelt. Damit können identische Erkrankungen im *einen* Krankenhaus chirurgische, im *anderen* urologische Fälle sein usw.

Ohne Rücksicht auf dieses Durcheinander wird nun die Kompetenzaufteilung in den Krankenanstalten auf dem Wege über die Lehrbücher, die Zeitschriftenartikel, die Systematiken usw in der Medizin immer weiter verbreitet.

Was damit eingeführt wird, ist aber bloß ein schlechter Fachjargon. Er kann nur als Fiktion sein Dasein fristen, bis ihm die berufstheoretische Forschung den Garaus gemacht haben wird. Darauf freilich werden wir beim heutigen Desinteresse an den Fragen sauberer Bezeichnungen noch lange warten müssen. Der Praxisforscher sollte sich jedenfalls davor hüten, diesen Sprachgebrauch zu übernehmen, sei es im Text seiner Arbeiten, sei es bei Gruppenbildungen für seine statistischen Publikationen.

Die spezialistische Medizin kann erst dann zu einer fruchtbaren Erforschung ihrer Funktionen kommen, wenn sich durchgesetzt haben wird, daß man die Optimierung des Handelns nicht auf unhaltbaren und mehrdeutigen Begriffen aufbauen kann.

15.16 Wissenschaftliche Annäherung

Wie demonstriert man nun berufstheoretisch die tatsächlichen Beziehungen zwischen den Fällen und den Fächern am besten? Dazu verweise ich auf Überlegungen, die ich im ersten Lehrbuch der ärztlichen Allgemeinpraxis [76] anstellte. Die ersten 20 der dort insgesamt beschriebenen 477 Praxisfälle dienten diesem Zweck im Kapitel „Das Wesen der Spezialfächer". Diese unausgelesenen Fälle wurden hinsichtlich ihres Verhältnisses zu den klinischen Fächern durchdacht.

Als erster Patient der Reihe kam damals ein Mann zu mir, der nur Halsschmerztabletten haben wollte. Sie hätten bisher immer geholfen. Am Vortag hatte es etwas Fieber gegeben. Jetzt fühlte er sich gut. Ich fand den Rachen etwas gerötet. Weitere Untersuchungen lehnte er ab.

In welches Fach gehört der Fall? Ist – wegen der Pharyngitis – ein Internist „zuständig"? Oder ist ein neurotropes Virus mit im Spiel und liegt damit ein neurologischer Fall (am Ende gar eine Poliomyelitis) vor? Bei einer Poliomyelitits wäre u. U. die orthopädische Versorgung optimal. Also potentiell ein orthopädischer Fall? Oder handelt es sich um eine psychosomatische Reaktion? Um einen Hals-, Nasen-, Ohrenfall? Oder führten den Mann rein soziale Gründe in die Sprechstunde?

Ein weiterer Patient aus derselben Serie: Die Eltern fürchteten bei ihrem Kind eine Wurmfortsatzentzündung. Außer Fieber, Schweiß und bland belegten Rachentonsillen war nichts weiter auffällig. Ein pädiatrischer Fall? Ein chirurgischer (atypische Appendizitis)? Ein neurologischer? Ein urologischer? Ein Fall für den Internisten, den HNO-Arzt? Ein psychogener Zustand?

Schon diese beiden Beispiele zeigen – bei den übrigen 18 war es nicht anders – daß es im allgemeinmedizinischen Krankengut Beziehungen zu einem einzigen Fach, unter Ausschluß aller übrigen, in der Regel nicht gibt.

Die Kompetenz der Spezialisten beginnt ja erst dort, wo Patienten vom Hausarzt aufgrund sorgfältiger Überlegungen – nach Erfüllung der eigenen Funktion – mit gezielten Fragen überwiesen werden. Aber auch damit ist nichts Endgültiges geschehen. Im fachärztlichen Bereich überwiegen ja die Exklusionen von befürchteten Krankheiten. Trifft das zu, dann fällt die Kompetenz mit der fachärztlichen Exklusion ja wieder an den Allgemeinarzt zurück.

Aber Besitzansprüche darf der Allgemeinarzt auf seine Fälle ebensowenig erheben, wie die Fachärzte auf gewisse Gruppen von Krankheiten.

Arbeiten wie die eben von mir berührten durchzuführen, setzt voraus, daß sich der Forscher von überprüfungsbedürftigen herrschenden Denkweisen freigemacht hat und imstande ist, selbständig kritisch zu denken. Publikationen zur Sache werden solange nützlich sein, wie mit der Begriffswelt in der angewandten Medizin noch nicht reiner Tisch gemacht wurde.

15.17 Erfahrung auf dem Prüfstand

1977–1987 konnte ich im Modell ein ergiebiges Feld der Praxisforschung erschließen. Die meisten erfahrenen Allgemeinmediziner – wie die niedergelassenen Fachärzte – sind mit der von ihnen (intuitiv) praktizierten Medizin zufrieden. Um so wichtiger erschien mir, im eigenen Bereich zu überprüfen, ob die Zufriedenheit berechtigt ist. Die Versuchsanordnung war einfach genug: Als ich den Test startete, hatte ich diagnostisch bereits 20 Jahre rein intuitiv und weitere 10 Jahre (bei Problemfällen) zunehmend programmiert gearbeitet. In diesem gesamten Zeitraum hatte es bei mir rund 150000 Kontakte durch ca. 70000 Praxisfälle gegeben. An Erfahrung mangelte es mir also nicht. Zusammen mit den Einflüssen durch das jahrelange programmierte Beraten mußte ich längst ein guter Diagnostiker geworden sein. Als Studienobjekt wählte ich den uncharakteristischen Herzschmerzfall. Ich begann, einschlägige Patienten wieder rein individuell-intuitiv zu versorgen. Das setzte ich knapp 1½ Jahre fort. Schließlich hatte ich 19 unausgelesen aufeinanderfolgende neue Fälle auf Band aufgezeichnet [141]. Betont sei: Ich beurteilte meine Beratungen nicht an irgendeinem – womöglich spezialistischen –

Tabelle 9. Häufigkeit der bei den 19 Fällen von uncharakteristischem Herzschmerz gestellten Fragen 1 bis 39 aus dem entsprechenden Programm (1, 10, und 11 blieben außer Betracht) sowie der sonstigen Fragen (A–K)

1	I	II	III	IV	V	VI	VII	VIII	IX	X	XI	XII	XIII	XIV	XV	XVI	XVII	XVIII	XIX	Summe	Wiederholungen
2			1		1	1					1	1	1		2		1	1	1	11	W
3	2	1		1	1	1	1	2	1	1	1	1	1	1	1	1		1	1	17	WW
4	1			1			1							1					1	5	
5	1	2	1		2	2	1	1	1	2	2	1	1	1	1	2	1		1	17	WW
6	1	1	2	1		1	3	2		2	1	1	1	3	1	1		1	1	16	WW
7	1	1	1	1	1	2	1	1	1	2	1	2	1	1	1	1	2	1	1	19	WW
8			1		1	1					2		1							5	W
9		1	1	1	2	1		1			2	1	1	1	1	1	1			12	WW
10																					
11																					
12	1	1				1		1	1		1	1	1	1	1	1	1	1	1	14	
13							1													1	
14							1				1	1	1			1				5	
15	1	1	1	1	2		1	1	1		1	2	1	1	2		1	1	1	16	WW
16																					
17				1							1								1	3	
18			1	2							1		1	1	2		1			7	WW
19	1	2	2	1		2	1	2	2	1	1	1	2	1	1	1	1	1	3	18	WW
20													1	1		1			1	4	
21		1																		1	
22							1									1				2	
23			1									1					2			3	W
24	1			1		1	2	2	1		1					1		1		9	WW
25																					
26	1			1	2		1	1						1	1	1			1	9	W
27																					
28	1																			1	
29		1	1	1	1	1					1		2			1				8	W
30			1	1	1	2							1				1	1		8	W8
31													1	1		2	1			4	W
32		1	1	1			1		1				1							6	
33	2	2	1	1		1				1			1		1				1	9	WW
34	1	1	1				1						1		1	1				7	
35		1								4	1	1		1		2	1	1	1	9	WW
36		1	1	1		1	1	1	1					1	1	1				10	
37		1	1	1	2	1		1	1		1	1	1	1	2	1		1		14	WW
38				1	1	1			1			1	1							6	
39							1					1	1		1	1				5	
A	1			1		1					1				1					5	
B	1			1		1	1				1	1	1					1	2	9	W
C						1			1		1				3	1				5	W
D						1	1	1												3	
E	2				1															3	
F																					
G	1					1						1	1							4	
H	1			1		1						1								3	
I																		1		1	
K											1					1					

Tabelle 10. Zahl der bei jeder einzelnen Beratung gestellten Fragen in der chronologischen Reihenfolge, einschließlich der im Programm 34 („uncharakteristischer Herzschmerz") nicht enthaltenen Fragen und der Wiederholungen. Die Summen geben die Zahl der Fragen abzüglich der neuen *(N)* und der Wiederholungen *(W)* an. Im Gesamtdurchschnitt stellte ich nicht einmal 15 der 36 Fragen des spezifischen Programms

	I	II	II	IV	V	VI	VII	VIII	IX	X	XI	XII	XI-II	XIV	XV	XVI	XVII	XVIII	XIX		Ø
1	5	12	19	19	7	3	5	19	36	19	2	35	33	5	5	19	35	12	35		
2	N	19	33	2	8	5	N	12	19	35	35	19	12	12	N	35	23	15	N		
3	N	5	7	32	2	30	24	5	5	6	8	9	19	18	N	20	2	37	5		
4	3	3	19	24	38	29	19	N	N	7	3	29	32	9	N	5	19	N	N		
5	33	9	2	36	18	2	36	3	12	2	19	12	2	19	2	37	7	2	7		
6	24	15	37	9	9	N	15	19	7	3	5	2	31	15	26	35	12	N	2		
7	12	36	8	15	N	19	6	6	9	35	N	5	3	6	N	31	9	19	19		
8	15	33	5	37	5	12	22	7	19	35	N	19	38	35	37	3	18	30	20		
9	3	34	18	7	17	9	7	15	N	6	14	N	N	20	6	14	15	35	12		
10	28	59	29	9	38	13	36	92	33	N	6	5	3	7	6	5	6	6			
11	33	6	29	30	18	36	14	9	15	38	6	7	18	4	18	7	29	3	17		
12	6	29	30	33	15	19	N	4	3	29	7	29	14	38	19	26	23	7	15		
13	4	34	34	6	15	7	3	3	24	7	18	7	N	6	12	36	7	24	4		
14	N	37	36	23	3	8	38	N	26	5	12	23	15	7	31	5	39		3		
15	7	7	35		29	33	24	34	37	35	15	31	19	26	22	N			19		
16	34	19	6		30	26	N	26		5	17	3	24	36	15	12			12		
17	N	32	32		4	27	N	6			37	15	9	37	3	9			19		
18	N		6		37	7	N	N			8	9	39	39	18	39			33		
19	26		15		N	6	32	24			5	37	20	6	9	34					
20	N		21		5	5	6	34			24	30	7	N	15	29					
21	N				37	24	6	24				29	6		37						
22	N				26	N	39						N		2						
23						26							37		24						
24						30							8		33						
25															N						
26															31						
27															34						
28															37						
29																					
30																					
31																					
32																					
33																					
34																					
35																					
36																					
N	8	–	–	–	2	2	5	3	2	–	3	1	3	1	5	1	–	2	2		2,1
NW	(1)				–	–	–	–	–		–		–		(2)				(1)		
W	2	3	2	–	5	5	3	4	1	6	2	4	1	2	5	2	2	–	3		2,7
Σ	12	14	18	14	15	17	14	14	12	10	15	16	20	17	18	17	12	11	13		14,7
																					19,5

Parameter. Mein Maß war ein ausgeklügeltes, erprobtes, funktionsgerechtes Programm für ebensolche Praxisfälle, eines meiner reifsten überhaupt. Es integriert die somatische und die Psychodiagnostik mit einer optimalen psychologischen Führung. Im Ergebnis zeigte sich: Mir waren von den 36 Fragen des (Minimal)programms nicht einmal die Hälfte - im Mittel - eingefallen. Dazu gab es durchschnittlich 3 wiederholte und 2 (meist entbehrliche) neue Fragen (Tabelle 9).

Die Strategien ließen nicht erkennen, daß *der* erfahrene Arzt beraten hatte, der das einschlägige diagnostische Programm selbst entwickelt und langjährig benützt hatte. Tabelle 10 zeigt zudem, daß sich das Handeln des Erfahrenen mit einer Beiläufigkeit abwickelt, die eine sinnvolle Lehre de facto ausschließt. Erleben eine Weiterbildungsärztin oder ein Weiterbildungsarzt eine solche Beratung, so haben sie davon herzlich wenig Nutzen. Es ist ein krasser Gegensatz gegenüber einer Teilnahme an diagnostischen Führungen mittels optimierter Handlungsanweisungen [141].

Mit dieser Forschungsmethode sollten noch viele andersartige – oder gleichartige – Beratungen auf ihre Effektivität überprüft werden. Als Konsequenz daraus dürfte der Jungarzt gar nicht auf die Idee kommen, in der Praxis bei Problemfällen ohne Programme vorzugehen.

In der spezialistischen Medizin wird man nicht umhin können, in analoger Weise zur Verbesserung der eigenen Diagnostik beizutragen (vgl. 15.8, 15.9, 15.10).

16 Restliches

Im folgenden wird kurz auf weitere, ausgewählte, bereits publizierte berufstheoretische Bearbeitungen eingegangen und deren Methodik erläutert werden.

16.1 Besondere Symptomgraphik

Abbildung 6 entstand vor rund 30 Jahren [19]. Es ging darum, die überragende Stellung des uncharakteristischen Fiebers im Rahmen sämtlicher fieberhafter Erkrankungen aufzuzeigen. Das Innenfeld bzw. die punktierten Grenzlinien umfassen genau 1000 kleine Quadrate, wie eines bei der Pleuritis aus dem Feld heraus- und eines bei Abortus in das Feld hineinragt. Sie entsprechen je einem Fall.

Das Schwarz symbolisiert die Fälle von uncharakteristischem Fieber. Der Anfänger kann sich daraus gut ein Bild davon machen, wie meine Praxis damals in bezug auf sämtliche fieberhaft ablaufenden Erkrankungen ausgesehen hatte.

Es wäre wichtig, heute in einer Durchschnittspraxis wiederum 1000 Fieberfälle zu zählen und graphisch in der gleichen Art darzustellen. Ich erwarte mir beträchtliche Veränderungen gegenüber meiner Zeichnung. So sind die Tonsillitiden, einschließlich der fieberfreien Verläufe und der Peritonsillarphlegmonen, seltener geworden. Dasselbe gilt u. a. für die Entzündungen am weiblichen inneren Genitale und für die fieberhaft ablaufenden Abortusfälle. Die beiden letztgenannten Rückgänge lassen sich auf die mittlerweile liberale Handhabung der Schwangerschaftsunterbrechung sowie auf die Abnahme der Gonorrhö zurückführen. Davon abgesehen, kamen in den letzten Jahren u. a. Erysipele, der Scharlach, die Tuberkulose, Keuchhusten und Pleuritiden viel seltener vor als früher.

Was die Forschungsmethodik angeht, so muß jeder fieberhafte Fall erfaßt werden. Die Nomenklatur sollte der meinen weitgehend angepaßt sein. Zusätzlich sollten fieberfreie Verlaufsformen derjenigen Fälle gezählt werden, die überwiegend mit Temperaturerhöhungen ablaufen. Dasselbe gilt sinngemäß für Fälle, bei denen es oft kein Fieber gibt, wie bei den Sinusitiden. Ist der fieberhafte Ablauf die Ausnahme, so kann - bei einem häufigen Ereignis - der hohe Anteil an fieberfreien Fällen so symbolisiert werden, wie ich das in Abb. 6 bei den Myalgien und bei den Gelenkbeschwerden praktiziert habe.

Die afebrilen Allgemeinreaktionen dürfen selbstredend nicht, wie die uncharakteristischen Fieberfälle, den schwarzen Feldern im Schema zugeschlagen werden. Sie verbleiben außerhalb davon. Zu diesem Zweck kann man die derzeitige, nach oben offene Fläche „Fieberfreie Katarrhe der Luftwege" unterteilen und, etwa in der rechten Hälfte, „Afebrile Allgemeinreaktionen" einschreiben.

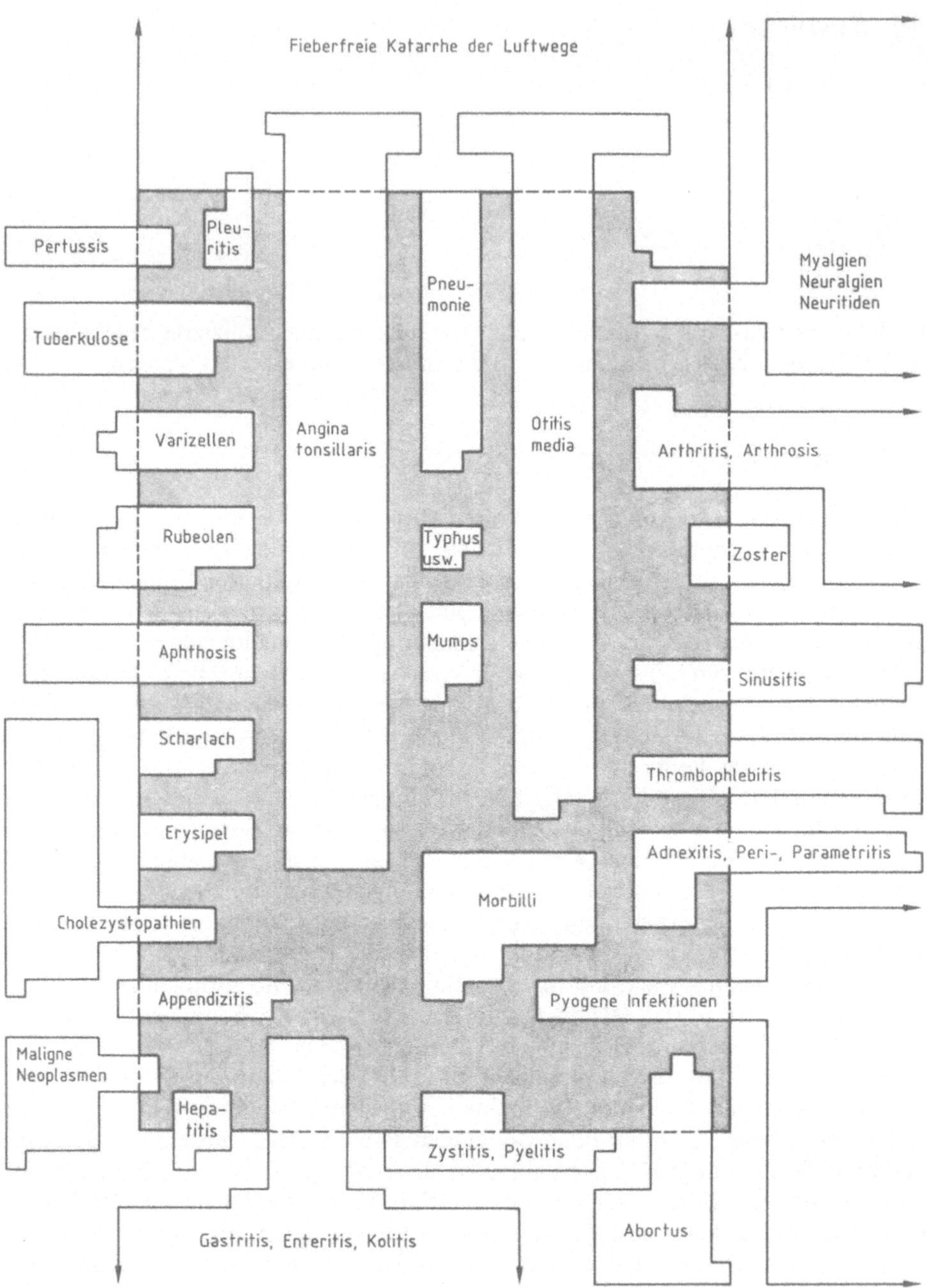

Abb. 6. Die Verteilung von 1000 unausgelesenen Fieberfällen auf die einzelnen Klassifizierungen. Das *schwarze Feld* markiert den Umfang der uncharakteristischen Fieberfälle. Die Anteile der fieberfreien Verläufe wurden bei dieser Studie zumeist nur geschätzt. (Aus Braun 1957 [19])

16.2 „Time and motion studies"

Damit sind Arbeiten gemeint, bei denen der Arzt die Zeit stoppt, die er in der Praxis für seine diversen Aktivitäten aufwendet. Man darf ja nicht glauben, daß er nur Diagnostik und Therapie betreibt. Er hat außerdem vieles andere zu tun.

Time-and-motion-Studien sind eine ebenso ergiebige wie anstrengende Arbeit. Ich kann mich an keine Forschungsperiode erinnern, die mich so hergenommen hätte, wie der Monat, in dem ich mit der Stoppuhr in der Hand alle meine Aktivitäten erfaßte. Höchstens ein berufstheoretisch geschulter Kollege könnte einem dabei helfen. Es würde aber laufend Diskussionen darüber geben, wohin nun dieser oder jener Zeitabschnitt zugerechnet werden sollte. Das wäre der Studie nicht förderlich. Außerdem müßte der Helfer tags und nachts jede Aktivität des Arztes mitmachen. Bei einer Mindestdauer von 1–2 Wochen würde da auch der größte Idealist bald die Lust zur Mitarbeit verlieren. Das macht man also besser allein.

Die methodische Schwierigkeit liegt darin, daß man sich gleichzeitig auf die ärztliche Funktion und auf die Zeitmessung konzentrieren muß. Die Arbeitsweise darf sich dabei nicht ändern. Sonst stimmen die Werte ja nicht. Die Beratungen sollten ablaufen, als gäbe es keine Stoppuhr. Davon abgesehen sind die gemessenen Werte flink einzutragen, um dadurch keine Zeit zu verlieren. Das alles ist also wirklich kein Vergnügen.

Abbildung 7 [49] veranschaulicht die Zeitaufwendungen für die Anamnestik, die Untersuchungen und für die therapeutischen Anweisungen.

Weitere Zeit erforderten sachliche Gespräche ohne Diagnostik- oder Therapiecharakter, Aktivitäten im Zusammenhang mit der kassenärztlichen Tätigkeit, andere soziale Funktionen, Honorarfragen, die Karteiführung, Kontakte mit anderen Kollegen, reine Privatgespräche usw. Dazu kommen die Aufwendungen für die Wegstrecken bei Hausbesuchen, für die Physikotherapie, für „Schwund" (etwa durch Verschnaufpausen, Mahlzeiten, Gespräche mit dem Personal, Postdurchsicht etc. – in meiner Statistik nicht weniger als 22 Minuten je Stunde!).

Damals, als ich noch viele Hausbesuche zu machen hatte, betrug der gesamte Zeitaufwand für eine Konsultation im Mittel rund 15 min. Nur die Hälfte davon kam der Patientenberatung im engeren Sinne zugute.

Was die Methodik anbelangt, so kommt es darauf an, die ja nahtlos ineinander übergehenden verschiedenen ärztlichen Aktivitäten, möglichst sauber voneinander getrennt, abzustoppen. Dazu bereitet man sich eine genügende Anzahl von Blättern vor. Von oben nach unten werden auf jedem die verschiedenen zu erwartenden Aktivitäten einzeln eingeschrieben. Gegeneinander sind sie durch Querlinien zu trennen. Durch senkrechte Striche im Abstand von etwa 1,5 cm wird ein Raster geschaffen. Pro Fall steht eine senkrechte Kolonne zur Verfügung. Bei multiplen Beratungen erhält jedes Problem eine eigene Kolonne.

Unten am Bogen sollte Raum für Aktivitäten übrigbleiben, die im Schema nicht vorgesehen sind. Alte und neue Probleme werden ohne Unterschied erfaßt – es geht ja nicht um Fälle und Inanspruchnahmen, sondern darum, wieviel Zeit aufgewendet wird. Dafür sind Erst- und Weiterberatungen gleichermaßen von wissenschaftlichem Interesse.

Unter anderem will man ja die Zeitaufwendungen für beide Arten von Beratungen miteinander vergleichen können.

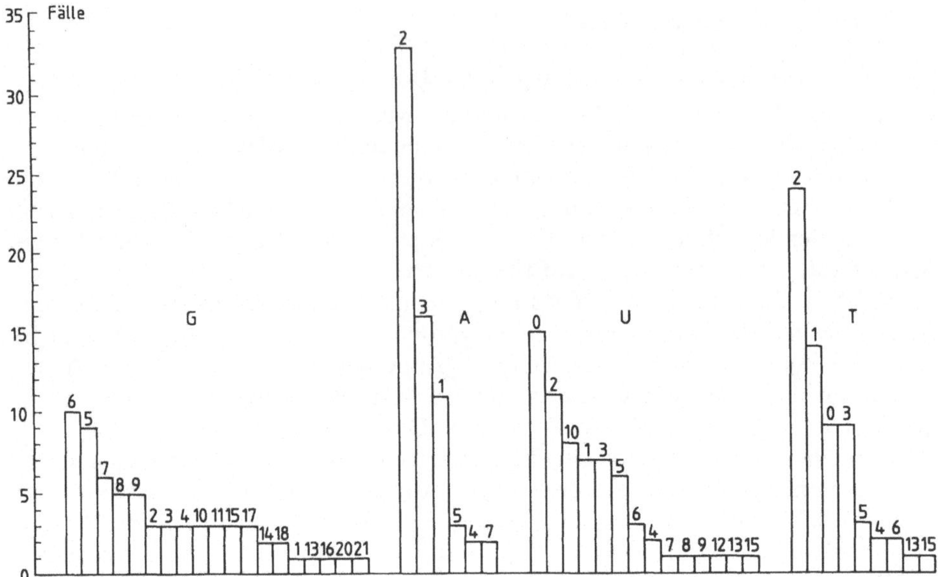

Abb. 7. Gesamter *(G)* Zeitaufwand für Erstberatungen in der allgemeinpraktischen Sprechstunde (ohne Wegestrecken und Physikotherapie). Nach rechts: Zeit für Anamnese (= gezielte Befragung) *(A)*, für die Untersuchungen *(U)* und für die Therapie *(T)*. Ordnung nach der Häufigkeit. Die Ziffern über den Säulen markieren die Dauer in min. Die erste Säule links unter „G" bedeutet daher, daß 6 min dauernde Erstberatungen mit 10 Fällen am häufigsten vorkamen und die 5 min dauernden mit 9 Fällen am nächsthäufigsten usw. (Aus Braun 1963 [49])

Wie man mit den erhaltenen Daten umgeht, entnimmt man am besten der Originalpublikation [49].

Daß Autoren ihre Werte möglichst mit den meinen vergleichen und sich über signifikante Differenzen den Kopf zerbrechen sollten, versteht sich von selbst.

16.3 Zahl der Diagnosestellungen

Die Zahl der Diagnosestellungen im eigenen Material zu eruieren, ist sinnvoll, wenn der Forscher auf dem Boden der neuen Wissenschaft steht und das Stellen einer Diagnose als exakte Krankheitserkennung ernst nimmt (s. 3.2). Am besten ist, er schlüsselt das gesamte Material einer Stichprobe auf und erhebt die Zahl der Symptom- und Symptomgruppenklassifizierungen und der Klassifizierungen von Krankheitsbildern zugleich mit seinen Ziffern von Diagnosen.

Da es über dieses Thema nur sehr wenige Publikationen gibt, in denen mit Ziffern gearbeitet wird, kann er damit rechnen, seine Arbeit in einem guten Fachblatt unterzubringen, wenn er sich nicht zu trocken ausdrückt.

Die Belebung sollte ihm nicht schwer fallen, weil sich ja ganz von selbst sehr viele Aufschlüsselungsprobleme ergeben. Entsprechend dargeboten müßten solche Beiträge auch Leser finden. Es handelt sich schließlich um Probleme, vor denen jeder Arzt steht, auch wenn er sich im üblichen Stellen von „Diagnosen" darüber hinwegtäuscht.

Eine solche Arbeit sollte ein Material von mindestens 2- bis 3mal 100 unausgelesenen Praxisfällen umfassen. In einem Aufwaschen könnte der Wissenschaftler die Fälle auch in meine zweidimensionale Systematik (Tabelle 1, S. 23) einordnen und schließlich seine mit meinen analogen Aufschlüsselungen vergleichen.

16.4 Varianten dazu

Eine Variante zu der Arbeit im Abschn. 16.3 wäre eine Erhebung, bei welcher 100, 200 oder 300 Fälle nicht nach dem Ergebnis, sondern nach der angewandten Methodik untersucht werden.

Bekanntlich gibt es an der ersten ärztlichen Linie als völlig gleichberechtigte spezifische Strategien die direkte Diagnostik, die allgemeinen und die örtlichen Routinen [76, 140].

Kommt also ein Kranker mit einem Holzsplitter unter dem Fingernagel und bestätigt ein Blick des Arztes die Patientenangaben, so ist die Diagnostik damit schon im wesentlichen vorüber. Klagt ein anderer über Kreuzschmerzen, dann wäre eine gleichartig *direkte Diagnostik* nicht vertretbar. Hier muß auch bei leichten Fällen eine *örtliche Routine* mit gezielten Fragen und Untersuchungen zur Anwendung kommen. Ebenso läuft beim uncharakteristischen Fieberfall eine intuitive (besser eine programmierte) eigenständig-allgemeinmedizinische Untersuchung ab. Da der ganze Körper ergriffen ist, richtet sich die Diagnostik des Arztes über die örtliche Symptomatik hinaus auf den ganzen Körper.

Im Unterschied zu den örtlichen sprechen wir bei diesen Methoden von *allgemeinen Routinen*.

Nun ist es aber keineswegs so, daß der Allgemeinarzt, wenn er einmal mit einer bestimmten Methodik am Fall begonnen hat, auch dabei bleibt. Hier unterscheiden wir zwischen einer primär (und bleibend) direkten Diagnostik und einem Diagnostikwechsel. Im Prinzip kann jede Diagnostikform in jede andere Form übergehen, oder auch unverändert beibehalten werden. Damit sind bei dreierlei verschiedenen Startformen 9 verschiedene Verläufe möglich. Abbildung 8 illustriert das. Dort sind auch die Ausgänge bei einer Pilotstudie an 100 unausgelesenen Fällen eingezeichnet [76]. Diese Studie und deren Ergebnisse zu überprüfen, wäre eine nützliche Forschungsarbeit. Ein Vorversuch sollte der Einübung in die Methodik dienen.

Außerdem müßte mein Lehrbuch studiert werden. Das Schema in Abb. 8 läßt ja manches unberücksichtigt: Ausnahmsweise gibt es z. B. nicht nur einfache, sondern auch mehrfache Wechsel der Diagnostikarten. So kann inmitten einer allgemeinen Routine plötzlich die direkte Diagnostik versucht werden: Etwa wenn man während einer Untersuchung beim uncharakteristischen Fieber glaubt, eine akute Thrombophlebitis aufgedeckt zu haben. Positivenfalls kann die allgemeine Routine abgebrochen werden, und es bleibt bei der sekundär-direkten Diagnostik. Negativenfalls wird die direkte Diagnostik abgebrochen, und die allgemeine Routine findet ihre Fortsetzung. Den Wissenschaftler muß sich also bei der eigenen Arbeit genau beobachten. Die Umschaltungen zu einer anderen Diagnostikart geschehen ja fließend aufgrund der jeweiligen Lage und bedeuten keinen diagnostischen Bruch. Dagegen ist das Schema für die wissenschaftliche Arbeit eine

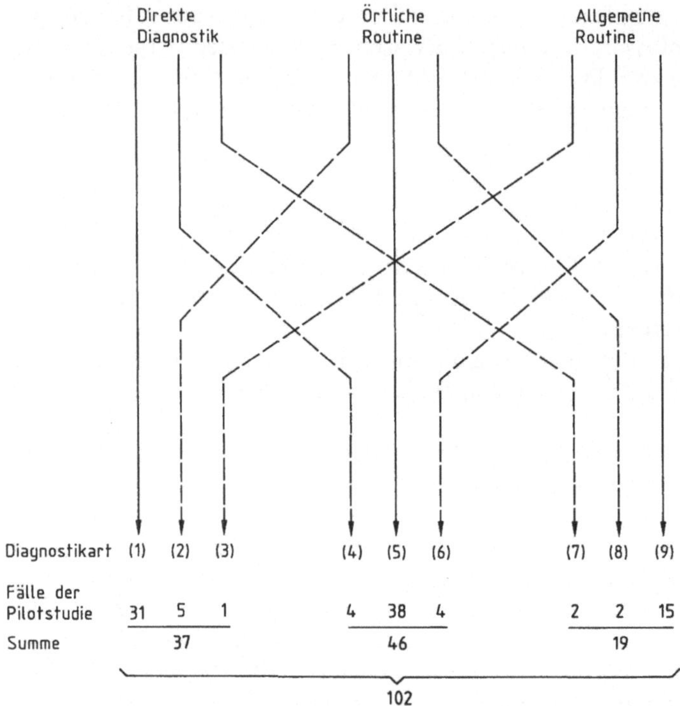

Abb. 8. Beziehungen der allgemeinmedizinischen Diagnostikarten zueinander. Gleichbleibende Methodik und Methodenwechsel *(von oben nach unten)*. Bleibend primäre Diagnostik, *durchgezogene Linie;* sekundäre Veränderung durch Methodenwechsel, *gestrichelte Linien.* Fälle der Pilotstudie: Ergebnis der Aufschlüsselung meines intuitiven Vorgehens bei 100 unausgelesenen aufeinanderfolgenden Fällen. Nur die vorgesehenen Möglichkeiten fanden Berücksichtigung. Die 2 überzähligen Fälle ergaben sich daraus, daß der letzte Patient der Serie mit 3 Problemen zu mir gekommen war. Diese konnte ich nicht willkürlich zerreißen. (Aus Braun 1970 [75])

Konstruktion. Man muß diese eher den Verhältnissen anpassen als die Abläufe mit Gewalt hineinzupressen.

Wie aus der Abb. 9 ersichtlich ist, endete ich primär oder sekundär in je etwa 4 von 10 Fällen entweder bei einer direkten Diagnostik oder bei einer örtlichen Routine. Nur bei 2 von 10 Fällen stand am Schluß der Beratung eine – primär oder sekundär – allgemeine Routine.

16.5 Von der Intuition zur Optimierung

Die direkte allgemeinmedizinische Diagnostik ist fast völlig unerforscht.

Über örtliche und allgemeine Routinen wissen wir einiges durch die Produktion einzelner einschlägiger Handlungsanweisungen. Das meiste liegt aber noch im Dunkel des intuitiv-individuellen Vorgehens verborgen.

Verständlicherweise sind hinsichtlich der allgemeinärztlichen Diagnostik erfahrene Praktiker den Anfängern gegenüber heute noch sehr im Vorteil. Zwar sind sie nicht mit Absicht zu einem besseren geistigen Werkzeug gelangt. Doch haben ihnen die unabänderlichen Umstände mehr oder weniger gelungene Varianten des in den Krankenhäusern anerzogenen Handelns abgerungen.

Wir wissen, daß die persönlichen Lösungen der Probleme nicht nur eine Reduzierung des Vorgehens in diesem oder jenem Fach sind. In der Allgemeinmedizin hat man es ja nicht mit einem ausgelesenen Material zu tun, sondern mit einem unausgelesenen. Im Prinzip muß man daher mit allen nur möglichen Krankheiten rechnen.

Dementsprechend sind in den allgemeinärztlichen Routinen auch stets alle Fächer integriert. Die unbewußte Integration richtete sich dabei nach den äußeren Möglichkeiten und stellt Seltenes wie Unwahrscheinliches sehr großzügig zurück. Es entstehen solcherart extrem problemorientierte Vorgehensweisen. Aber keine Rückstellung ist endgültig. Natürlich handelt jeder gewissenhafte Arzt so, auch wenn er dem Schein nach von Diagnosen spricht. Im Grunde mißtraut er ihnen aber – solange nicht eine endgültige Entscheidung in Richtung auf Harmlosigkeit oder Gefährlichkeit gefallen ist.

16.6 Methodik des Optimierens

Das Mittel der Wahl sind auch hier Bandaufnahmen, um die unbewußten Produkte der Praxiserfahrung erfassen zu können. Allgemeines Ziel ist die Optimierung des Vorgehens und dessen Lehrbarmachung zum Nutzen der Patienten und der Praxisanfänger. Als Beispiel für die Problemstellung war bereits mehrfach die intuitive Vorgehensweise bei simplen Hustenanfällen angeführt worden. Bezüglich dieser Kurzdiagnostik bin ich freilich noch mitten in der Arbeit. In analoger Weise könnte das Vorgehen bei dem, was ich als Myalgien bzw. als Neuralgien bezeichne (d. h. beim „Weichteilrheuma" in derlei Manifestationen) optimiert werden.

Es versteht sich, daß der Wissenschaftler sich vor der Arbeit darüber informiert, ob es nicht schon einschlägige Programme gibt. Er kann trotzdem auf diesem Gebiet seines Interesses arbeiten, fängt aber dann gleich mit den Programmen an.

Ein anderes Thema wäre die Optimierung der Diagnostik beim *charakteristischen* Ohrschmerz, der an eine Mittelohrentzündung denken läßt. Wie sieht ein geplantes Vorgehen aus? Wieweit könnte es verbessert werden, ohne den Arzt unnötig zu belasten?

Für den *uncharakteristischen* Ohrschmerz dagegen existiert bereits eine bewährte Handlungsanweisung (Nr. 7 der Programme [111]).

In der Region könnte sich ein Praxisforscher ferner damit beschäftigen, wie er bei Schwerhörigkeit bzw. bei der Angabe, es könnte wieder Ohrschmalz vorliegen, am zweckmäßigsten handelt.

Soweit einige Beispiele aus der unendlichen Fülle der Möglichkeiten.

16.7 Vorschaltdiagnostik

Bei Epidemien gehen erfahrene Ärzte anders vor als außerhalb derselben. Während einer epidemischen Welle von Masern etwa wird ein Kind, das fiebert und hustet, verständlicherweise a priori als ein möglicher neuer Masernfall angesehen.

Außerhalb einer Erkrankungswelle steht diese Möglichkeit weit entfernt von den ersten Überlegungen. In der Epidemie aber läuft die Diagnostik vorübergehend in Richtung der nunmehr größten Wahrscheinlichkeit.

Das Thema hat mich theoretisch viel beschäftigt, und ich habe dafür auch mehrfach Schemata entworfen [76, 140], um sie bei der Lehre zu verwenden. Zur praktischen Überprüfung ist es aber bisher noch nicht gekommen. Daher kann ich nicht mit Daten aufwarten. Weder weiß ich genau, wie die Diagnostik abläuft, noch kann ich beziffern, wieviel Prozent der Fälle a priori bleibend richtig klassifiziert werden können und wie oft die Klassifizierung später geändert werden muß bzw. wie oft für uncharakteristisches Fieber gehaltene Fälle sich letztlich als atypische Masern erweisen. Das alles ist gewiß ein dankbares Gebiet für Praxisforschungen. Man benötigt also dazu eine Masernepidemie, die man möglichst von allem Anfang an bearbeitet hat. Der Erfahrene weiß, daß längst nicht alle Masernfälle zum Arzt gebracht werden. Die Ärzte haben es also bei den von ihnen behandelten epidemischen Kinderkrankheiten stets mit einer Auswahl von Fällen zu tun.

Weiß der Forscher, was die Berufstheoretik bedeutet, dann wird er sich darüber im klaren sein, daß seine Forschungen keine exakt diagnostizierten Fälle, sondern nur Klassifizierungen von Krankheitsbildern betreffen. Das ist weder ein Unglück noch eine Nachlässigkeit, sondern eben das Material, mit dem es die Praxisforschung zu tun hat und das möglichst genau bezeichnet werden muß. Er hat keine Veranlassung dafür, sich überholten Dogmen zu beugen.

Methodisch wird die Vorschaltdiagnostik wieder aus Tonbandaufnahmen von ungekünstelten Beratungen erfaßt. Für jeden Fall sollte es ein eigenes Blatt geben, auf dem die gesamte Entwicklung bis zur Heilung eingetragen wird.

Zur Ergänzung müßte es auch („retrospektive") Blätter für solche Fälle geben, die zunächst gar nicht nach Masern ausgesehen hatten, bei denen aber doch zum Schluß Masern klassifiziert wurde. Zusätzlich sollten wenigstens die Zahl der Fälle von uncharakteristischem Fieber erfaßt werden, die es während der Epidemiezeit gegeben hatte. Über die verschiedensten diagnostischen Schwierigkeiten und Überraschungen sollte die Veröffentlichung kurz berichten.

Die Verfolgung des Verlaufes bei jedem Masernfall macht engere Kontakte mit den Familien der Erkrankten nötig als praxisüblich ist. Sofern den Beteiligten daraus keine Kosten erwachsen, darf man mit ihrem Verständnis dafür rechnen.

Als Ergebnis müßte man zu Vorschlägen über ein optimales diagnostisches Kurzprogramm bei Masernepidemien kommen. Ferner müßten Ziffern vorgelegt werden, wie die jeweiligen Ausgangspositionen ausgesehen hatten, zu welchen endgültigen Beurteilungen es zu guter Letzt gekommen war und auf welchen Wegen dies geschah.

16.8 Dringliches

Über dringliche Inanspruchnahmen der Ärzte, besonders über Nachtbesuche, ist von kollegialer Seite häufig publiziert worden. Vielfach ist dabei herausgekommen, daß der Doktor zu oft unnötigerweise belästigt wurde.

Unter der Lupe der Berufstheoretik betrachtet, kann das aber kein Kriterium sein. Das Wissen des Arztes ist ein Ding, die Motivation eines Kranken, den Arzt raschest in Anspruch zu nehmen, ein anderes. Wie sollte ein Patient beurteilen können, ob eine Gesundheitsstörung, die ihn sehr erschreckt hat, nun eine sofortige ärztliche Anwesenheit erfordert oder nicht? Natürlich gibt es dringende Bestellungen, die auch den gutmütigsten Arzt in Rage bringen. Etwa der Brandruf zu einem Patienten, der, wenn man zu ihm rast, überhaupt (noch) nicht zu Hause ist.

Aber dergleichen kommt so selten vor, daß wir es vernachlässigen können. Andererseits lassen sich schwerkranke Patienten, wenn es in der Praxis hoch hergeht, leicht auf den kommenden Tag vertrösten. Dann hat der Arzt ein sehr schlechtes Gewissen, sieht er seinen Patienten tags darauf in miserablem Zustand. Er ärgert sich darüber, ihn nicht sofort angenommen zu haben.

Das wäre gewissermaßen die Gegenrechnung.

Geht es um dringliche Beratungen, so läßt sich jedenfalls i. allg. annehmen, daß seitens der Patienten eine gesundheitliche Ausnahmesituation besteht, die sie in große Angst versetzt hat. Handelt es sich um eine offensichtliche Bagatelle, dann darf der Arzt die Patienten nicht schelten. Hat er viel Zeit, so mag er zu eruieren trachten, warum der Fall so ernst genommen wurde. In der Regel wird der Doktor mit Erstaunen feststellen können, daß der Kontakt keineswegs leichtfertig, sondern aus gutem Grund zustande gekommen war. Manche Menschen freilich sind so verschämt, daß sie sich nicht getrauen, mit der vollen Wahrheit herauszurücken. Auch das muß einkalkuliert werden, will der Arzt die Motivationen für dringliche Bestellungen oder Kontakte erforschen.

Zur Methodik wäre zu sagen, daß i. allg. zwischen dringlichen Konsultationen in der Sprechstunde und im Hause des Kranken, untertags und zur Nachtzeit unterschieden werden sollte. Angebracht ist, neben einer Analyse der Umstände, die die Notrufe ausgelöst hatten, eine Häufigkeitsstatistik der einschlägigen Beratungsergebnisse durchzuführen. Die Aufschlüsselungen nach den Ursachen für die dringlichen Inanspruchnahmen ergeben sich aus den Angaben der Patientenfamilien von selbst.

In einer solchen Studie sollten auch alle Ereignisse erfaßt werden, die an sich Notfälle darstellten, aber von den Patienten - beispielsweise die ganze Nacht - (unnötig lang) verschleppt wurden. Manche wollen den Doktor nicht im Schlaf stören. Das ist nicht ganz ungewöhnlich. Einigemale erlebte ich es beispielsweise, daß Patienten sehr schmerzhafte Extremitätengefäßverschlüsse stundenlang ertragen hatten. Ein operativer Eingriff war dann gerade noch möglich gewesen.

Die Studie sollte mindestens 100 unausgelesene dringliche Fälle umfassen.

Während der Erhebungszeit sollten alle anderen neuen Fälle auf einer Strichliste gezählt werden, um Bezugsziffern zur Gesamtpraxis zu haben.

Der Bearbeiter muß sich davor hüten, a posteriori Urteile über die Dringlichkeit der Fälle von seiner Warte aus abzugeben. Vielmehr sollte er den Standpunkt der Leute, die um Hilfe gerufen hatten, zu verstehen trachten.

Die Frage „Nötig oder nicht nötig?" gehört also bei einer berufstheoretischen Fragestellung zum Problem dringlicher Inanspruchnahmen gar nicht dazu.

Im Zusammenhang mit einer derartigen Untersuchung könnte auch der Frage nachgegangen werden, wie oft bei den Problemen ein „abwendbar gefährlicher Verlauf" zu befürchten war. Da es zu weit führen würde, die einzelnen Möglichkeiten zu nennen, könnte man sich auf eine global positive oder negative Antwort beschränken.

Ferner sollten Ziffern angeführt werden, wie viele Über- und Einweisungen sich aus den dringenden Fällen ergeben hatten.

Dasselbe gilt für Todesfälle im Zusammenhang mit der Dringlichkeit. Manche Rufe erfolgen ja, nachdem der Patient bereits verstorben ist. Das geschieht besonders dann, wenn es in der Umgebung niemanden gibt, der Laienerfahrung darüber besitzt, wann ein Tod eingetreten ist.

16.9 Kollegiales Zusammenarbeiten

Berufstheoretisch annehmbar wurde die Zusammenarbeit des Allgemeinmediziners mit Fachärzten bisher nur wenig bearbeitet. Davon nehme ich die zahlreichen Veröffentlichungen aus, in denen so getan wird, als könnten die Allgemeinärzte tatsächlich – ebenso wie die Spezialisten – in jedem Fall die zugrunde liegende Krankheit erkennen. In solchen Mitteilungen sehen die Autoren in der Abtrennung der Fächer gegeneinander kein Problem. Die Diskussionen zu den Ergebnissen lassen auch sonst jeden wissenschaftlichen Tiefgang vermissen. Da die Einteilungen verschieden sind, kann man diese Arbeiten untereinander auch nicht vergleichen. Es hätte aber ohnedies keinen Sinn.

Beherrscht der Praxisforscher dagegen das berufstheoretische Herangehen einigermaßen, dann stellen sich ihm reihenweise sinnvolle Fragen:
- Wie war die diagnostische Lage beim Einweisen bzw. Überweisen wirklich?
- Wie legten sich die Spezialisten bei der Entlassung bzw. Rücksendung der Patienten fest?
- Welche Diagnosen können akzeptiert werden und welche nicht?
- Welche Begründungen können dafür angegeben werden?
- Unter welchen Umständen ist die Zusammenarbeit unbefriedigend?
- Wieviel Symptom-, Symptomgruppen- und Krankheitsbildklassifizierungen gab es auf beiden Seiten?
- Wie oft „stimmte" die Diagnose, aber dem Kranken fehlte etwas anderes?

Um keine Mißverständnisse aufkommen zu lassen: Bei all diesen Problemstellungen geht es nicht etwa um die Auf- oder Abwertung von Ärztegruppen im Vergleich miteinander. Vielmehr handelt es sich darum, daß hier überall ohne eine feste wissenschaftliche Basis vorgegangen werden muß. Die Folgen davon sind leicht aufzuspüren und darzustellen. Der letzte Zweck ist naturgemäß die allgemeinmedizinische (wie die fachärztlichen) Funktionen soweit zu optimieren, daß das Niveau der angewandten Heilkunde einen Vergleich mit dem Niveau der spezialistischen Krankheitenlehre nicht zu scheuen braucht.

16.10 Zwei Beispiele

Je eine Arbeit von H. Brandt und mir hatten einige der vorher genannten Fragen zum Gegenstand. Das Ergebnis von Brandt war in Abb. 9, meine eigenen werden in Tabelle 11 wiedergegeben [76]. Direkt vergleichbar sind die Ziffern nicht.

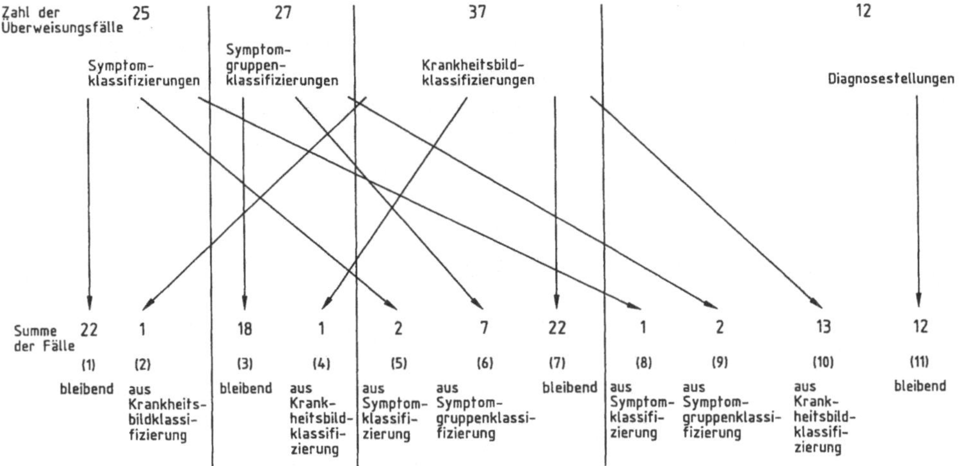

Abb. 9. Die diagnostische Entwicklung infolge allgemeinärztlicher Überweisungen bei 100 unausgelesenen Fällen. (Nach Braun 1970 [76])

Tabelle 11. Veränderungen der diagnostischen Endsituationen von der Einweisung bis zur Entlassung aus dem Krankenhaus. Die Fälle wurden aus einer allgemeinärztlichen Landpraxis im Laufe eines Jahres auf innere, chirurgische, pädiatrische oder gynäkologische Abteilungen eingewiesen. (Aus Braun 1970 [76])

n	[%]	Diagnostische Situation bei der Einweisung durch den praktischen Arzt	Diagnostische Endsituation bei der Entlassung aus der spezialistischen Krankenhausbehandlung				
			Symptom-klassifizierung	Symptom-Gruppen-klassifizierung	Krankheits-bildklassifizierung	Diagnose-stellung	Unklar
			n [%]	n [%]	n [%]	n [%]	n [%]
139	(39,6)	Symptomklassifizierung	42 (30,21)	21 (15,10)	30 (21,58)	42 (30,21)	4 (2,87)
64	(18,23)	Symptomgruppenklassifizierung	— (—)	25 (39,08)	21 (32,81)	14 (21,87)	4 (6,25)
79	(22,50)	Krankheitsbildklassifizierung	1 (1,26)	— (—)	39 (49,36)	39 (49,36)	— (—)
65	(18,51)	Exakte Diagnose	1 (1,53)	— (—)	— (—)	64 (98,46)	— (—)
4	(1,13)	Unklar	— (—)	1 (25,0)	— (—)	3 (75,0)	— (—)
351	(99,97)	Gesamt	44 (12,53)	47 (13,35)	90 (25,64)	162 (46,15)	8 (2,27)

Brandt analysierte ein volles Jahr hindurch die diagnostischen Situationen bei allen Einweisungsfällen vor der Krankenhausaufnahme und nach der Entlassung. Ich selbst gliederte in analoger Weise 100 unausgelesen aufeinanderfolgende Kontaktfälle auf. Zwischen Überweisungen (ambulante Fälle) und Einweisungen (stationäre Fälle) unterschied ich nicht. Es handelte sich um das Material von einem halben Praxisjahr.

Beide Darstellungen räumen mit der verbreiteten Ansicht auf, der Allgemeinarzt weise aus Ratlosigkeit ein und der Spezialist löse das Problem. Natürlich gibt es auch das, aber nur in sehr bescheidenem Umfang. Für gewöhnlich liegen die Dinge viel komplizierter, und beide Ärztegruppen spielen andere Rollen.

Im ganzen betrachtet, ist das ein ergiebiges Thema für berufstheoretische Arbeiten. Zur Methodik gibt es nichts Neues zu sagen.

16.11 Einweisungs- und Überweisungszweck

Auch darüber wurde schon manches gearbeitet [11, 76, 132, 140, 143, 158]. Naheliegende Zwecke sind: Abgaben der Patienten zwecks Diagnostik und/oder Therapie, zwecks Pflege, gelegentlich (bei gewissen Epidemien) zwecks Isolierung.

So einfach die Bearbeitung des Themas von vornherein erscheinen mag: Der Schein trügt.

Voraussetzung ist eine gute berufstheoretische Schulung der Wissenschaftler. Der ungeschulte Arzt beispielsweise, der ein Kind mit der typischen Trias Fieber, Brechreiz, Unterbauchschmerz rechts unter der „Diagnose" Appendizitis eingewiesen hat, glaubt natürlich, daß die Einweisung zwecks *Therapie,* d.h. zur Appendektomie, erfolgt.

Der Geschulte dagegen weiß: Nur 2 von 3 Patienten mit typischer Appendizitissymptomatik weisen bei der Leibeseröffnung tatsächlich eine akute Wurmfortsatzentzündung auf. Der Rest bietet nichts dergleichen, überwiegend auch keine anderen typischen Erkrankungen in der Region.

Nun kann weder der Hausarzt noch der Operateur im voraus wissen, welcher der dritte Fall ist. Alle Gesundheitsstörungen treten ja gleichartig in Erscheinung. Man muß also auf die Entscheidung warten. Sie fällt bei der Laparotomie.

Daher kann man vor der Laparotomie weder von einer Diagnose noch von einer Therapie reden. Sonst würde man behaupten, etwas sicher zu wissen, das in jedem dritten Fall falsch sein wird.

Berufstheoretisch betrachtet, bedeutet die Leibeseröffnung hier primär nur *Diagnostik.* Liegt eine Appendizitis vor, dann führt der diagnostische Eingriff automatisch zur Therapie. Wird (wogegen nichts einzuwenden ist) der blande Wurmfortsatz entfernt, so stellt das nur eine (prophylaktische) Gelegenheitsmaßnahme dar.

Geht der Praxisforscher an die Arbeit, so kann er als methodischen Einstieg zunächst eine Aufteilung der Über- und Einweisungen nach den oben genannten Prinzipien vornehmen, d.h. nach den Zwecken der reinen Diagnostik, der reinen Therapie, der Diagnostik und Therapie, der Pflege und der Isolierung. Bei kritischem Vorgehen ergeben sich die weiteren wissenschaftlichen Aufgaben daraus von selbst. Der Forscher muß sich aber davor hüten, in die Gebiete zu gelangen, die etwa der Psychologie oder der Sozialmedizin designiert sind. Auch wenn er davon viel versteht: Die Praxiswissenschaft hat er damit verlassen.

16.12 Eigene Studie über die Zusammenarbeit

In einer Analyse von 100 Über- und Einweisungsfällen bewertete ich die Zusammenarbeit aufgrund von 7 Fragen [76].

Dazu muß der Begriff „diagnostische Ebenen" erläutert werden. Darunter verstehe ich folgendes:

Um *eine* diagnostische Ebene geht es, wenn nur ein Prinzip zur Diskussion steht. Das trifft etwa für die *Morphologie* zu, wenn die Anfrage lautet, ob eine Knochenfraktur vorliegt oder nicht. Andere Ebenen spielen dabei keine Rolle. Anders ist die Lage beim intrathorakalen Schmerz in der Herzgegend. Da kann beispielsweise die Morphologie betroffen sein (Koronarsklerose) oder die Funktion, sei es durch eine Intoxikation oder durch eine rein psychogene Reaktion. Meine Studie zeigte, daß die Zusammenarbeit um so weniger befriedigend war, um je mehr Ebenen es bei der Diagnostik ging und um so weniger bestimmende (charakteristische) Befunde es gab. Meine Fragestellungen lauteten:

1) der hauptsächliche, allgemeine Überweisungszweck,
2) die Lage des Falles in bezug auf die diagnostischen Ebenen und die bestimmenden Befunde,
3) die diagnostische Entwicklung nach den Positionen A, B, C und D der zweidimensionale Systematik (Tabelle 1),
4) die Rolle, welche während der kollegialen Versorgung neu hinzugekommene, bzw. alte, wieder auftauchende Gesundheitsstörungen spielen,
5) auffällige, beträchtliche Differenzen zwischen der allgemeinmedizinischen und der kollegialen Beurteilung,
6) die Bedeutung abwendbar gefährlicher Verläufe,
7) die allgemein medizinische Fortsetzung der Diagnostik nach der Rückkunft.

Bei sparsamster Präsentation umfaßte der Abdruck der Bewertungen meiner 100 Fälle an die 30 Textseiten im Lehrbuch der ärztlichen Allgemeinpraxis [76]. Ich schreibe das, damit sich der Wissenschaftler nicht zu viel vornimmt. Er sollte nicht frustiert werden, weil niemand drucken will, was er erarbeitet hat.

16.13 Abwendbar gefährliche Verläufe II

Darüber wurde bisher noch wenig gearbeitet. Übrigens war diese Fragestellung bereits bei den dringlichen Beratungen erwähnt worden (s. 5.13).

Der Einstieg ist einfach: Man überprüft z. B. an unausgelesenen Fällen, was jeder einzelne mit abwendbar gefährlichen Verläufen zu tun haben könnte.

Derzeit wissen wir, daß bei jedem zweiten neuen Fall abwendbar gefährliche Verläufe *keine* Rolle spielen [76]. Dieses bescheidene Wissen läßt sich leicht vermehren, wenn man bei den Einzelfällen ins Detail geht. Dazu muß der Forscher in sich selbst hineinhorchen, um herauszubekommen, welche Wege ihm seine Intuition weist.

Bei den Analysen seines Vorgehens muß er möglichst viel Wissen um die abwendbar gefährlichen Verläufe einbringen, um beurteilen zu können, wie weit sie berücksichtigt worden waren.

Wie immer, so darf der Berufstheoretiker auch hier nie vergessen, daß die Schicht des bisher geschaffenen Wissens nur hauchdünn ist. Im Nu gelangt er in Neuland. Will er Bleibendes schaffen, dann muß er sich vorsichtig hineintasten.

16.14 Abwartendes Offenlassen I

Auf diesem Gebiet kenne ich keine speziellen Publikationen [76]. Es wird Zeit dafür.

Der Begriff selbst hat sich rasch in der Medizin eingeführt. So erging es aber unbrauchbaren Begriffen auch. Es gibt in der angewandten Heilkunde eben einen großen Bedarf an Bezeichnungen für besondere Sachverhalte. Da nimmt man alle Angebote wahr. Wohl in der Meinung, es mit wissenschaftlich einwandfreien Bezeichnungen zu tun zu haben.

Das methodische Problem ist: Was drückt die neue Bezeichnung aus? Welche Sachverhalte soll sie charakterisieren?

Am Beispiel der „Multimorbidität" hatte ich bereits aufgezeigt (s. 15.4): ein Begriff taugt nichts, wenn er rein sprachlich in Widerspruch zum Zweck steht, für den er geschaffen wurde.

16.15 Abwendbar gefährlicher Verlauf III

Die eben erwähnte Untauglichkeit gilt für den „Abwendbar gefährlichen Verlauf" nicht.

Zunächst zum *Verlauf:* Das Wort zielt in die Zukunft. Es lenkt die Aufmerksamkeit auf bedrohliche Gesundheitsstörungen, die ganz so beginnen können wie eine Bagatelle. Der Begriff wird damit zugleich zur Aufforderung für die Wissenschaft, sich für die Frühsymptomatik der gefährlichen Krankheiten besonders zu interessieren. Es geht aber nicht darum - wie das bisher geschieht - das Buchwissen darüber zu vermehren. Was wir brauchen, ist, daß möglichst viel Wissen darüber in die allgemeinmedizinische Routinediagnostik eingebracht wird.

Das Beiwort „abwendbar" betont eine bestimmte Facette der Früherfassung:

Wurde etwa eine Appendizitis übersehen, und ist evident, daß der Patient die Perforationsperitonitis nicht überleben wird, so wurde der Zeitpunkt der Abwendbarkeit verpaßt. Dasselbe gilt für ein Malignom im Stadium der generalisierten Metastasierung. Auch hier sind die Würfel schon gefallen.

Läßt man dagegen bei einer „typischen Gastritis" bzw. bei einer scheinbar „harmlosen Obstipation" diagnostisch nicht locker, dann kann man - mit viel Glück - in Einzelfällen das ansonsten Unabwendbare doch noch abwenden.

Es versteht sich: Was wie eine harmlose Obstipation aussieht, ist bei der überwältigenden Mehrzahl aller Fälle tatsächlich harmlos. Dasselbe gilt für die allermeisten Patienten, bei denen der Arzt den Eindruck hat, der Magen wäre leicht angegriffen. Aber an der ersten ärztlichen Linie geht es nun einmal um die (gefährlichen) Ausnahmen und nicht um die so häufigen Banalitäten.

Die dafür nötige, ganz spezifische Einstellung der Allgemeinärzte macht einen entscheidenden Teil ihrer Existenzberechtigung aus.

16.16 Abwartendes Offenlassen II

Auch bei diesem Ausdruck gibt es keine Zweifel darüber, was damit gemeint ist: Er setzt der Gepflogenheit, das Diagnosestellen als eine Art Ratespiel aufzufassen (bei dem es gar nicht besonders auf die Genauigkeit des Ergebnisses ankommt), einen Begriff entgegen, der in seiner Bandbreite den Umfang der Unsicherheit deklariert.

Im heutigen Jargon bedeutet ja „Diagnose": Die genannte Krankheit kann vorliegen oder nicht. Groteskerweise kann auch ein Symptom eine Diagnose sein. Das diagnostische Problem kann also – trotz der Diagnosestellung – erledigt (geschlossen) sein oder offen.

Der Begriff „abwartendes Offenlassen" bekundet eindeutig: Das diagnostische Problem ist offen. Die überzeugende Zuordnung zu einem Krankheitsbegriff war nicht möglich. Der Begriff warnt davor, in der diagnostischen Aufmerksamkeit nachzulassen. Beim abwartenden Offenlassen wird der weitere Krankheitsverlauf genau verfolgt. Nichts abwendbar Gefährliches darf übersehen werden. Selbstredend ist dazu die volle Mitarbeit der Patienten nötig.

Schulten [213] hat davor gewarnt, wenn an Stelle des scheinbar beruhigenden Diagnosestellens beim Einzelfall das Klassifizieren getreten ist, darin nun eine furchtbare anonyme Größe zu sehen. Die Lage wird durch das abwartende Offenlassen ja ganz im Gegenteil viel besser. Die falsche Sicherheit bzw. das Zittern um die Richtigkeit gewagter Behauptungen entfällt. Das abwartende Offenlassen senkt das Risiko, in einer falschen Spur stecken zu bleiben.

Methodisch gibt es beim Forschen keine besonderen Schwierigkeiten. Neun von 10 Praxisvorfällen sind ja Untersuchungsobjekte. Erst wird im Vorversuch an einigen Fällen aus Bandaufnahmen eruiert, wie der Praktiker mit den bewußt offen gelassenen Fällen fertig wird. Nachdem die wesentlichen Punkte herausgearbeitet wurden, folgt der eigentliche Test. Wenn man nun derzeit über den Ausgang der Forschung nichts Konkretes voraussagen kann, so besagt das keineswegs, daß hier untersucht wird, in der Hoffnung, daß dabei etwas Nützliches herauskommt. Das ist ganz etwas anderes.

Wir verfügen über klare Fragenstellungen: Die berufstheoretische Forschung hat ja nachgewiesen, daß die „Diagnosen" in 9 von 10 Fällen keine Krankheitsfeststellungen bedeuten. Untersucht man nun, wie man selbst, unter Berücksichtigung dieser Kenntnisse, intuitiv bei den Beratungen vorgeht, so ergeben sich verschiedene Fragen: Tut nicht auch der berufstheoretisch geschulte Arzt bei der Klassifizierung von Krankheitsbildern so, als hätte er eine Krankheit erkannt? Wenn nicht, was tut er, um der diagnostischen Unsicherheit Rechnung zu tragen? Er hat ja auch persönliche Erfahrungen durch ungute Erlebnisse. Merkt man an den Tonbandaufnahmen etwas davon, daß er daraus seinen Nutzen gezogen hat? Wie schützt er sonst die Patienten vor bösen Überraschungen, die ja beim üblichen Diagnosestellen nahezu unvermeidlich sind? Derlei Fragen werden sich aus der Vorstudie ergeben und den Kern der Dinge bilden, die später untersucht werden.

Es ist also keine Rede davon, daß hier etwas untersucht wird um zu sehen, was dabei herauskommt. Und daß man bei einer gut geplanten Studie nicht genau weiß, was herauskommt, ist ja normal. Sonst müßte eine solche Studie gar nicht gemacht werden.

16.17 Was nicht stimmt

Manche Allgemeinärzte wollen uns weismachen, daß sie ihre Patienten so fraktioniert untersuchen, daß nach und nach „die Anamnese" und alle Untersuchungen durchgeführt werden. Damit wollen sie den Eindruck erwecken, als könnte man in der Praxis ohnehin so arbeiten, wie man es im Krankenhaus gelernt hat. Wir wissen zur Genüge, daß das nicht stimmt.

Es ist die Angst des Schülers davor, vom Lehrer dabei ertappt zu werden, daß er seine Sache nicht gut macht. Er kommt gar nicht auf die Idee, die Vorschriften in Frage zu stellen, die er doch beim besten Willen nicht einhalten kann und die auch überhaupt nichts mit Wissenschaftlichkeit zu tun haben.

Gerade die Wissenschaftlichkeit aber bringt der Praxisforscher in die angewandte Medizin ein. Er weiß oder hat erfahren, daß er an einem unausgelesenen Material arbeitet. Er kann nicht so vorgehen, als beträfe ein Praxisfall nur ein bestimmtes Fach. So geht das überhaupt nicht. Im Prinzip kann jeder Fall jedes Fach betreffen. Er kann daher auch nicht eine Untersuchungsmethodik anwenden, die für ein bestimmtes Fach erprobt ist. Er muß an die Fälle mit einer spezifischen Methodik herangehen, wobei er unter der Herausforderung durch ein bestimmtes diagnostisches Problem gewissermaßen alles Fachwissen in einer einzigen intuitiv-individuellen Kurzdiagnostik integriert. Woher er nun die einzelnen Elemente seiner Diagnostik bezogen hat, ob vom theoretischen Unterricht, von der Krankenhausweiterbildungszeit oder aus der Praxis selbst, das müßten spezielle Tonbandanalysen seines Arbeitens in der Praxis erweisen.

In diesem Zusammenhang sollten auch Zweit- und Drittberatungen analysiert werden, um zu zeigen, was dann geschieht. Man muß kein Prophet sein, um voraussagen zu können, daß von einer Komplettierung der Erstdiagnostik zur Krankenhausmethodik hin an der ersten Linie keine Rede ist. Selbst wenn der Arzt sein Vorgehen erweitert und vertieft, geschieht dies immer nur problemorientiert, integriert, also ganz eigenständig nach dem Muster der Routinen, die sich in ihm unbewußt entwickelt haben.

Übrigens wissen wir noch nichts Konkretes darüber, wie der Arzt sein diagnostisches Vorgehen bei denjenigen abwartend offen gebliebenen Fällen organisiert, bei denen keine weiteren Untersuchungen vorgenommen wurden.

Wie wird er da mit seiner Verantwortung fertig? Wie sichert er sich gegen unerwartete Entwicklungen ab?

Fragen über Fragen ...

Der Praxisforscher sollte nicht zu viele davon gleichzeitig zu beantworten trachten, sondern sich möglichst auf *eine* beschränken. Jede Erkenntnis, die er gewinnt, muß sorgfältig überprüft - d.h. immer wieder falsifiziert - werden, ehe er den nächsten (kleinen) Schritt voran tut.

16.18 Warum der Patient zum Arzt kommt

Warum der Patient zum Arzt oder zur Ärztin kommt, ist ein wissenschaftlich schwer zu bearbeitendes, komplexes Problem. Dabei denke ich nicht an die Krankheitszeichen, die an die Medizin herangebracht werden, sondern: Warum ist es überhaupt zur Inanspruchnahme einer Ärztin oder eines Arztes gekommen? Die große Mehrheit aller gesundheitlichen Beeinträchtigungen werden ja im Laienbereich ohne ärztliche Hilfe durchgestanden.

Warum also kommt er dieses Mal?

Diese Dinge laufen bei den Menschen weitgehend unbewußt ab. Der Forscher bzw. die Forscherin muß daher mit dem Fragen sehr vorsichtig sein, um dem Patienten nicht falsche Antworten suggestiv in den Mund zu legen.

Da man für diese Erhebungen einige Zeit benötigt, ist es unmöglich, während der Sprechstunde einen Patienten nach dem anderen diesbezüglich zu interviewen. Aber unausgelesen müssen die bearbeiteten Fälle sein. Also könnte man dafür z. B. jeden 10. Patienten auswählen, oder jeden (ersten und) letzten Klienten einer Sprechstunde.

Wieder empfiehlt sich ein Vorversuch. Daraus werden sich eine Reihe von Motivationen ergeben. Diese könnten in ein Raster eingebracht werden. Anhand dieser Liste beginnt der Forscher dann die eigentliche Studie.

Dabei ist weniger wichtig, wie viele Patienten nun befragt werden. Es kommt vielmehr darauf an, daß die Arbeit wirklich tiefschürfend durchgeführt wird.

Beachtet werden muß, daß man leicht vom Bereich der angewandten Medizin auf benachbarte Gebiete abkommen kann. Das sollte vermieden werden.

16.19 Spontanangaben der Patienten

Diesbezüglich gibt es schon Ergebnisse berufstheoretischer Art [74, 208]. Das Problem ist: Was geben die Patienten zu ihrer Erkrankung an, und welcher Wert ist diesen Angaben beizumessen?

Wie oft sind – etwa bei Bewußtlosen – keinerlei Angaben zu erhalten? Wie steht es um die Mitteilungen der Pflegepersonen, etwa bei Kleinkindern oder sehr alten Menschen?

Wie oft sind die Spontanangaben problemlösend? Wie oft können sie in die Irre führen?

Alles in allem genommen, ist es ein weites Gebiet. Man kommt relativ leicht zu wertvollen Ergebnissen. Wie bei jeder wissenschaftlichen Arbeit ist die Voraussetzung dafür ein gründliches Durchführen bei langsamem Vorgehen und zurückhaltendem Beurteilen der Resultate.

Die bisher publizierten Arbeiten haben den Wert der spontanen Angaben, aber auch die Gefahr der Fallstricke betont, die sich daraus ergeben können.

16.20 Meinungen über die Ursache und Art

Es ist ein heikles Thema. Der heutige – doch nach wie vor weitgehend „entmündigte" – Patient ist nicht gewohnt, solche Fragen gestellt zu bekommen. Er kann aggressiv darauf reagieren. Es fällt jedoch leicht, ihn davon zu überzeugen, daß man sich nicht über ihn lustig machen will (was er manchmal vermutet), sondern seine Unterstützung sucht.

Diese Erklärung wird mit Verständnis akzeptiert, und der Kranke ist bereit, darüber auszusagen, woran er glaubt, erkrankt zu sein, und was er für die Ursache seiner Gesundheitsstörung hält.

Wiederum empfehle ich einen Vorversuch, um ein Raster zu gewinnen, anhand dessen man die weiteren Patienten abfragen kann. 100 unausgelesene Fälle sind das Minimum für eine solche Untersuchung. Als Ergebnis sollte herauskommen, wie oft Vermutungen der genannten Art geäußert wurden und wie oft nicht – aufgeschlüsselt 1. nach der Art und 2. nach der Ursache der Erkrankung.

Unbedingt beantwortet werden müßte, wie oft die geäußerten Vermutungen wertvoll und wie oft sie falsch gewesen waren.

Wieviele waren problemlösend? Wie oft wurde der Arzt dadurch irregeführt oder hätte leicht irregeführt werden können? Gab es folgenschwere Irreführungen? Waren die Meinungen überflüssig?

Natürlich muß ein Vergleich mit den bereits publizierten Ziffern [76, 208] vorgenommen werden.

17 Therapie

Richard Koch hatte die selbstgestellte Frage, warum er sich in seiner Monographie [182] nicht mit der Therapie beschäftigt hatte, dahingehend beantwortet: Es sei unnötig. Die Therapie ergebe sich aus der Diagnostik.

Dazu wäre zu sagen: Das mag z.T. dort richtig sein, wo exakte Diagnosen gestellt wurden und wo eine unumstrittene Therapie existiert. Wie weit selbst das stimmt, muß erst durch spezialistische, berufstheoretische Arbeiten nachgewiesen werden. Für die 90% nicht exakt diagnostizierbaren Fälle der Allgemeinärzte dagegen hat das ganz gewiß keine Gültigkeit. Aus abwartend offen gebliebenen Fällen ergibt sich beim derzeitigen Stand des Wissens in puncto Behandlung gar nichts.

Dieser riesige Problemkreis ist von der Forschung noch unberührt: Es existiert keine Therapie ohne Diagnose.

17.1 Einstieg

Als berufstheoretisches Problem habe ich die Therapie erstmals für das Lehrbuch der ärztlichen Allgemeinpraxis [76] bearbeitet. Eine Fortsetzung dieser Bemühungen hat es bis heute nicht gegeben.

Damals untersuchte ich den Beratungseffekt an 100 unausgelesenen eigenen Praxisfällen. 12 verschiedene Kriterien wurden berücksichtigt. Sie stehen im oberen Teil der Tabelle 12. Im unteren Teil der Tabelle sind die Ergebnisse von 10 zu 10 Fällen angeführt. Diese Unterteilung schien mir nötig, um die wichtigsten Regelmäßigkeiten von den rein zufälligen Häufungen unterscheiden zu können.

Diese erste Arbeit könnte leicht von anderen Kolleginnen und Kollegen überprüft werden. Methodisch ist dazu nichts Neues zu sagen. Bei dem relativ geringen Umfang einer solchen Arbeit dürfte die Publikation keine besonderen Schwierigkeiten bereiten.

Es geht also um ganz andere Dinge als um die üblichen Arzneimittelprüfungen in der Praxis, die ja der Allgemeinmedizin nur wenig Ehre eingebracht haben. Sie sind für gewöhnlich weit davon entfernt, das normale Niveau der klinischen Pharmakologie zu erreichen. In diesem Sinne kann ich den Kollegen solche Prüfungen nicht empfehlen.

Tabelle 12. Bewertung des Beratungseffektes bei 100 unausgelesenen allgemeinmedizinischen Fällen. Betrachtung von der Therapie her. (Aus Braun 1970 [76])

Ia   Der Effekt der allgemeinpraktischen Therapie ist im Verhältnis zur überragenden Selbstheiltendenz der Störungen *minimal* bzw. geht in Richtung der „passiven Selbstbehandlung".

Ib   Hier liegen ebenso *gewisse ärztliche Effekte* vor, allerdings bei längerdauernden oder bei chronischen, nicht nennenswert beeinflußbaren Fällen.

Ic   Die Anweisungen, etwa zur Schonung, Diät, Wärmeanwendung, unterstützen die spontane Wiederherstellung bzw. das Abklingen der Krankheitserscheinungen *in bescheidener Weise.* Diese Maßnahmen sind nicht so sehr gleichgültig wie die unter Ia und Ib genannten. Falsche (Laien-)Maßnahmen können hier eher Schaden stiften.

IIa   Ein *nennenswerter Behandlungseinfluß* ist gegeben, wenngleich die Störung bzw. der Schub meistens auch ohnedem überwunden würden.

IIb   Der *nennenswerte Behandlungseffekt ist vielfach nur vorübergehender Natur.*

IIc   Der Effekt beseitigt Störungen, die *spontan nicht reparabel* sind, evtl. auf dem Überweisungswege.

IId   Der Effekt richtet sich *gegen die bedeutsame Gefahr* eines bedrohlichen Krankheitsverlaufes.

III   Die massive Therapie erfolgt bei den gewöhnlich harmlosen Verläufen *aus prophylaktischen Gründen* oder in Hinblick auf atypische Krankheiten.

IV   Der Effekt befreit von (offenkundig unnötiger) *Angst* vor einer (gefährlichen) Krankheit.

Va   Auf eine Therapie wurde (vorläufig) *verzichtet.*

Vb   Von einer Behandlung wurde *abgeraten.*

Vc   Der Fall wurde *sofort überwiesen.*

		378 bis 387	388 bis 397	398 bis 407	408 bis 417	418 bis 427	428 bis 437	438 bis 447	448 bis 457	458 bis 467	468 bis 477	Summe
Ia	Kein nennenswerter Effekt (akute banale Störungen)	6	2	1	2	2	3	4	4	1	2	27
Ib	Dasselbe bei chronischen Störungen	–	1	–	1	–	–	1	–	–	–	3
Ic	Bescheidener Therapieeffekt	2	1	4	1	1	–	–	2	2	–	13
IIa	Effekt, aber auch Spontanheilung	1	–	1	3	3	–	1	2	–	–	11
IIb	Nennenswerter vorübergehender Effekt	1	1	–	1	–	–	1	–	–	2	6
IIc	Beratungsursache spontan irreparabel	–	1	–	–	2	2	–	–	1	–	6
IId	Abwendbar gefährlicher Verlauf wichtig	–	1	1	–	1	–	–	–	–	2	5
III	Massive Prophylaxe	–	3	1	–	1	–	1	2	1	1	10
IV	Unnötige Angst	–	–	–	–	–	2	–	–	1	–	3
Va	Ohne Therapie	1	–	1	1	1	1	–	1	3	3	12
Vb	Von Therapie abgeraten	–	–	1	1	–	1	–	–	–	–	3
Vc	Sofort überwiesen	–	–	–	–	–	1	2	1	2	1	7
	Summen	11	10	10	10	11	10	10	12	11	11	106

17.2 Therapie und Fälleverteilungsgesetz

Da es Regelmäßigkeiten der Fälleverteilung gibt, war eine naheliegende Fragestellung, dem nachzugehen, wie sich das auf die Behandlungen des Allgemeinarztes
auswirkt. Logischerweise müßte es auch hinsichtlich der Therapie Regelmäßigkeiten geben. Alles andere wäre eine große Überraschung gewesen. Ich versuchte,
gemeinsam mit W. Schierz das Problem einfachheitshalber vom Arzneimittelver-
brauch her anzupacken. Diese Vorgangsweise bot sich deshalb an, weil ich selbst
neben meiner Praxis eine Hausapotheke betrieben hatte und es daher einfach war,
die nötigen Ziffern zu erhalten. In einem umfangreichen Vorversuch beschränkten
wir uns zunächst darauf, aus den Lieferscheinen der Firmen, die mich mit Heil-
mitteln versorgt hatten, die Zahl der Packungen herauszuschreiben und diese Ziffern Jahr für Jahr miteinander zu vergleichen. Als Parameter nahmen wir die statistischen Positionen der Österreichischen Sozialversicherungsträger, bei denen es
freilich nicht um Packungen, sondern um den finanziellen Aufwand geht. Unsere
Arbeit ist noch nicht reif für eine Publikation. Immerhin sind die Regelmäßigkeiten bei der Abgabe der diversen Heilmittelgruppen unverkennbar und die Parallelen zu den Ausgaben der Kassen für die Heilmittel beeindruckend.

Hier tut sich ein weites Feld für künftige berufstheoretische Forschungen auf:
Man kann es auch so betreten, daß man – prospektiv – Verschreibung für Verschreibung in eine Liste einträgt.

18 Diagnostik beim Todesfall

Die Ausfüllung der Totenscheine durch einen Leichenbeschauer hat viel mit der Diagnostik des Arztes beim Lebenden zu tun: Von uns wird erwartet, daß wir stets *genau wissen*. Tatsächlich tappen wir aber vielfach im dunkeln.

Wie wenig selbst die Pathologische Anatomie ihrem Ruf als entscheidende letzte Instanz voll gerecht werden kann, hat eine seinerzeit von mir angeregte Studie bewiesen [163]. Sie erbrachte u. a., wie weitgehend es dem Sezierenden anheimgestellt ist, Patienten mit inoperablem Bronchuskarzinom am Versagen des Herzens oder am Versagen der Lunge sterben zu lassen.

Als ich in die Praxis kam, starben rund 80% der Patienten daheim und 20% im Krankenhaus. 40 Jahre später liegen die Dinge umgekehrt. Aber die verbleibenden 20% stellen dem Allgemeinmediziner noch Probleme genug.

Berufstheoretisch betrachtet, war es zunächst wichtig, vom obligaten Stellen einer Diagnose - wozu wir ja verpflichtet sind - wegzukommen. So zu tun, als wüßte man die Todesursache immer genau, während davon in sehr vielen Fällen nicht die Rede sein kann, hat nun einmal keinen Sinn. Einen Zwang dazu könnte es auch gar nicht geben, würden die Ärzte geschlossen dagegen auftreten. Aber das Anpassen an die Rollenerwartung ist natürlich bequemer, als eine Reform anzustreben.

18.1 Ausweg

Im Rahmen einer anderen Arbeit [154] bin ich auf einen Weg gekommen, der sich für mich seither bewährt hat. Vorweggenommen sei: Für die tägliche Praxis kommt er nicht in Frage. Da sind wir an die Formulare gebunden, die von Gesetz wegen vorgeschrieben sind. Irgendwie ziehen wir uns da aus der Affäre.

Wann sich etwas ändern wird, hängt von uns ab. Wollen die Ärzte in die Formulare nicht mehr länger „Hausnummern" einschreiben, so wird sich der Gesetzgeber einer Änderung der Vordrucke nicht verschließen. Solange jedoch darüber, ohne Rücksicht auf die Lage im Beruf, am grünen Tisch entschieden wird, solange wird sich an den Verhältnissen nichts ändern.

Nun geht es aber in diesem Buch um die Methodik des spezifischen wissenschaftlichen Arbeitens in der Allgemeinmedizin. Da darf der Arzt im Rahmen seiner Forschungen selbstverständlich bei der diagnostischen Beurteilung von Ablebensfällen ebenso seine eigenen Wege gehen, wie ihn nicht zu beeinflussen braucht, daß man von ihm voraussetzt, er könne bei jedem Praxisfall eine exakte Diagnose stellen.

18.2 Brauchbarer Vordruck

In der folgenden Übersicht wird der Vordruck wiedergegeben, auf den ich im Zusammenhang mit anderen Forschungen gekommen war: Damals hatte sich u.a. ergeben, daß, wenn man die Todesursachenbezeichnungen verschiedener Ärzte über lange Jahre hinweg verfolgt, sich bei jedem einzelnen Doktor ein Muster der bei ihm beliebtesten Begriffe herauskristallisiert [154, 155, 179]. Man hätte mir damals die Jahreswerte irgendeines der untersuchten Kollegen (anonym) zeigen können, und ich hätte anzugeben vermocht, um wessen Praxis es sich handelte.

Daß die Totenbeschauprotokolle weniger über die wirklichen Ablebensursachen aussagen als über die von den Beschauärzten bevorzugten Bezeichnungen, hatten v. Guerard u. Lönne schon längst erkannt [176]. Konsequenzen waren daraus nicht erwachsen.

Jedenfalls konnte ich die Erkenntnisse bestätigen. Naheliegenderweise bemühte ich mich darum, diesen Zustand, der ja der Medizin nicht gerade zur Ehre gereicht, zu überwinden. Das Produkt ist aus dem nächsten Abschnitt ersichtlich.

18.3 Entwurf für eine sinnvolle Beurteilung von Ablebensfällen

Die folgende Übersicht gliedert sich in 3 Abschnitte.

Im ersten wird nach dem Verlauf des Ablebens gefragt. Durch die Frage soll sich der Beschauarzt, der den Verstorbenen ja nicht unbedingt behandelt haben muß, darüber klar werden, wie es zum Tod gekommen war. Je länger die zum Tode führende Erkrankung gedauert hat, um so leichter wird es i. allg. sein, zu einer vernünftigen Beurteilung zu kommen. Je schneller der Tod erfolgt war, um so schwieriger kann die Bezeichnung werden. Das Extrem ist der Mensch, der, vorher unbehandelt, morgens tot im Bett aufgefunden wird.

Die erste Frage kann also das Dunkel über manchem Todesfall etwas aufhellen.

Teil 2 ist nicht ganz ernst gemeint. Mit diesen Fragen sollen die Antworten ausgeschieden werden, die der Arzt in seiner beruflichen Zwangslage gibt, die aber über das Ableben selbst ärztlich nichts aussagen, mit dem sich etwas anfangen ließe.

Manchmal freilich ist die Angabe „Versagen aller Körperfunktionen" (Altersschwäche) nützlich. Eine Ablebensursache „Altersschwäche" ist zwar offiziell verpönt, aber jeder Arzt erlebt in der Praxis, daß ältere Patienten körperlich unaufhaltsam abbauen, ohne daß sich ein Malignom oder eine andere Krankheit hätte feststellen lassen. Schließlich verlöscht der Mensch. Natürlich läßt sich eine Todesursache finden, die den Pathologen befriedigt. Aber solche „interkurrenten" Erkrankungen – uncharakteristisches Fieber etwa – hatte der Verstorbene früher alljährlich gut überstanden. Gegenüber dem sonstigen Verfall spielt der „Infekt" kaum eine Rolle. So kommen die Kollegen ganz von selbst dazu, erst zögernd und dann zunehmend, die (weitgehend abgelehnte) Bezeichnung „Altersschwäche" auf den Formularen zu protokollieren. Es ist sinnvoller, als irgendeiner interkurrenten Erkrankung einen entscheidenden Stellenwert einzuräumen. Unserem Leben sind nun einmal auch natürliche Grenzen gesetzt. Warum nicht anerkennen, daß es so etwas gibt?

158   Diagnostik beim Todesfall

Unveröffentlichter eigener Entwurf für eine sinnvolle Beurteilung von Ablebensfällen

Arzt (Stempel):

Name...   ... Jahre alt

Verstorben am ....

Ablauf des Ablebens:
   Abrupter Tod (bis 24 h) ....
   Rascher Tod (bis 1 Woche) ....
   Langsamer Tod (aus akutem Ereignis bis 1 Monat).................
   Tod aus chronischem Sterben ....

Das Ableben erfolgte unmittelbar an:
   Herzversagen (Herschlag) ....
   Kreislaufversagen (Schock usw.) ....
   Zentralnervensystemversagen ....
   Nierenversagen ....
   Atmungsversagen ....
   Versagen „aller" Körperfunktionen (Altersschwäche)...............
   Sonstigem Versagen ....

Zustand, der das genannte Versagen herbeigeführt hat:
   Maligne Neubildung, Art:...

   Arteriosklerose, allgemein ....
   Arteriosklerose, besonders zerebral ....
   Arteriosklerose, besonders koronar ....
   Arteriosklerose, besonders der Extremitäten ....

   Herzinsuffizienz bei degenerativer Myokardiopathie ....
   Herzinsuffizienz, chronisch bei Hypertonie ....
   Herzinsuffizienz, chronisch bei Emphysem ....
   Herzinsuffizienz, chronisch bei Herzklappenfehler ....
   Herzinsuffizienz, chronisch, sonstiges ....
   Herzinsuffizienz, akut ....

Myokardinfarkt ....

Apoplexie, Enzephalomalazie ....

Lungeninfarkt, Lungenembolie ....

Lungenentzündung ....

Leberzirrhose ....

Nephrosklerose, chronische Pyelonephritis ....

Sonstige Erkrankung ....

Unfall...

Verbrechen ....

Totgeburt, Frühgeburt ....

Suizid ....

Körperlicher Zustand (außerdem) wesentlich
beeinträchtigt gewesen durch   sicher ☐ 1 ☐

....   höchstwahr-
                                                                scheinlich ☐ 2 ☐

Verstorbener war vorher wegen ....   vermutlich   ☐ 3 ☐

.... seit.....

bettlägerig/arbeitsunfähig.

Der Prosektor auf der Pathologischen Anatomie hat ebenso wie die hochspezialisierten Kliniker wenig mit Altersschwäche zu tun. Es gibt auch kein Diagnostikum, um einen solchen unabwendbaren Verlauf zu erfassen. Hierüber entscheiden die wachen Sinne der Pflegepersonen und des Arztes, die den Menschen lange gekannt haben.

Im dritten Abschnitt der Übersicht sind zur Auswahl einige Begriffe vorgedruckt, die sich erfahrungsgemäß für die Bezeichnung der Ablebensfälle eignen.

Die Vermerke links unten dienen dazu, Verzerrungen auszugleichen. Etwa dann, wenn sich ein dem Tode naher Krebskranker aus dem Fenster gestürzt hat. In der Statistik würde er als Suizid gezählt. Die Eintragung links unten lenkt immerhin die Aufmerksamkeit darauf, daß der Verstorbene im Endstadium einer Krebserkrankung gewesen war.

18.4 Wesentlicher Fortschritt

Waren bisher Details einer geringen Verbesserung erwähnt worden, so wird der entscheidende Fortschritt aus den 3 Kästchen neben jeder Zeile ersichtlich. Da geht es (von links nach rechts) um die Zusätze „sicher" (1), „höchstwahrscheinlich" (2) und „vermutlich" (3). Diese Möglichkeiten, die wirkliche Lage anzukreuzen, erlösen den Beschauarzt von der Last, als *gewiß* behaupten zu müssen, wofür er allzuoft nicht geradestehen kann.

Hatte sich also ein Mensch aus dem Fenster gestürzt, und war er sofort tot, dann war es *sicher* ein abrupter Tod. Abschnitt 2 kann hier entfallen. Abschnitt 3: Der Zustand wurde mit *Sicherheit* durch den Selbstmordversuch herbeigeführt. Hier wird also im ersten und dritten Abschnitt jeweils ein Kreuz im linken Kästchen eingetragen.

Wurde dagegen ein Mensch morgens im Bett tot aufgefunden, so war es zunächst mit *Sicherheit* ein abrupter Tod - wenn es vorher keinerlei Krankheit gegeben hat, die damit in Zusammenhang gebracht werden konnte.

Abschnitt 2: *Vermutlich* war es ein Herztod gewesen, wenn Informationen nicht für eine andere Möglichkeit gesprochen hatten.

Abschnitt 3: Bei einem starken Raucher könnte *vermutet* werden, daß es zu einem tödlichen Herzinfarkt gekommen war. Bei einem Menschen, der schon oft oberflächliche und tiefe Thrombophlebitiden erlebt hatte, ließe sich auch eine tödliche Pulmonalembolie *vermuten*.

In diesem Fall würde einmal unter „sicher" und 2mal unter „vermutlich" angekreuzt.

Wenn er sich so verhält, kann der Beschauarzt überlegt entscheiden und deklariert die offene Lage. Er unterliegt keinerlei Zwang. Auch hier freilich können „Hausnummern" produziert werden, wenn der Doktor keine gediegene vorklinische, klinische und berufstheoretische Aus- und Weiterbildung erhalten hat.

Die Methodik für einschlägige Forschungen ist unkompliziert: Jeder Ablebensfall wird sofort nach der neuen Tabelle registriert. Ist das bei einer genügenden Anzahl geschehen (20–30 Fälle), so können die Ergebnisse statistisch dargestellt und veröffentlicht werden. Thema wäre: Die Brauchbarkeit einer neuen Form der Registrierung von Ablebensfällen. Von da aus läßt sich nach allen Richtungen berufstheoretisch ins Detail gehen.

19 Literatur

1. Aitken AM, Braun RN, Fraillon MG (1984) Understanding general practice. Victorian Academy for General Practice, Melbourne – Toorak
2. American Academy of General Practice (1960) Morbidity survey, G(eneral) P(ractice) 21: 30
3. Bleuler E (1919) Das autistisch-undisziplinierte Denken in der Medizin und seine Überwindung. Springer, Berlin
4. Brandt H (1961) Die Rolle der gynäkologischen Untersuchung in der Allgemeinmedizin und ihre Bedeutung für die Früherkennung des Unterleibskrebses der Frau. MMW 103/7: 352
5. Brandt H (1961) Die gynäkologische Untersuchung bei der exkludierenden Diagnostik. Z Ärztl Fortbild (Jena) 50/12: 886
6. Brandt H (1963) Die Indikation zur vaginalen Untersuchung in der Allgemeinpraxis. In: Radetzky-Thiele (Hrsg) Schriftenreihe der Z Ärztl Fortbild, Bd 28. VEB-Verlag Volk und Gesundheit, Berlin
7. Brandt H (1963) Diagnostische und therapeutische Schwierigkeiten bei ambulanter Behandlung der Angina tonsillaris. Dtsch Gesundheitswes 18/26: 1120
8. Brandt H (1963) Über die Häufigkeit der Diagnostik und der Erkrankungen im Hals-Nasen-Ohrenbereich in der ärztlichen Allgemeinpraxis. Med Klin 58/4: 134
9. Brandt H (1964) Über das Krankengut an Verletzungen in einer allgemeinärztlichen Landpraxis. Med Welt 15: 47
10. Brandt H (1959) Zur Verschleppung des Unterleibskarzinoms der Frau durch den allgemeinpraktischen Arzt. Dtsch Gesundheitswes 20/43: 1959
11. Brandt H (1965) Die Krankenhauseinweisungen aus einer Allgemeinpraxis. MMW 107: 279
12. Brandt H (1966) Die diagnostische Erstberatung bei über Halsschmerzen klagenden Patienten unter Berücksichtigung der Angina tonsillaris. Med Welt 17: 2565
13. Brandt H (1968) Beitrag zur Morbiditätsstatistik im Säuglingsalter aus einer allgemeinmedizinischen Landpraxis. Dtsch Gesundheitswes 23/47: 2246
14. Braun RN (1936) Über örtliche Querstreifenbildung an den Metaphysen von Röhrenknochen. Röntgenpraxis 8/11: 746
15. Braun RN (1949) Fortbildung, Kritik und die Garantie einer ärztlichen Minimalversorgung. Österr Ärzt Ztg 4/6: 7
16. Braun RN (1955) Über fundamental wichtige, bisher unbekannte, die allgemeine Morbidität betreffende Gesetzmäßigkeiten. Vortrag Ges Ärzte, Wien, 11.3. 1955 (unveröffentlicht, erwähnt in Wien Klin Wochenschr, 25.3. 1955)
17. Braun RN (1956) Epidemisches Erbrechen. Wien Med Wochenschr 106/8: 185
18. Braun RN (1956) Die Diagnostik in der Alltagspraxis. Dtsch Med Wochenschr 81/31: 1236
19. Braun RN (1957) Die vertretbare erste Bemühung um den fiebernden Patienten und ihre theoretischen Grundlagen. Med Welt 8/36: 1265
20. Braun RN (1957) Die gezielte Diagnostik in der Praxis, Grundlagen und Krankheitshäufigkeit. Schattauer, Stuttgart
21. Braun RN (1958) Schwere, vegetative Anfälle mit einer Hitzeaura, mit Hitzedauersensationen und einer bisher unbekannten neurotonischen Reaktion während einer Irgapyrinbehandlung. Wien Klin Wochenschr 70/6: 103
22. Braun RN (1958) Haupt- und Nebendiagnosen. Wien Klin Wochenschr 70/2: 31
23. Braun RN (1958) Die diagnostischen Grundprobleme der praktisch angewandten Heilkunde und ihre Bedeutung für die medizinische Erziehung. MMW 100/18: 732

24. Braun RN (1958) Wesen und Wert der Todesursache Altersschwäche aus statistischer und pathologischanatomischer Sicht. MMW 100/23: 913
25. Braun RN (1958) Stand der Forschungen aus der und über die ärztliche Praxis. MMW 100/35, 36, 37: 1304, 1363, 1401
26. Braun RN (1958) Die Portioerosion und ihre Bedeutung für die Früherkennung des Karzinoms. Dtsch Med Wochenschr 83/42: 1861
27. Braun RN (1958) Der Erkältungsbegriff und seine Bedeutung für die praktisch angewandte Medizin. Med Welt 9/43: 1705
28. Braun RN (1958) Die Entwicklung zu einer wissenschaftlichen Beschäftigung mit der praktisch angewandten Medizin und die letzten Fortschritte auf diesem neuen Forschungsgebiet. Med Welt 9/50: 2040
29. Braun RN (1959) Die Versorgung alltäglicher Infekte in der Praxis. Therapiewoche 9/4: 162
30. Braun RN (1959) Die Stellung des praktischen Arztes. Dtsch Ärztebl 44/5: 140
31. Braun RN (1959) Die klinische Diagnostik im Lichte der praktisch angewandten Medizin. Wien Med Wochenschr 109/18: 381
32. Braun RN (1959) Richard Koch, einer unserer großen Ärzte. Hippokrates 30/8: 328
33. Braun RN (1959) Praxis und Klinik – zwei verschiedene Richtungen in der Medizin? Dtsch Ärztebl 44/21: 711
34. Braun RN (1959) Die wissenschaftliche Erforschung der Allgemeinpraxis und ihre Bedeutung für die Klinik. Med Welt 10/36: 1599
35. Braun RN (1959) Einführung einer Systematik in der Medizin. Dtsch Ärztebl 44: 1452
36. Braun RN (1960) Soll die akute Angina tonsillaris mit Penicillin behandelt werden? Z Ärztl Fortbild (Jena) 49/3: 316
37. Braun RN (1960) Über epidemisches Auftreten von Lungenlappenentzündungen. ZFA (Stuttgart) 36/15: 534
38. Braun RN (1960) Praktisch angewandte Medizin und ärztliche Prophylaxe. ZFA (Stuttgart) 36/15: 523
39. Braun RN (1960) Der bewußtlose Patient aus der Sicht des praktischen Arztes. Hippokrates 31/16: 519
40. Braun RN (1960) Eine Methode zur prinzipiellen Verbesserung der Diagnostik in der Allgemeinpraxis. MMW 102/38: 1782
41. Braun RN (1960) Grundsätzliches zur Frage der Diagnostik in der Praxis. MMW 102/39: 1889
42. Braun RN (1961) Feinstruktur einer Allgemeinpraxis. Schattauer, Stuttgart
43. Braun RN (1962) Eine Wissenschaft von der Allgemeinpraxis? Z Ärztl Fortbild (Jena) 51/2: 163
44. Braun RN (1962) Allgemeine Morbidität diesseits und jenseits des 5. Lebensjahrzehnts. Med Welt 13/18: 1059
45. Braun RN (1962) Kann der praktische Arzt prophylaktische Medizin betreiben? Dtsch Ärztebl 44/15: 842
46. Braun RN (1962) Ein einfacher Behelf zur Führung diagnostisch schwieriger Fälle in der Allgemeinpraxis. Therapiewoche 12/13: 520
47. Braun RN (1962) Aspekte der Karzinomheilung vom Standpunkt krebskranker Ärzte. MMW 104/26: 1228
48. Braun RN (1963) Facharzt für Allgemeinbehandlung. Dtsch Ärztebl 48/42: 2145
49. Braun RN (1963) Die Allgemeinpraxis und der Zeitfaktor. Unter besonderer Berücksichtigung der Existenzberechtigung des praktischen Arztes. Dtsch Med Wochenschr 88/43: 2084
50. Braun RN (1964) Die Erkältungskrankheiten von der Allgemeinpraxis aus betrachtet. Mensch Med 1/1: 10
51. Braun RN (1964) Versuch der Entwicklung einer lehrbaren Diagnostik für die Allgemeinpraxis. Situation und Ausblick (I). Med Welt 15/16: 915
52. Braun RN (1964) Der bewußtlose Patient. Therapiewoche 14/9: 448
53. Braun RN (1965) The intrinsic nature of general practice. Int. Conference on Gen. Pract. Montreal, 30.3. 1964. World Med J 11/1: 16
54. Braun RN (1964) Über die innere Genitaluntersuchung in der Allgemeinpraxis. MMW 106/49: 2254
55. Braun RN (1964) Wann kann der praktische Arzt von einer psychogenen Erkrankung sprechen? (Arbeits-Tagung d AEA, Heidelberg, 15.6. 1964). Prakt Arzt Hessen 5: 2
56. Braun RN (1964) Berufstheoretische Begriffe. Prakt Arzt Hessen 5: 6

57. Braun RN (1964) Der Drang nach Sozialer Sicherheit im Spiegel der wissenschaftlichen Allgemeinmedizin. Mensch Med 1/5: 66
58. Braun RN (1965) Der diagnostische Gedankengang in der Allgemeinpraxis. Leitsymptome, Klassifizierungen, Diagnosen und Respektanda. Prakt Arzt Hessen 1: 1
59. Braun RN (1965) Ist der praktische Arzt der modernen Medizin im Wege? Prakt Arzt Köln 2/5: 75
60. Braun RN (1965) Organizing diagnosis in general practice. World Med J 12/2: 50
61. Braun RN (1966) Hauptforschungsgebiet in der Allgemeinpraxis. Prakt Arzt Köln 2/10: 282
62. Braun RN (1967) Benötigt die Allgemeinmedizin neue Begriffe? Prakt Arzt Köln 4/8: 300
63. Braun RN (1968) Begriffe aus der Allgemeinpraxis. Österr Ärzt Ztg 23/1: 22
64. Braun RN (1968) Methoden der klinischen Medizin und ihre Bedeutung für die Allgemeinpraxis. MMW 110/12: 772
65. Braun RN (1968) Aktuelle Grippetherapie. MMW 110/16: 1036
66. Braun RN (1968) Forschungen über die Allgemein-Praxis. Der ärztliche Aspekt (Schriftenreihe Arbeitsmedizin, Sozialmedizin, Arbeitshygiene, Bd 19: Praktischer Arzt und Sozialmedizin). Genter, Stuttgart, S 25
67. Braun RN (1968) Probleme und Ziele der Allgemeinmedizin. Wege und Ergebnisse einer systematischen Erforschung der Allgemeinmedizin. In: Brandlmeier P, Krüsi G (Hrsg) Der Praktische Arzt heute (Festband zum 10. Kongreß der Int Ges für Allgemeinmed). Huber, Bern, S 91
68. Braun RN (1968) Welche Forderungen ergeben sich aus der Praxiserfahrung für die medizinische Erziehung. Heilkunst 81/11: 344
69. Braun RN (1969) Die Eigenständigkeit der Allgemeinpraxis. Österr Ärzt Ztg 10/24: 14
70. Braun RN (1970) Wozu Praxisforschung? Ärztl Praxis 22/5: 258
71. Braun RN (1970) Zur Häufigkeit von Lymphknotenerkrankungen. Dtsch Med Wochenschr 95/3: 142
72. Braun RN (1970) Möglichkeiten einer Aussage über die Tätigkeit des praktischen Arztes. Prakt Arzt Wien 24: 331
73. Braun RN (1970) Die intuitive allgemeinpraktische Diagnostik in ihren Beziehungen zur modernen Forschung. ZFA (Stuttgart) 46/12: 605
74. Braun RN (1970) Morbidität der Erkältungskrankheiten und Grippe. MMW 112/26: 1257
75. Braun RN (1970) Uncharakteristische, „grippale" Fieberzustände und ihre typische Verknüpfung mit anderen Krankheitsbildern aus der Sicht des praktischen Arztes. In: Grippe. Schriftenreihe Prakt Arzt Wien, Nr 5, S 75
76. Braun RN (1970) Lehrbuch der ärztlichen Allgemeinpraxis. Urban & Schwarzenberg, München Berlin Wien
77. Braun RN (1970) Die Grundlagen der Praxisforschung. Graz, S 17 (Festschrift Akad f Allg Med.)
78. Braun RN (1970) Aspekte der Heilmittelwerbung vom Standpunkt des Arztes. Med Klin 65/49: 2179
79. Braun RN (1970) Die wissenschaftliche Situation der Allgemeinmedizin. Regensbg Univ Ztg 11: 18
80. Braun RN (1970) Voraussetzungen und Ergebnisse der Erforschung der Allgemeinpraxis. Schlesw-Holst Ärztebl (Sonderdruck aus Heft 12)
81. Braun RN (1971) Definition, Diagnostik und Differentialdiagnostik der Grippe. ZFA (Stuttgart) 47/2: 49
82. Braun RN (1971) Hausarzt. Dtsch Med Wochenschr 96/19: 845
83. Braun RN (1971) Diagnostische Standards. Ärztl Praxis 23 (Sonderdruck aus Heft 39)
84. Braun RN (1971) Ein (un-)interessanter Praxis-Fall. Ars medici 61/8: 584
85. Braun RN (1971) Erfahrungen über die Technik von Publikationen aus der Allgemeinmedizin. ZFA (Stuttgart) 47/24: 1–98
86. Braun RN (1971) Wie funktioniert die ärztliche Diagnostik? Herz-Kreislauf 3/10: 343
87. Braun RN (1971) Gedanken eines Praktiker-Forschers zum anonymen Tagebuch eines Arztes (Dr. X-anonymous). Ars medici 61/12: 897
88. Braun RN (1972) Über die Grundprobleme der Praxisforschung. ZFA (Stuttgart) 48/8: 383; 48/25: 1138
89. Braun RN (1971) Ein Patient kommt wegen Husten (Der Husten in der Allgemeinmedizin). Prakt Arzt Wien (Kongreßband, S 153)

164   Literatur

90. Braun RN (1972) Fehlermöglichkeiten bei der Forschung durch praktische Ärzte. Allg Internat 2: 52
91. Braun RN (1972) Katarrhalische Infekte = Grippe? Prakt Arzt Köln 9/5: 582
92. Braun RN (1973) Indikationen zur EKG-Untersuchung in der Allgemeinpraxis. ZFA (Stuttgart) 49/5: 222
93. Braun RN (1973) Die EKG-Untersuchung in der Allgemeinpraxis. ZFA (Stuttgart) 49/30: 1468
94. Braun RN (1973) Ein Programm für den Husten. Versuch der Entwicklung einer lehrbaren Diagnostik für die Allgemeinpraxis (IV). Med Welt 24/45: 1762
95. Braun RN (1974) Wissenschaftliche Aspekte der Allgemeinmedizin als eigener Disziplin. Österr Ärzt Ztg 29/13, 14: 819
96. Braun RN (1974) Die Sonderstellung der Allgemeinmedizin. Med Klin 69/43: 1759
97. Braun RN (1974) Anamnestik und gezielte Diagnostik. Prakt Arzt Köln 11/20: 2349
98. Braun RN (1974) Diagnostische Programme. Med Klin 69/45: 1860
99. Braun RN (1974) Standardisierte Diagnostik. Med Klin 69/46: 1906
100. Braun RN (1974) Grundprobleme bei epidemiologischen Langzeitstudien. Prakt Arzt Köln 11/22: 2696
101. Braun RN (1974) Dokumentation. Med Klin 69/49: 2036
102. Braun RN (1974) Überweisung und Prognostik. Med Klin 69/50: 2077
103. Braun RN (1975) Wege zur Institutionalisierung der Allgemeinmedizin als Lehrfach. Med 3/4: 238
104. Braun RN (1976) Zum Problem der Facharztprüfungen in der Allgemeinmedizin. Prakt Arzt Köln 13/1: 125
105. Braun RN (1976) Arzneimittelinformationen für den praktischen Arzt. Arzneimittelpraxis 6/2: 126
106. Braun RN (1976) Ein unabschließbarer Prozeß. Prakt Arzt Köln 13/7: 1406
107. Braun RN (1976) Rationelle Diagnostik in der Allgemeinmedizin. Österr Monatsschr Ärztl Fortbild 17/2: 45
108. Braun RN (1976) Präsentation von Symptomen durch den Patienten. Prakt Arzt, Köln 13/15: 1966
109. Braun RN (1976) Methoden der Allgemeinmedizin, einschließlich der Begriffe und der diagnostisch-therapeutischen Strategien. Prakt Arzt Köln 13/18: 3433
110. Braun RN (1976) Kardiologieprogramm für den praktischen Arzt. Prakt Arzt Köln 13/23: 4592
111. Braun RN (1976) Diagnostische Programme in der Allgemeinmedizin. Urban & Schwarzenberg, München Berlin Wien
112. Braun RN (1978) Research into the fundamental problems of general practice. Aust Fam Physician 9: 1208
113. Braun RN (1979) Wandel der Morbidität 1944–1978. Prakt Arzt Köln 16/26: 3490
114. Braun RN (1979) Programmierte Allgemeinmedizin. Ars medici 12: 586
115. Braun RN (1979) Therapeutische Konsequenzen auf Basis der programmierten Diagnostik. Prakt Arzt Köln 16/33: 4716
116. Braun RN (1980) Wenn Internisten und Allgemein-Praktiker dasselbe tun. Ars medici 10
117. Braun RN (1980) Funktion von Zeit und Mitteln. Med Welt 31/49: 111
118. Braun RN (1980) Praktische Medizin in Frankreich und Großbritannien: Ein Vergleich. Ars medici 11: 546
119. Braun RN (1981) Programmierte Diagnostik. Dtsch Ärztebl 78/11: 511
120. Braun RN (1981) Daten aus der Allgemeinmedizin. In: Kunze B, Gredler B, Herberg D (Hrsg) Sozialmedizinische Forschung in Österreich. Fakultas, Wien
121. Braun RN (1981) Die Praxis ärztlicher Gesundheitsberatung in Österreich. In: Troschke J von, Stössel U (Hrsg) Möglichkeiten und Grenzen ärztlicher Gesundheitsberatung. Gesomed, Freiburg
122. Braun RN (1982) Bronchus-Ca: Wer klärt was ab? Ars medici 2: 193
123. Braun RN (1982) Was ist Allgemeinmedizin? Allgemeinmedizin zwischen Praxis und Forschung. Allgemeinarzt 4/10: 594
124. Braun RN (1982) Allgemeinmedizin, Standort und Stellenwert in der Heilkunde. Kirchheim, Mainz

125. Braun RN (1982) Allgemeinmedizin 1982: 10 Thesen. Allgemeinarzt 4/6: 356
126. Braun RN (1983) Ein Vorläufer der Allgemeinmedizin. Fam Med Rev International 2/1: 116
127. Braun RN (1983) Allgemeinmedizin zwischen gestern und morgen. Fortschr Med 101/9: 343
128. Braun RN (1983) Diese Frage sollte in keiner Anamnese fehlen. Med Trib 20: 262
129. Braun RN (1983) Das Krankengut eines Allgemeinarztes. Allgemeinarzt 5/6: 616
130. Braun RN (1983) Internationale Studie über das Verhalten von Allgemeinärzten. Allgemeinarzt 5/7: 724
131. Braun RN (1983) Die Allgemeinmedizin als Forschungsgegenstand. Allgemeinarzt 5/8: 814
132. Braun RN (1983) Überweisungen in den sechziger und achtziger Jahren. Allgemeinarzt 5/12: 1234
133. Braun RN (1983) Psychogene Magen-Darmbeschwerden. Med Trib 18/49: 4946
134. Braun RN (1984) Kopfschmerz-Fragebogen. Med Trib 16/7
135. Braun RN (1984) Spezialisten wissen mehr – aber nicht von der Allgemeinmedizin. Prakt Arzt Köln 21/14: 1066
136. Braun RN (1984) Die Praxis von der guten Theorie. Allgemeinarzt 6/8: 754
137. Braun RN (1984) Wo die angewandte Medizin heute steht – oder der Semmelweiseffekt. Allgemeinarzt 6/8: 770
138. Braun RN (1984) Fälleverteilungsgesetz und Praxisforschung in Ungarn. Allgemeinarzt 6/8: 818
139. Braun RN (1984) Unklare Kreuzschmerzen. Med Trib 19/35: 3536
140. Braun RN (1986) Lehrbuch der Allgemeinmedizin, Theorie, Fachsprache und Praxis. Kirchheim, Mainz
141. Braun RN (im Druck) Das Umgehen mit Herzschmerzfällen (Erfahrungen auf dem Prüfstand). Vortrag Ges Ärzte Wien, 12.6.1987, bzw. Wien kli Wochenschr
142. Braun RN, Bauer H, Holkup P, et al. (1967) Über das Verhältnis der unbehandelten zu den ärztlich versorgten Verletzungen beim Schulturnen. Hippokrates 38/11: 420
143. Braun RN, Brandt H, Martin GJ, Reichenfeld HF, Wegenast B u P (1964) Über die Zusammenarbeit zwischen dem Allgemeinpraktiker und Facharzt, unter besonderer Berücksichtigung der Diagnostik. Med Klin 59/3: 109
144. Braun RN, Braun R, Buchstaller W, Schierz W (1985) Die Hausbesuche eines Landarztes. Med Welt 36: 1124
145. Braun RN, Buchmayer E, Freitag A, Prosénc F, Wegenast B und P (1971) Über die Optimierung der ärztlichen Diagnostik. Prakt Arzt Köln 9/1 (Sonderdruck)
146. Braun RN, Buchstaller W, Fraillon JMG (1986) Diagnostische Programme in der Allgemeinmedizin. Unterschiedliches Denken und Handeln von Allgemein-Ärzten und Spezialisten. Allgemeinarzt 8/4: 254
147. Braun RN, Buchstaller W (1986) Die Bedeutung der Prodromalsyndrome bei der Früherkennung von Myokardinfarkten. Allgemeinarzt 8/5: 310
148. Braun RN, Buchstaller W (1986) Programmierte Diagnostik bei Atemwegserkrankungen. Allgemeinarzt 8/17 : 1042
149. Braun RN, Chung K, Schierz W (1984) Zur Lage der Allgemeinmedizin. Allgemeinarzt 6/2: 126
150. Braun RN, Freitag A, Buchmayer E, Leitner J (1964) Über eine Systematik für die Fälle der Allgemeinpraxis. MMW 106/38: 1660
151. Braun RN, Freitag A, Leitner I, Prosénc F (1964) Versuch der Entwicklung einer lehrbaren Diagnostik für die Allgemeinmedizin (II). Über die diagnostische Erstberatung beim leichtkranken, unklar fiebernden Patienten, bei Luftwegekatarrhen und afebrilen bzw. subfebrilen Allgemeinreaktionen. Med Welt 15/24: 1320
152. Braun RN, Hiti M (1960) Wann dürfen wir in der Praxis von Pertussis sprechen? MMW 102/8: 379
153. Braun RN, Karrer K (1970) Notiz zur Prüfung der Verläßlichkeit von Krebsstatistiken. Wien Med Wochenschr 120/42: 729
154. Braun RN, Karrer K, Yvon M (1971) Zur Frage der Genauigkeit einer Krebsmortalitäts-Statistik. MMW 113/13: 479
155. Braun RN, Karrer K (1971) Todesfälle in der Allgemeinpraxis und die Problematik ihrer Benennung. Prakt Arzt Köln 8: 830
156. Braun RN, Karrer K, Prosénc F et al. (1972) Bemerkungen zur Statistik der Todesfälle. MMW 114/39: 1664

157. Braun RN, Kinast H, Hinterberger W (1966) Präsentation von Symptomen durch den Patienten. Prakt Arzt Köln 15: 1966
158. Braun RN, Rainer O (1972) Wie nötig sind Informationen des überweisenden Arztes. Med Welt 23/10: 350
159. Braun RN, Schott K (1969) Über die Dokumentation des niedergelassenen Facharztes. Med Welt 20/34: 1818
160. Braun RN, Tutsch G (1968) Klinisch-internistische Diagnostik – Diagnostik in der Allgemeinpraxis. MMW 110/29: 1429
161. Brock J (1960) Grundsätzliches zur Frage der Diagnostik in der Praxis. MMW 102/39: 1887
162. Chung HS (1986) Wieviel Zeit erfordert die programmierte Diagnostik in der Allgemeinpraxis beim Fieberfall? Allgemeinarzt 8/7: 480
163. Crombie D (1963) The procrustean bed of medical nomenclature. Lancet I, S 1205
164. Feigl W, Holzner JH, Neuhold R, Syre G (1974) Zur Feststellung der Todesursache. MMW 116: 57
165. Franz U (1962) Versuch der Analyse einer Landpraxis. Med Welt 13/7, 8, 9, 13:
166. Franz U (1964) Alte und neue Fälle in einer Allgemeinpraxis. Med Welt 15: 2315
167. Franz U (1965) Ein Vorschlag zur laufenden Führung der Patientenkartei. ZFA (Stuttgart) 41: 784
168. Freitag A, Braun RN (1965) Wie sollte ein Fieberfall im Praxisalltag versorgt werden? Wien Med Wochenschr 115/17: 362
169. Freudenberg K (1964) Zur Statistik der ärztlichen Praxis. Med Welt 15: 1926
170. Geyman JP (1976) Content of family practice. A statewide study in Virginia with its clinical, educational and research implications. J Fam Pract 3/1: 1–46 (Sonderheft)
171. Göpel H (1972) Zur Frage einer Regelmäßigkeit der Fälleverteilung in der Allgemeinpraxis. Eine vergleichende Untersuchung in Berlin. Berl Jahrb Ärztl Fortbild 231
172. Göpel H (1975) Beratungsursachen in einer Allgemeinpraxis. Prakt Arzt Köln 12/23: 3508
173. Göpel H (1984) Weitere morbiditätsstatistische Forschungen. Allgemeinarzt 6/4: 338
174. Gossmann HH (1964) Elektrokardiographie vom Blickpunkt der Allgemeinpraxis und Klinik. Dtsch Med Wochenschr 88: 2460
175. Gossmann HH (1964) Das EKG zur gezielten Diagnostik in der Allgemeinpraxis. Prakt Arzt Hessen 5: 4
176. Guerard HW von, Lönne F (1954) Vorschläge zur Neuordnung der Todesursachenstatistik. Öff Gesundheitsdienst 11/6: 202
177. Herrlinger R (1961) Eine Wissenschaft von der Allgemeinpraxis? N Z Ärztl Fortbild 50/10: 703
178. Horder J, Horder E (1954) Illness in general practice. Practitioner 173: 177
179. Karrer K, Braun RN, Dreibholz KJ, et al. (1972) Todesfälle in einer Allgemeinpraxis und die Problematik ihrer Benennung. Prakt Arzt Köln 9: 1271
180. Internationale Klassifikation der Krankheiten (ICD), 9. Revision (1979) Hrsg: Bundesminister für Jugend, Familie und Gesundheit, Bonn
181. Knoblauch H, Brandt H (1978) Arzt-Patienten-Kontakte in der Sterbewoche bei hausärztlich betreuten Patienten. Dtsch Gesundheitswes 33: 17
182. Koch R (1917) Die ärztliche Diagnose. Bergmann, Wiesbaden (1. Aufl)
183. Koebner F (1932) Die Reform der Morbiditätsstatistik der Krankenkassen. Reinhard, München
184. Krause W (1962) Die klassischen Symptome des Diabetes mellitus in der Sprechstunde des praktischen Arztes. ZFA (Stuttgart) 38/2: 65
185. Lachner O (1959) Die Entstehung einer Wissenschaft aus der Praxis. Soz Sicherht 12/5: 145
186. Landolt-Theus P (1986) Die fünfzig häufigsten Beratungsergebnisse einer Allgemeinpraxis. Schweiz Med Wochenschr 116/14: 446
187. Landolt-Theus P (1986) Distorsio pedis. Häufigkeit von Fußverstauchungen in einer allgemeinmedizinischen Fällestatistik. Betrachtung einer scheinbar einfachen Beratungsursache unter berufstheoretischem Aspekt. Allgemeinarzt 8/12: 837
188. Landolt-Theus P (1986) Einjahresstatistik aller Fälle in einer Allgemeinpraxis. Allgemeinmed 15: 71
189. Landolt-Theus P (1986) Schnupfen. Ther Umsch 43/8: 646
190. Liek E (1926) Der Arzt und seine Sendung. Lehmann, München
191. Logan WPD (1953) General practitioners records. An analysis of the clinical records of some

general practices during the period April 1952 to March 1953. Studies on medical and population subjects 7 (I). Her Majesty's Stationary Office, London

192. Logan WPD (o.J., Forts. von [189]) Studies on medical and population subjects 9 (in continuation of study 7). Her Majesty's Stationary Office, London

193. Logan WPD (1958) Morbidity statistics from general practice, vol I (General). Studies on medical and population sujects 14. Her Majesty's Stationary Office, London

194. Logan WPD (1962) Morbidity statistics from general practice, vol III (Diseases from General Practice). Studies on medical and population subjects 14. Her Majesty's Stationary Office, London

195. Lüth P (1959) Der Praktiker, die Wissenschaft und die Einheit der Medizin. Hippokrates 30/16: 1

196. Lüth P (1984) Der Beitrag R. N. Brauns zur Medizinsoziologie. Allgemeinarzt 6/5, 6: 470, 568

197. Mader FH (1986) Diagnostische Programme in der Allgemeinmedizin. Allgemeinarzt 8/4: 260

198. Matlak J, Woznica I (1986) Diagnostische Programme in der Allgemeinpraxis. Primäre Beurteilung und Nützlichkeit. Allgemeinarzt 8/6: 417

199. Peterson OL, Andrews LP, Spain RS, Greenberg BG (1956) An analytic study of North Carolina general practice 1953–54. J Med Educ 31/12: Part 2

200. Pickles WN (1939) Epidemiology in Country Practice. Wright, Bristol

201. Prosénc F (1960) Die Problematik der Krankengeschichtsführung in der Allgemeinpraxis. MMW 102/16: 728

202. Prosénc F (1960) Krankengeschichtsführung in der Allgemeinpraxis und ihre grundlegende Bedeutung. ZFA (Stuttgart) 36/14: 477

203. Prosénc F (1962) Die Krankengeschichte des Praktischen Arztes und ihre Probleme. Therapiewoche 12/13: 514

204. Prosénc F (1966) Beratungsergebnisse in einer Landpraxis. Bericht über 10 Praxisjahre unter Berücksichtigung von fachärztlichen Niederlassungen in diesem Zeitraum. Hippokrates 37/11: 429

205. Prosénc F (1967) Über bemerkenswerte Variationen bei der Fälleverteilung in der Allgemeinpraxis. Med Welt 18/44: 2647

206. Prosénc F (1967) Diagnostische Beratungsergebnisse in einer ländlichen Allgemeinpraxis. In: Brandlmeier P, Krüsi E (Hrsg) Der praktische Arzt heute (Festband zum 10. Kongreß der Int Ges für Allgemeinmed). Huber, Bern, S 139

207. Prosénc F (1968) Über die Integration der ophthalmologischen Begriffe, Methoden, Regeln und über das Ausmaß der Augenerkrankungen in der Allgemeinpraxis. Prakt Arzt Köln 5/10: 466

208. Prosénc F, Brandt H, Braun RN, Crombie D, Martin K, Reichenfeld HF, Wegenast B und P (1964) Über den diagnostischen Wert spontaner Angaben des Kranken bei seiner Erstberatung durch den praktischen Arzt. Med Klin 59/24: 964

209. Rosowsky O (1986) Expérimentation et recherche clinique en médecine générale. Le temps des enterpreneurs. Documents des recherches en médécine Generale 19/I, II: 101

210. Royal College of General Practitioners (1974) Oral contraception and health. Pitman Medical, London

211. Schmidt J, Tauchnitz C, Brandt H (1964) Über eine durch Adenovirus Typ 3 verursachte Pharyngo-Konjunktivalfieber-Epidemie. Dtsch Med Wochenschr 89/50: 2369

212. Schulze H, Sachse P (Hrsg) (1967) Das Heidelberger Gespräch. Schriftenreihe des B.P.A. für den Praktischen Arzt, Heft 2

213. Schulten H (1957) Vorwort in: Braun RN, Die gezielte Diagnostik in der Praxis. Schattauer, Stuttgart

214. Sonnleitner A (1986) Über die Bedeutung der derzeit individuellen Benennung der Beratungsergebnisse für die statistische Berechnung von Häufigkeitswerten in der Allgemeinmedizin. Med Dissertation, Universität Wien

215. Tonies H (1985) Entlassungsbriefe aus einer Medizinischen Universitätsklinik. Wien Klin Wochenschr 97/13: 550

216. Wieland W (1975) Diagnose. De Gruyter, Berlin New York

217. Wieland W (1984) Erkennen in der Medizin. Allgemeinarzt 6/2: 129

218. Wittmann A, Mader FH (1985) Beratungsursachen in ländlichen Allgemeinpraxen. Wie Spezialinteressen des Praxisinhabers und fachärztliche Überversorgung die Häufigkeitsverteilung beeinflussen können (sogenannte Prosénc'sche Phänomene). Allgemeinarzt 7/13: 936